"Respondo 1.500 preguntas sobre Hormonas, Metabolismo y Nutrición"

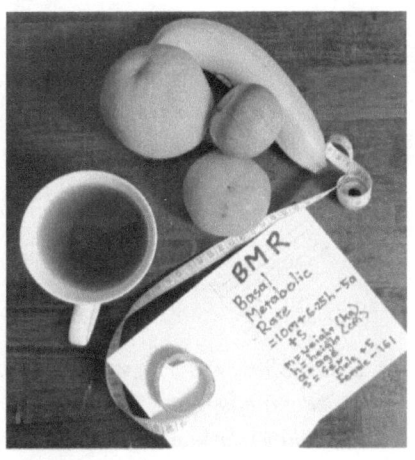

Dr. Mario Vega Carbó

Endocrinólogo

Primera Edición, 2019

A mi tutora, la Dra. Silvia Marín, experta en nutrición
A mis padres, mi esposa y a mis hijos, que me endeudan en tiempo
A mi primo Miguel Carbó Riverón, que Dios lo tenga en su gloria
Y cada persona que tiene en la salud su bien más preciado

Tabla de contenido

5

6

7

Introducción

La medicina y los términos específicos de la profesión a veces pueden resultar demasiado confusos y difíciles de entender para el público en general.

Los profesionales de la salud están acostumbrados a los tecnicismos y, a la hora de realizar sus diagnósticos y aconsejar tratamientos, suelen olvidarse que los pacientes que tienen enfrente o sus familiares, no son colegas de trabajo que manejan el mismo léxico que ellos.

En muchas ocasiones las personas, que ya de por sí están abrumadas por una enfermedad, necesitan entender de forma clara y concisa qué es lo que les ocurre, cuáles son las causas de sus dolencias y cómo deben enfrentarlas.

Para ayudarlos en esta tarea, el doctor Mario Vega Carbó presenta *"Respondo 1.500 preguntas sobre Hormonas, Metabolismo y Nutrición"*, un libro de lectura fácil y al alcance de todos, pensando para ofrecer explicaciones sencillas sobre estos temas.

Mediante una serie de entrevistas, el profesional expone en un lenguaje simple y didáctico, el origen de las principales enfermedades endocrinas, sus síntomas más comunes, sus riesgos y la mejor forma de tratarlas.

El texto está dividido en doce partes, dedicadas a temas relacionados con nutrición, obesidad, diabetes, osteoporosis, baja estatura en niños, desarrollo sexual precoz, trastornos de la menstruación, infertilidad, disfunción eréctil, gigantismo, niveles anormales de colesterol y triglicéridos, metabolismo del calcio, hipertiroidismo, hipotiroidismo, hipertensión arterial y tumores glandulares.

Además, cuenta con apartados especiales sobre los trastornos hormonales más significativos en niños, embarazadas y adultos mayores, y un capítulo sobre dietas y consejos de alimentación para prevenir y controlar diferentes enfermedades.

Te invitamos a leer estas páginas y adentrarte en el mundo del sistema endocrino y sus glándulas, encargadas de la producción natural de las hormonas que regulan nuestro organismo.

El *por qué* de este libro

La importancia de la Endocrinología

Cuando un paciente recibe un diagnóstico sobre un problema hormonal, como la diabetes o un desorden de la tiroides, es común que el médico le sugiera que consulte a un endocrinólogo.

Frente a este panorama, a muchos les surge la duda sobre qué es esta especialidad, cuál es su función y cómo nos puede ayudar.

La endocrinología es una ciencia relativamente nueva que surgió a mediados del siglo XX como consecuencia de los avances de la medicina relacionados con el funcionamiento hormonal.

Su foco de estudio es el sistema endócrino, formado por las glándulas encargadas de la producción natural de las hormonas que regulan nuestro organismo y son responsables de nuestro crecimiento y desarrollo, el metabolismo, la reproducción, el sueño, la lactancia y aspectos vinculados a nuestra conducta, entre otros.

Para conocer más sobre esta especialidad, entrevistamos Mario Vega Carbó, médico endocrinólogo, con más de 20 años de experiencia.

Doctor Mario,
1. ¿Cuál es la función principal de la endocrinología?

Un endocrinólogo es un médico que ha estudiado el sistema endócrino y sus enfermedades y se especializa en ello. Su principal función es restablecer el equilibrio hormonal en el cuerpo cuando este es afectado por diversas condiciones o enfermedades.

2. ¿Cuáles son las principales glándulas endócrinas?

Las más importantes son la tiroides, las paratiroides, el páncreas, los ovarios, los testículos, las adrenales y la pituitaria o hipófisis, las cuales producen la mayoría de las hormonas que regulan nuestro organismo. Se llaman glándulas endócrinas porque la sustancia (hormona) que producen

13

pasa al torrente sanguíneo, y viajando en este, alcanzará los diversos tejidos en los que la hormona actuará regulando sus funciones.

3. ¿Cuáles son las enfermedades hormonales más comunes?

Entre las más frecuentes podemos mencionar a la diabetes, la osteoporosis, la baja estatura en niños, el desarrollo sexual precoz, el crecimiento mamario anormal, trastornos de la menstruación, infertilidad, disfunción eréctil, obesidad, sobrepeso, gigantismo, elevación de colesterol y triglicéridos, hipertiroidismo, hipertensión arterial, acné, exceso de vello facial y cáncer de las glándulas.

4. ¿Qué es la diabetes mellitus?

Se trata de una de las enfermedades crónicas más comunes que tratamos los endocrinólogos. La misma se debe a un déficit en la producción de insulina en el páncreas, que impide la correcta metabolización de la glucosa, haciendo que se acumule en la sangre.

Se estima que cerca de un 8 por ciento de la población adulta sufre diabetes y, si no se trata correctamente, puede provocar enfermedades del corazón, de los riñones, problemas oculares, polineuropatías (afección de los nervios periféricos) y úlceras graves en los pies.

5. ¿Cuáles son los principales síntomas de la diabetes mellitus y cómo se trata?

Los síntomas más comunes son el aumento del hambre (polifagia), de la sed (polidipsia) y del volumen de orina (poliuria). Además, puede haber pérdida de peso, fatiga, dolores de cabeza, náuseas, vómitos, taquicardia, cicatrización inadecuada, dolor abdominal y visión borrosa.

En cuanto al tratamiento, el objetivo es restaurar los niveles glucémicos (niveles de azúcar en sangre) normales, para lo cual puede ser necesario aplicar un sustitutivo de insulina o análogos de la insulina o medicamentos llamados antidiabéticos orales.

14

Por otro lado, como la ingesta excesiva de alimentos y el sedentarismo aumentan los riesgos de esta enfermedad, también se trabaja en una dieta especial y en la adaptación de un estilo de vida más saludable.

6. ¿Qué son los desórdenes en la tiroides?

La tiroides es la glándula que se encarga de producir las hormonas que controlan el metabolismo, el equilibrio cardiovascular, el consumo de energía y el crecimiento del organismo.

Entre otros problemas, la tiroides puede producir mayor o menor cantidad de hormonas en relación a las que el cuerpo necesita, lo cual es debido a la aparición de nódulos, agrandamiento e inflamación de la misma (bocio) e incluso cáncer. Su control y cuidado es otra de las tareas principales de los endocrinólogos.

7. ¿Qué otro tipo de consultas comunes reciben?

Muchas de las visitas que recibimos están vinculadas a problemas de peso, tanto por el exceso como por su falta, y relacionados con la sexualidad. También a inconvenientes en los niveles de colesterol y triglicéridos en sangre, cuando estos están altos, se conoce como dislipidemia.

8. Por último, ¿por qué es importante la consulta a un endocrinólogo?

En muchos casos, los tratamientos de la diabetes y la hipertensión arterial, por ejemplo, son llevados adelante en una primera instancia por un médico general, sin consultar a un endocrinólogo que es el experto en cuestiones hormonales.

Esto puede traer consecuencias a largo plazo y complicar la salud del paciente, generando todo tipo de trastornos y gastos. Por eso la intervención temprana de un especialista es fundamental para una correcta atención y así prevenir las complicaciones de estas enfermedades.

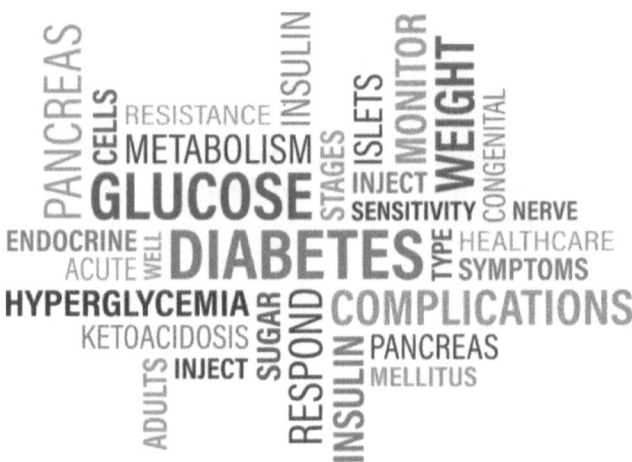

SECCIÓN I. METABOLISMO

SECCIÓN I. METABOLISMO

La primera sección de este libro titulada **Metabolismo**, esclarece las interrogantes más comunes en tres áreas altamente cuestionadas e investigadas, no solo entre los profesionales de salud, sino también entre la población en general.

Primero, le invitamos a encontrarse con las respuestas a todas sus preguntas sobre *Dietética*. Esta es una ciencia que se ocupa del estudio de los diferentes tipos de alimentación desde el punto de vista de la fisiología y la fisiopatología nutricional. En esta primera parte conocerá los principales tipos de dieta, sus características, ventajas y desventajas, para quién y bajo qué situaciones son indicadas estas dietas. Además, encontrará los tipos de dietas que son recomendados de acuerdo a condiciones o enfermedades en la persona.

La segunda parte de esta sección, le invita a conocer a fondo la *Nutrición*, un factor que es determinante en la aparición de numerosas condiciones tanto beneficiosas como perjudiciales en el organismo. Hablaremos sobre las dislipidemias, los trastornos psiquiátricos de la alimentación, el síndrome metabólico, y demás enfermedades donde la nutrición es un factor clave en su desarrollo y prevención.

En la tercera parte de esta sección, entramos en materia de condiciones patológicas que afectan la salud, y que, aunque su componente genético está presente, el desarrollo de la misma está fuertemente influenciado tanto por la dieta como por la nutrición. Estamos hablando de la *Diabetes*. Explicaremos los tipos más frecuentes, sus causas, los criterios diagnósticos, las complicaciones y las medidas de tratamiento.

A continuación disfrute de esta primera sección de entrevistas, **Metabolismo**.

Parte I. DIETÉTICA

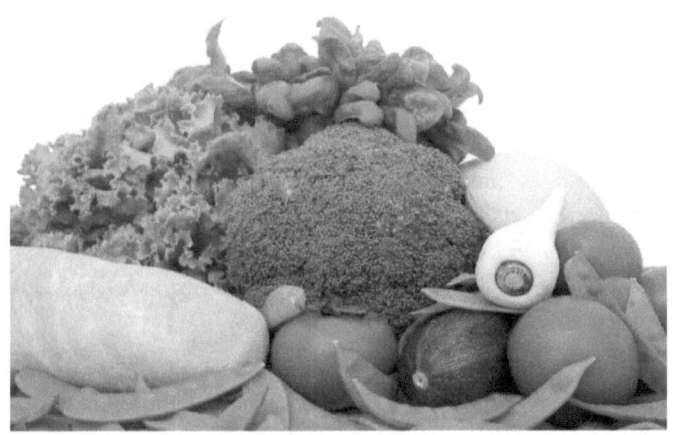

Capítulo 1. Dieta Saludable

Claves para una alimentación saludable

Una dieta saludable y equilibrada permite que el organismo reciba los nutrientes que necesita para poder funcionar y crecer. Esto incluye proteínas, carbohidratos, grasas, vitaminas, minerales y agua.

Para mantener un peso sano, el plan alimentario debe ser adecuado para cada persona y a su contexto.

Se estima que un adulto promedio debe consumir unas 2.000 calorías diarias, dependiendo de su estilo de vida, su sexo, su edad y las actividades que realiza.

Además, deben considerarse aspectos particulares de cada individuo, como por ejemplo si sufre de hipertensión, es celíaco o tiene el colesterol elevado, o si está embarazada.

Comer de manera nutritiva es más simple de lo que parece. Para conocer más sobre este tema, entrevistamos al doctor Mario Vega Carbó, especialista en endocrinología clínica.

Doctor Mario,

1. ¿Cuáles son las claves para una dieta saludable?

Un factor fundamental para una buena alimentación es la variedad. En ese sentido, es importante incluir en la dieta frutas y vegetales de todos los colores; granos integrales como la avena, el pan y el arroz; leche y lácteos descremados; queso bajo en calorías; pescados, mariscos, carnes magras, aves y huevos; y nueces, frijoles y semillas.

Por el contrario, es clave limitar la sal, el azúcar, el alcohol, las grasas saturadas y grasas trans, y las comidas procesadas.

Además, también se debe beber mucha agua y buscar alternativas de alimentos que se puedan comprar en forma sencilla en las tiendas y que se acomoden al gusto y al presupuesto de cada persona.

2. ¿Cómo se consigue un buen equilibrio nutricional?

Para ello es importante ingerir la energía necesaria, sin excesos ni déficits. Se estima que entre un 55 y 60% del total debe ser aportada por hidratos de carbono, entre un 25 y 30% por grasas, y entre un 10 y un 15% por proteínas.

A ello hay que sumar el consumo de vitaminas, minerales, fibra y agua.

Además, es importante distribuir la alimentación a lo largo del día, de ser posible en 5 comidas: desayuno, media mañana, almuerzo, merienda de la tarde y cena.

3. ¿Qué recomendaciones se pueden brindar para preparar un desayuno saludable?

Para comenzar el día con energía, es importante preparar un desayuno completo que incluya lácteos descremados, frutas y cereales integrales, que por su mayor aporte de fibra contribuyen a controlar el apetito, el colesterol sanguíneo y la digestión.

Si se opta por panes y galletas, se deben elegir versiones light, con bajo contenido graso.

Algunas opciones pueden incluir leche descremada, tostadas de pan integral light untadas con queso descremado y mermelada de dieta, yogurt con cereales y ensalada o licuados de frutas.

4. ¿Cómo se pueden preparar almuerzos y cenas saludables?

A la hora de preparar un plato equilibrado y saludable, es importante que la mitad esté compuesta por vegetales; un cuarto por carnes, pollo, pescado o huevo; y el otro cuarto por cereales, papas, batatas y legumbres cocidas.

Algunas opciones de comida son la pechuga de pollo grillé, filete de pescado, churrasquito de cerdo a la plancha, crepes, milanesas de soja o hamburguesa casera de carne magra o de lentejas.

Las mismas pueden ser acompañadas por ensaladas de hojas verdes o de tomate, rúcula, zanahoria y pepino; calabaza al horno; o berenjenas asadas.

De postre se pueden consumir todo tipo de frutas, como banana, manzana, kiwi, naranja, mandarina o pera, o gelatina light.

5. ¿Qué se puede comer durante las colaciones?

Las colaciones son fundamentales para regular la ansiedad durante el día y evitar el picoteo entre comidas. Es importante que las mismas contengan propuestas libres o bajas en azúcar, sodio y grasas saturadas.

Algunas opciones saludables son las frutas, el yogurt light con cereales o una porción de frutas secas, incluyendo almendras, nueces, avellanas, pistachos, castañas y maní.

6. ¿Cómo se puede evitar el consumo de azúcar?

En base a una dieta de 2.000 calorías diarias, lo recomendable es ingerir menos de 50 gramos de azúcar. Para limitar su consumo es importante evitar las gaseosas y jugos comerciales, optar por alimentos naturales en vez de industrializados, reducir el consumo de golosinas y usar edulcorante en las infusiones.

7. ¿Por qué se debe limitar el consumo de sodio?

El exceso de sodio puede generar retención de líquidos, hipertensión arterial, insuficiencia cardiaca e insuficiencia renal a largo plazo, por lo que se recomienda consumir menos de 2 gramos de sal por día.

8. ¿La alimentación vegetariana es saludable?

Sí, es una opción muy saludable y recomendable. Muchas veces se menciona que la misma puede tener deficiencias nutricionales, pero si el plan alimentario es realizado correctamente, puede ser muy completo y nutritivo, y aportar niveles más altos de antioxidantes, fibra, folato y fitoquímicos.

Además, la alimentación vegetariana ayuda a reducir los niveles de grasas saturadas y colesterol en sangre, y los riesgos de enfermedades cardiacas, obesidad, hipertensión, colesterol malo, diabetes y ciertos tipos de cáncer.

9. ¿Para quiénes se recomiendan los suplementos nutricionales?

Estos suplementos son utilizados para complementar una dieta sana, pero no para reemplazarla. Si una persona come en forma adecuada y se encuentra en buen estado de salud, los mismos no son necesarios.

No obstante, para algunos casos, los suplementos pueden ser útiles para proporcionar más nutrientes especiales, por ejemplo a los ancianos mayores, a las mujeres embarazadas o a personas con trastornos alimenticios.

Capítulo 2. Dieta mediterránea

La dieta mediterránea es un estilo de alimentación que sigue las costumbres culinarias de los países que viven frente al mar Mediterráneo, especialmente España e Italia.

En la misma se suele reducir el consumo de carnes y carbohidratos y aumentar el de vegetales y grasas monoinsaturadas. También se caracteriza por el uso del aceite de oliva en su preparación y por ser acompañada de un vaso de vino tinto.

Su implementación puede ayudar a generar niveles estables de azúcar en sangre, bajar los de colesterol y triglicéridos y reducir los riesgos de desarrollar enfermedades cardíacas y otros problemas de salud.

Para conocer más sobre este tema, entrevistamos Mario Vega Carbó, médico endocrinólogo, con más de 20 años de experiencia.

Doctor Mario,
1. ¿Cuál es la base de la dieta mediterránea?

La misma se caracteriza por comidas a base de vegetales, con sólo pequeñas cantidades de carne de res y pollo, y más porciones de granos enteros, frutas y verduras frescas, nueces y legumbres.

Los platos suelen incluir muchos pescados y mariscos, y otros alimentos con altas cantidades de fibra, los cuales son preparados con aceite de oliva y se sazonan de forma simple, sin salsas ni jugos de la carne. Para ello se utilizan hierbas y especias en lugar de sal.

A diferencia de las comidas tradicionales, los cereales y vegetales son la base de los platos, mientras que las carnes son el acompañamiento.

23

También son importantes la pasta, el arroz, los frutos secos y el pan, y los granos en la región son típicamente granos enteros y por lo general contienen muy pocas grasas trans.

2. ¿Qué alimentos suelen NO utilizarse en esta dieta?

En la dieta mediterránea las carnes rojas, los huevos, los dulces y pasteles sólo se consumen en muy pequeñas cantidades o directamente no forman parte del plan alimentario.

Además, la mantequilla es reemplazada por el aceite de oliva, que gracias al ácido oleico y a sus grasas de origen vegetal disminuye el riesgo de padecer obstrucciones en las arterias, y tiene un alto contenido en carotenos y vitamina E.

Por otro lado, esta dieta desalienta el consumo de grasas saturadas y aceites hidrogenados (grasas trans), que contribuyen a las enfermedades cardíacas.

3. ¿Por qué esta dieta es recomendable?

Por lo general este tipo de alimentación ofrece una nutrición variada, sana y equilibrada, con un bajo contenido en grasas saturadas y azúcares, y una abundancia de vitaminas y fibras, lo cual la convierte en una opción saludable para el corazón y otros órganos del cuerpo.

Además, la dieta mediterránea ha sido asociada con una menor incidencia de cáncer y de las enfermedades de Parkinson y Alzheimer.

Por otro lado, pescados como la caballa, la trucha de lago, el arenque, las sardinas, el atún blanco y el salmón, son fuentes importantes de ácidos grasos Omega-3.

4. ¿Cuáles son las carencias de la dieta mediterránea?

En muchos casos los niveles de hierro y calcio se pueden ver reducidos por el bajo consumo de productos cárnicos y lácteos.

Además, las grasas en el aceite de oliva y las nueces pueden colaborar con un aumento de peso.

En cuanto al vino, se aconseja que sólo se tome durante las comidas y con moderación.

Capítulo 3. Dieta vegetariana

La dieta vegetariana es un tipo de alimentación a base de vegetales, frutas, granos integrales, guisantes, legumbres, semillas y nueces.

La misma puede incluir huevos y productos lácteos, o no, dependiendo del tipo de vegetarianismo.

Por el contrario, generalmente no se consume ningún tipo de carnes, aves de corral, mariscos ni pescados.

Este tipo de alimentación es muy saludable y recomendable para prevenir enfermedades en cualquier edad.

Muchas veces se menciona que la dieta vegetariana puede tener deficiencias nutricionales, pero si el plan alimentario es realizado correctamente, puede ser muy completo y nutritivo, y aportar niveles más altos de antioxidantes, fibra, folato y fitoquímicos.

Para conocer más sobre este tema, entrevistamos al doctor Mario Vega Carbó, especialista en endocrinología clínica.

Doctor Mario,
1. ¿Cuántas clases de dietas vegetarianas existen?

Existen varios tipos, pero podemos dividirlas en 6 grupos:

1) Veganos o Vegetarianos Totales: consumen alimentos sólo a base de plantas, sin incluir proteína animal o productos derivados de ellos, como huevos, lácteos o miel.

2) Lacto-ovo-vegetarianos: siguen una dieta de alimentos vegetales e incluyen productos lácteos y huevos.

3) Ovo-vegetarianos: evitan comer carne roja, pollo, pescado y productos lácteos, pero sí comen huevos.

4) Lacto-vegetarianos: no consumen huevos pero sí productos lácteos.

5) Pesco-vegetarianos: evitan comer carne roja y pollo, pero consumen pescado, mariscos, huevos y productos lácteos.

6) Semi-vegetariano: comen alimentos vegetales, pollo, pescado, productos lácteos y huevos. No incluyen la carne roja.

2. ¿Por qué la gente opta por una dieta vegetariana?

Los motivos por los que las personas optan por este tipo de dieta son muy variados. Entre los más comunes se encuentran el deseo de mejorar la salud y la alimentación, la preocupación por el bienestar animal, el deseo de evitar el consumo excesivo de recursos ambientales y el respeto por el medio ambiente.

3. ¿Cuáles son los principales beneficios de este tipo de alimentación?

La dieta vegetariana ayuda a reducir los niveles de grasas saturadas y colesterol en sangre, y los riesgos de enfermedades cardiacas, obesidad, hipertensión, colesterol malo, diabetes y ciertos tipos de cáncer. Además, permite aumentar el consumo de fibra, potasio y vitamina C.

4. ¿Es recomendable alimentar con una dieta vegetariana a niños?

Sí. Una dieta vegetariana personalizada y bien planificada es saludable en todas las etapas de la vida: lactantes, niños, adolescentes, mujeres embarazadas y adultos mayores. Además, seguir una dieta de este tipo en la infancia ayuda a establecer patrones alimenticios saludables que luego se continuarán por toda la vida.

5. ¿Esta dieta tiene deficiencias nutricionales?

No necesariamente. Si el plan alimentario es realizado correctamente, puede ser muy completo y nutritivo. Para ello es importante comer una amplia variedad de alimentos, incluyendo proteínas, hierro, calcio, zinc, vitamina B12 y ácidos grasos Omega-3.

6. ¿Cómo pueden obtener estos nutrientes los vegetarianos?

Las proteínas pueden ser obtenidas de alimentos hechos de soja, legumbres, frijoles, lentejas, frutos secos, nueces, semillas y granos integrales. Si consumen productos lácteos, pescados y huevos, también pueden conseguirlas de allí.

El hierro pueden consumirlo de frijoles y guisantes secos, lentejas, legumbres, brócoli, espinaca, col, ciruelas, pasas, frutos secos, granos integrales y panes y cereales fortificados. A su vez, ingerir alimentos con alto contenido de vitamina C, como tomates, repollo, brócoli, papas, frutas cítricas, pimientos y fresas, aumenta la absorción del hierro.

En cuanto al calcio, en el caso de los Pesco-vegetarianos se puede obtener de sardinas y salmón enlatado, o de productos lácteos como la leche, el yogurt y el queso, para los Lacto-vegetarianos. Además, también está presente en las verduras de color verde oscuro, como el nabo, la col y el brócoli; naranjas, higos, tofu, almendras, nueces brasileñas, semillas de girasol, frijoles blancos y alimentos enriquecidos, como el cereal, el jugo de naranja y el arroz.

Por su parte, la vitamina B12 está presente en huevos, lácteos, mariscos, salmón y atún. Los veganos pueden consumirla de levadura nutricional y alimentos fortificados, como el cereal y los productos de soja.

La vitamina D se puede obtener de la exposición solar, de la yema de huevo, de ciertos pescados, algunos cereales y margarinas, y de alimentos enriquecidos, mientras que el Zinc está presente en frijoles, legumbres, garbanzos, germen de trigo, productos de soja, nueces y semillas como las almendras y el maní, mariscos, yogurt y queso.

Por último, los ácidos grasos Omega-3 pueden consumirlos de pescados ricos en grasa, nueces y semillas, frijoles, linaza molida y aceites de soja y alimentos fortificados.

7. ¿Qué otras recomendaciones se deben tener en cuenta en este tipo de alimentación?

Antes de iniciar una dieta vegetariana, se recomienda una transición gradual, en la que se reduzca el consumo de carne y se aumente el de frutas y verduras.

A la hora de preparar los platos, es importante la variedad, colocando vegetales de diferentes colores y siempre una fuente de proteínas. También escoger alimentos fortificados para obtener una gran variedad de nutrientes.

Por el contrario, es aconsejable evitar los alimentos ricos en grasa, azúcar y sodio, los fritos, los refrescos azucarados, los frutos secos de bolsa tostados y con sal añadida, la mantequilla, la margarina y los aceites vegetales refinados.

De ser necesario, se deben agregar suplementos nutricionales a la dieta, sobre todo en el caso de los veganos.

Capítulo 4. Dieta vegana

La dieta vegana es un tipo de alimentación a base de vegetales, frutas, granos integrales, guisantes, legumbres, semillas y nueces.

La misma no incluye carnes ni proteínas animales, ni productos derivados como los huevos, los lácteos, la gelatina o la miel.

Si bien se trata de una opción saludable de alimentación, es importante prestar especial atención a la planificación de la dieta para asegurarse de obtener todos los nutrientes necesarios. En algunos casos es posible que los veganos necesiten tomar suplementos de vitamina B12, hierro, yodo y ácidos grasos Omega-3.

Para conocer más sobre este tema, entrevistamos al doctor Mario Vega Carbó, médico cubano, especialista en endocrinología.

Doctor Mario,

1. ¿Cuáles son las ventajas y las desventajas de una dieta vegana?

Este tipo de alimentación ayuda a bajar los niveles de colesterol total y LDL, sirve para perder peso, reduce el consumo de azúcar, aumenta la acción antioxidante, mejora la artrosis y la artritis, y disminuye los riesgos de enfermedades cardiacas, hipertensión, diabetes y ciertos tipos de cáncer.

Por el contrario, si la dieta es muy estricta o no se planifica adecuadamente, puede ser más difícil obtener ciertos nutrientes esenciales para el organismo.

2. ¿Qué alimentos se deben incluir en una dieta vegana?

Para ser suficiente desde el punto de vista nutricional, la dieta debe incluir una gran variedad de alimentos. Entre ellos las frutas; verduras;

30

tubérculos como las patatas y boniatos; frutos secos como almendras, avellanas, nueces, piñones y pistachos; cereales como el quinua, mijo, trigo sarraceno, arroz, amaranto, avena, polenta, pasta y cuscús; semillas de lino molido, sésamo, cáñamo y girasol; legumbres como la lenteja, garbanzo, guisante y alubias; y proteína vegetal procesada, como tofu, seitan y tempeh.

3. ¿Cuál sería un ejemplo simple de una dieta vegana?

Durante el desayuno, los veganos pueden comer una manzana o un plátano; un batido de kiwi, naranja y piña o de manzana, zanahoria y pomelo; un puñado de frutos secos; o una tostada de tomate, tofu natural y orégano.

De media mañana puede consumir un vaso de leche vegetal con cereales muesli, una tostada integral con ensalada y galletas veganas, un mango o un vaso de leche vegetal con corn flakes.

Entre las opciones de almuerzo pueden elegir entre un plato de lentejas con arroz y calabaza; hamburguesas vegetales con ensalada; guisantes salteados con cebolla y pimiento; albóndigas de avena con tomate y tomillo natural; ensalada de alubias blancas con cebolla, pimiento y zanahoria; humus con rodajas de pepino; arroz basmati hervido con tomate frito o soja texturizada al curry.

En cuanto a la merienda, pueden optar por un plátano, una mandarina, una porción de sandía, una manzana, una pera, dos melocotones, pipas de girasol, almendras, avellanas, nueces, cacahuetes naturales o una barrita de muesli.

Por último, para la cena pueden consumir apio y zanahoria rallados con queso vegano, tortilla de cebolla y calabacín, natillas de chocolate vegana, ensalada de garbanzos, arroz y tofu con verduras, verduras y seitan salteado, espaguetis con sanfaina, wrap de soja texturizada y frijoles de lata, ensalada caprese o pizza vegana.

31

Las opciones son muy variadas y dependen del gusto particular y la imaginación en el preparado de cada persona.

4. ¿Qué aspectos requieren especial atención en una dieta vegana?

Si se elige evitar todos los alimentos de origen animal, es importante asegurarse de consumir la suficiente cantidad de proteínas, hierro, calcio, zinc, vitaminas B12 y D, yodo y ácidos grasos Omega-3.

En caso de seguir una dieta muy estricta, se debe estar muy alerta a las señales de problemas de nutrición, como los cambios en el peso, la piel o el pelo.

También se recomienda realizar controles médicos al menos una vez al año para garantizar que no haya déficits nutricionales de ningún tipo.

5. ¿Cómo pueden obtener los veganos vitamina B12 y los ácidos grasos Omega-3?

La vitamina B12, necesaria para producir glóbulos rojos y prevenir la anemia, se encuentra casi exclusivamente en productos de origen animal. Lo mismo los ácidos grasos Omega-3, que mejoran la salud del corazón y la función cerebral.

Por ello es importante que los veganos consuman cereales y productos de soja fortificados con ellos, o que consideren tomar suplementos nutricionales. Las semillas de lino recién molido, la harina y el aceite de linaza también son fuentes de Omega-3.

6. ¿Qué deben tener en cuenta con respecto al consumo de hierro?

El hierro es muy importante para la energía y para el correcto funcionamiento de los glóbulos rojos. La absorción de este mineral es más difícil de fuentes vegetales, por lo que es necesario comer una mayor cantidad y acompañarlo de alimentos ricos en vitamina C, que favorecen su digestión.

Los veganos pueden consumirlo de frijoles y guisantes secos, lentejas, legumbres, brócoli, espinaca, col, ciruelas, pasas, frutos secos, granos integrales y cereales enriquecidos.

Capítulo 5. Dieta hipercalórica

La dieta hipercalórica es un plan nutricional que apunta a ingerir más calorías de las que se queman con la actividad diaria, con el objetivo de aumentar de peso.

Así como la obesidad es muy peligrosa para la salud, la delgadez extrema también lo es.

Subir de peso cuando se tiene un metabolismo muy activo, se realiza mucha actividad física, hay un problema de salud, desnutrición, estrés u otro tipo de trastorno puede ser muy complejo. Por ello la dieta hipercalórica tiene que ser equilibrada y personalizada, buscando no sólo aumentar la cantidad de calorías, sino también la calidad y la cantidad de lo que se come.

Para conocer más sobre este tema, entrevistamos al médico cubano Mario Vega Carbó, especialista en endocrinología clínica.

Doctor Mario,
1. ¿Cómo se trata la delgadez extrema?

Si la delgadez es provocada por una enfermedad, se deberá tratar la misma. Si el paciente está sano y no presenta patologías asociadas, se puede recetar una dieta hipercalórica y buscar disminuir el gasto energético.

Para ello se recomienda la ingesta de pastas, frutos secos, miel, arroz integral, aceites, carnes, pescados, huevos, lácteos, frutas y verduras, en las proporciones sugeridas por un nutricionista.

2. ¿Cuántas calorías se deben consumir en una dieta hipercalórica?

Debido a que cada persona necesita de diferentes cantidades de calorías en función de su edad, contextura física, sexo y grado de actividad, no hay un modelo estándar a seguir, sino que cada uno tiene que fijar su meta de manera particular.

Este valor debe ser fijado tras un minucioso estudio nutricional y el aumento de peso tiene que ser lento y gradual.

3. ¿Qué se debe tener en cuenta a la hora de planificar una dieta hipercalórica?

Un plan nutricional que busque aumentar de peso debe tener un aporte calórico de entre un 20 y un 50% superior a lo normal, incrementando de forma gradual.

Para ello, se buscará aumentan el consumo de carbohidratos y de proteínas y, en menor medida, de grasas, ya que las mismas provocan una mayor sensación de saciedad. Lo mismo los alimentos ricos en fibras.

No obstante, toda la planificación debe ser realizada buscando siempre una nutrición saludable, ya que ingerir comida chatarra, dulces y otros productos con grasas perjudiciales o azúcares refinados pueden aumentar los riesgos de enfermedades como la arteriosclerosis, la diabetes, la hipertensión arterial, la hipercolesterolemia y la hipertrigliceridemia, entre otras.

4. ¿Qué alimentos se recomienda incluir en una dieta hipercalórica?

Entre los alimentos calóricos que son saludables y nutritivos podemos mencionar al aguacate, el queso de cabra, la soja, las aceitunas negras, el salmón, las nueces, el chocolate negro, el coco fresco, el plátano, las avellanas, las pasas, las semillas de calabaza, la cebada, los garbanzos, el aceite de oliva o de girasol, los huevos, la miel, la mayonesa y la mantequilla.

Las carnes que se recomienda comer son las blancas, mientras que las frutas y verduras es aconsejable ingerirlas cocidas y no crudas.

En cuanto a los lácteos, conviene incluir los enteros. El yogur se puede acompañar con frutos secos, semillas, levadura de cerveza, cacao en polvo, mermelada o miel, mientras que la leche en polvo se puede utilizar para enriquecer el puré.

Por su parte, las pastas, el arroz, los cereales y las patatas pueden consumirse a diario.

5. ¿Qué alimentos se recomienda evitar en una dieta hipercalórica?

Si bien pueden ser ricos en calorías, algunos alimentos no son saludables por lo que es mejor evitarlos. Entre ellos podemos mencionar a los refrescos y bebidas azucaradas, el alcohol, la bollería industrial, los snacks fritos, los embutidos, las galletas, las pizzas precocinadas y las salsas ultraprocesadas.

Por otro lado, la temperatura de los alimentos que se come no debe ser muy alta, ya que cuanto más caliente estén más sacian.

Del mismo modo, antes del plato principal no se recomienda ingerir ensaladas o sopas, ya que disminuyen el apetito y generan que se coma menos.

También es importante no saltearse comidas y agregar una o dos colaciones entre ellas. Es mejor repartir la ingesta en 5 o 6 tomas a lo largo del día, que hacer 2 o 3 muy copiosas.

6. ¿Qué otros aspectos se deben tener en cuenta para acompañar esta dieta?

Junto con la dieta, es importante controlar el estrés, que en muchos casos es el factor principal de pérdida de peso. Para ello se pueden practicar técnicas de relajación o yoga.

Con respecto al el ejercicio físico, el mismo es beneficioso para la salud y ayuda a abrir el apetito y desarrollar masa muscular. Sin embargo, en casos de delgadez extrema se recomienda seguir rutinas de entrenamiento moderadas, como la musculación suave, evitando los ejercicios aeróbicos que activan el metabolismo y queman grasas.

Por su parte, los suplementos vitamínicos no son aconsejables, ya que en la delgadez constitucional no suele haber carencias nutritivas ni desnutrición.

Por último, de ser necesario, se pueden administrar medicamentos para estimular el apetito.

Capítulo 6. Dieta hipocalórica

La dieta hipocalórica es un plan nutricional que apunta a ingerir menos calorías de las que se queman con la actividad diaria, con el objetivo de bajar de peso.

Para ello, lo primero que se hace es fijar un nivel de referencia de calorías, basado en el metabolismo basal y el grado de desgaste físico de la persona.

Luego se organiza un sistema de menús que estén por debajo de ese número, para que el cuerpo se vea obligado a consumir calorías del tejido adiposo, reduciendo su volumen.

Para conocer más sobre este tema, entrevistamos Mario Vega Carbó, médico endocrinólogo, con más de 20 años de experiencia profesional.

Doctor Mario,
1. ¿Cuántas calorías se deben consumir en una dieta hipocalórica?

Esta dieta tiene por objetivo principal consumir menos calorías de las que se utilizan durante el día. Debido a que cada persona necesita de diferentes cantidades en función de su edad, contextura física, sexo y grado de actividad, no hay un modelo estándar a seguir, sino que cada uno tiene que fijar su meta calórica de manera particular.

Para ello es aconsejable consultar con un nutricionista especializado para que estudie cada caso, defina una dieta personalizada y los objetivos a seguir.

2. ¿Qué tipos de alimentos se suelen incluir en este tipo de dietas?

La mayoría incluyen una gran variedad de frutas y verduras, ya que las mismas tienen un alto poder nutricional y una baja densidad calórica.

Entre los alimentos bajos en calorías se encuentran la zanahoria, las fresas, los espárragos, el apio, el brócoli, el calabacín, la sandía, el melón, los champiñones, el coliflor, el pepino, las berenjenas, el tomate, las espinacas, las cerezas, el berro, los arándanos, la calabaza, la pechuga de pavo, la pera, la lechuga, el kiwi, las alcachofas, la naranja, el pomelo, el queso fresco, las aceitunas, el yogurt natural, la manzana, la ciruela, la piña, la rúcula, el melocotón, el salmón y el atún.

3. ¿Qué alimentos se buscan evitar?

Entre los alimentos que se suelen evitar en esta dieta se encuentran las patatas fritas, las carnes rojas, las pastas, la pizza, la margarina, los aceites vegetales refinados, las comidas rápidas, los productos ultraprocesados, los alimentos fritos, los refrescos, las bebidas gaseosas y el alcohol.

4. ¿Qué se debe tener en cuenta a la hora de planificar una dieta hipocalórica?

Es importante que el plan sea equilibrado y contemple todos los grupos de alimentos. Para ello debe tener una buena cantidad de proteínas, algo de lípidos para cubrir el aporte de vitaminas liposolubles y ácidos grasos esenciales, fibra y microcomponentes.

De esta manera, se busca que el bajo contenido calórico no restrinja ciertos nutrientes de la dieta.

5. ¿Cuáles son las limitaciones que tiene este tipo de alimentación?

El problema que tiene esta dieta es que con el tiempo el metabolismo se adapta a la disminución calórica. Por una cuestión de supervivencia, el cuerpo al recibir menos calorías también pasa a consumir menos.

El organismo también reduce el gasto energético, por lo que suele disminuir la actividad física, ya que estamos más cansados y con más pereza. Por este motivo la pérdida de peso es cada vez menor, porque existe una disminución progresiva del consumo de las calorías contenidas en nuestras reservas.

En muchos casos, cuando se abandona la dieta, al consumir más calorías el cuerpo, que ya se acostumbró a funcionar con menos, almacena el exceso en grasa, lo que produce que se vuelva a subir de peso.

6. ¿Para quiénes no se recomienda la dieta hipocalórica?

Esta dieta no se recomienda para personas con cardiopatías, accidente cerebrovascular reciente, enfermedades psiquiátricas o con antecedentes de trastornos alimenticios como bulimia o anorexia, infecciones, tratamientos que ocasionan pérdida de proteínas, diabetes con tendencia a la cetosis y en mujeres embarazadas y en lactancia.

7. ¿Por qué no son recomendables las dietas hipocalóricas "milagrosas" que se ponen de moda?

Estas dietas mágicas son muy peligrosas, porque en su mayoría no tienen ningún aval médico o científico y no suelen contemplar todos los nutrientes esenciales.

Además, son las causantes de que los pacientes fracasen en sus intentos por bajar de peso, se desanimen y caigan nuevamente en rutinas perjudiciales para su salud.

Capítulo 7. Dieta cetogénica

La dieta cetogénica o dieta keto es un tipo de nutrición baja en carbohidratos y muy alta en grasas, que provoca un cambio en la fuente de energía y en el estado metabólico.

La glucosa es el principal combustible de los músculos, el cerebro y otros tejidos del organismo. Cuando hay escasez de azúcar en sangre, el cuerpo crea pequeñas moléculas llamadas cetonas, para utilizarlas como energía. Estos químicos se producen en el hígado, quemando grasa.

Cuando se consumen muy pocos carbohidratos y cantidades moderadas de proteína, los niveles de insulina se reducen y el organismo pasa a funcionar casi exclusivamente con el combustible provisto por las cetonas. Esto genera que se queme mucha grasa, lo que ayuda a bajar de peso y ofrece otros beneficios potenciales para la salud.

Para conocer más sobre este tema, entrevistamos a Mario Vega Carbó, especialista en endocrinología, quien se desempeña como endocrinólogo en el Consultorio Vega & Vado.

Doctor Mario,
1. ¿Cómo está compuesta una dieta cetogénica?

La misma está formada por un 65 y 75 por ciento por grasas, entre un 15 y 25 por ciento por proteínas y entre un 5 y 10 por ciento por carbohidratos.

En este caso, al limitar la cantidad de carbohidratos y proteínas metabolizadas, la energía se obtiene de la grasa consumida y almacenada en el cuerpo.

2. ¿Qué alimentos se deben comer en esta dieta?

Los alimentos permitidos son aquellos grasos y con algo de proteínas. Entre ellos podemos mencionar a los vegetales con pocos carbohidratos,

41

como las espinacas, el pepino, la coliflor, el brócoli, el espárrago, el repollo, el tomate y la cebolla; los pescados ricos en grasas, como el salmón, la sardina, la caballa, la trucha, el atún, la palometa y el pez espada; las carnes y embutidos, como el pollo, el pavo y las carnes con grasa; los huevos; la mayonesa; los productos lácteos grasos, como la crema de leche, la mantequilla, el queso de cabra, el cheddar, la mozzarella o el yogurt sin azúcar; los frutos secos y las semillas, como las nueces, las almendras, las semillas de calabaza y de chia; y los aceites de oliva, de coco o de aguacate.

En cuanto a la bebida, lo ideal es el agua, aunque también se puede beber café, té y mate, preferentemente sin ningún edulcorante.

3. ¿Qué alimentos no se deben comer en la dieta cetogénica?

Para alcanzar la cetosis, lo más importable es evitar comer carbohidratos. Lo ideal es mantener su consumo por debajo de los 40 gramos al día.

Entre los alimentos que deben limitarse se encuentran las frutas, especialmente el higo, la uva, el mango, la cereza, el plátano, la mandarina, la naranja y la manzana; las verduras y tubérculos con almidón; el pan, las pastas, la harina, la pizza y el arroz; los cereales; las legumbres; los dulces y pasteles; los productos lácteos bajos en grasa; las bebidas gaseosas azucaradas, los zumos y el alcohol; los alimentos procesados y las comidas preparadas.

4. ¿Cuáles son los beneficios de este tipo de alimentación?

Entre sus beneficios se destaca que permite bajar de peso en forma más rápida que las dietas basadas en consumir poca grasa y muchas proteínas. Además, la circulación de cuerpos cetónicos en el cuerpo genera una mayor ausencia de hambre, lo cual ayuda a reducir la ingesta.

Por otro lado, para aquellas personas con diabetes, reduce los niveles de azúcar en sangre, mejora la sensibilidad a la insulina y disminuye la grasa corporal y la obesidad.

En tanto, en algunos casos de epilepsia infantil, esta dieta también permite bajar la frecuencia de las convulsiones, mientras que la reducción en el consumo de azúcar podría colaborar para reducir los riesgos de contraer cáncer.

5. ¿Qué inconvenientes puede traer esta dieta?

Entre sus principales desventajas se encuentran el escaso aporte de vitaminas, minerales y fibra, al restringir el consumo de frutas y vegetales.

Entre otros síntomas, esto puede generar estreñimiento, indigestión, fatiga, dificultad para concentrarse, dolor de cabeza e insomnio.

Además, también es frecuente sufrir de mal aliento por la elevada producción de cuerpos cetónicos.

Por otro lado, esta forma de nutrición no es aconsejable para personas con problemas hepáticos o cardíacos, ya que puede propiciar el desarrollo de arritmias.

Por último, al restringir una gran cantidad de alimentos, la misma no suele ser sostenible a largo plazo.

Capítulo 8. Dieta DASH para bajar la presión arterial

La dieta DASH, *"Dietary Approaches to Stop Hypertension"* (Enfoques Alimentarios para Detener la Hipertensión) es un tipo de alimentación para ayudar a reducir la presión arterial.

Se trata de una opción baja en sodio que incluye muchas frutas, vegetales, granos integrales, lácteos y proteínas magras.

Su implementación puede disminuir los riesgos de ataque cardíaco, accidente cerebrovascular, osteoporosis y cálculos renales, y ayuda a controlar la diabetes y mejorar los niveles de colesterol. Además, también sirve para bajar de peso.

Para conocer más sobre este tema, entrevistamos a Mario Vega Carbó, especialista en endocrinología, quien se desempeña como endocrinólogo en el Consultorio Vega & Vado.

Doctor Mario,
1. ¿Qué es la hipertensión arterial y cuáles son sus posibles consecuencias?

La presión arterial es la fuerza que ejerce la sangre que circula contra las paredes de las arterias. Cuando la misma aumenta, se produce la hipertensión, que es una dolencia que padece un tercio de la población adulta.

Si esta no se trata, puede causar complicaciones graves, como infarto de corazón, accidente cerebrovascular y daños renales y visuales.

2. ¿Cómo funciona la dieta DASH y qué tipos de alimentos incluye?

Esta dieta baja la hipertensión al reducir la cantidad de sodio que se consume al día y sumar una variedad de alimentos ricos en potasio, calcio, magnesio y fibra.

Sus platos incluyen muchas verduras, frutas, productos lácteos bajos en grasa, granos enteros, legumbres, semillas, nueces, aceites vegetales, pescado, aves y carnes magras. El potasio, presente en las papas, las espinacas y las bananas, colabora en el control de la presión arterial.

3. ¿Qué alimentos se evitan en la dieta DASH?

En esta dieta se evitan la sal, las grasas saturadas y las grasas totales, reduciendo el consumo de carnes rojas, productos lácteos enteros, alimentos fritos, dulces y bebidas azucaradas y alcohólicas.

4. ¿Cuál es el consumo de sodio recomendado?

Por lo general se recomienda reducir su consumo a 2.300 miligramos al día. En caso de que el paciente ya sufra de hipertensión, padezca de diabetes o enfermedades renales o tenga más de 50 años, lo ideal es consumir menos de 1.500 miligramos por día.

5. ¿Cómo se puede reducir el consumo de sal?

Para reducir su consumo se recomienda sazonar los alimentos con hierbas y especias, limón, naranja lima o vinagre en su lugar.

También evitar los alimentos enlatados o enjuagarlos en agua, y revisar las etiquetas de los productos que se compran para ver el contenido de sodio.

Otros consejos son reducir los alimentos y condimentos que tengan mucha sal, como los encurtidos, las aceitunas, los embutidos, la mostaza y las salsas de tomate y soja; y no añadirla cuando se cocina arroz, pasta o cereal caliente.

6. ¿Cuántas porciones de cada alimento se deben consumir por día en esta dieta?

Se calcula que por día se deben ingerir de 6 a 8 porciones de granos (pan, cereales, arroz, pasta), de 4 a 5 porciones de vegetales (tomates, zanahorias, brócoli, batatas, hortalizas), de 4 a 5 porciones de frutas (banana, naranja, manzana, pera, kiwi, sandía, mandarina, frutilla), de 2 a 3 porciones de lácteos (leche, yogur, queso), menos de 6 porciones de carnes magras, aves y pescado, y de 2 a 3 porciones de grasas y aceites.

Además, por semana se pueden comer de 4 a 5 porciones de frutos secos, semillas y legumbres (almendras, semillas de girasol, frijoles, guisantes, lentejas) y menos de 5 porciones de dulces (jalea, mermelada, sorbete, limonada, helados de fruta, caramelos, galletas dulces con bajo contenido de grasa).

7. ¿Qué consejos se le puede brindar a alguien que quiera implementar la dieta DASH?

Lo primero que se le puede decir es que no trate de cambiar su alimentación de un día para el otro, sino que lo haga en forma gradual.

Luego debe comenzar a pensar a la carne como una parte de la comida y no como el plato principal. Por el contrario, debe dejar de ver a los vegetales como una guarnición y entender que bien acompañados pueden ser la base de la alimentación.

En tanto, para empezar a consumir más frutas, las puede agregar al cereal o avena del desayuno o elegirlas como postre del almuerzo o cena, o como opción de merienda.

8. ¿La dieta DASH ofrece todos los nutrientes necesarios?

Sí. Cuando está bien planificada y personalizada es una dieta saludable tanto para adultos como para niños. Al ser baja en grasas saturadas y alta en fibra es un estilo de alimentación muy recomendable para todos al brindar todos los nutrientes.

9. ¿Qué otros aspectos son importantes para acompañar esta dieta?

Además de cuidar la alimentación, para un mejor control de la presión arterial también se recomienda la práctica regular de ejercicio, mantener un peso corporal adecuado, beber abundante agua, no fumar y controlar el estrés.

Por otro lado, si la persona toma medicamentos para tratar la hipertensión, debe seguir tomándolos en cuanto lleva la dieta DASH.

Capítulo 9. Conteo de carbohidratos para controlar la Diabetes

El conteo de carbohidratos es una técnica de planificación de comidas que tiene por objetivo controlar el nivel de glucosa en la sangre.

Está pensado especialmente para las personas con Diabetes e implica llevar un registro de los alimentos que se consumen cada día.

Los carbohidratos son uno de los nutrientes principales presentes en los alimentos, e incluyen los azúcares, los almidones y la fibra.

Algunos son saludables, como los que provienen de frutas, verduras y granos enteros, y otros no tanto, como los que se encuentran en alimentos y bebidas con azúcares agregados.

Para conocer más sobre este tema, entrevistamos al doctor Mario Vega Carbó, especialista en endocrinología, con más de 20 años de experiencia.

Doctor Mario,
1. ¿Cómo funciona y para qué se utiliza el conteo de carbohidratos?

Los alimentos que contienen carbohidratos pueden elevar la glucosa en la sangre, ya que el cuerpo los convierte rápidamente en azúcar.

Contando la cantidad que se consume por día, es posible fijar un límite máximo que permita mantener controlados los niveles de esta sustancia en el organismo.

Muchos de los alimentos que contienen carbohidratos son nutritivos y una parte fundamental de una dieta saludable. El objetivo no es eliminarlos de la alimentación, sino buscar comer la cantidad adecuada.

2. ¿Cómo se realiza este conteo?

Los carbohidratos se cuentan por gramos. Para poder llevar adelante esta medición es necesario saber qué alimentos los contienen y aprender a calcular cuántos gramos se comen en cada porción, para poder obtener una cantidad total diaria.

Su médico podrá enseñarle a determinar los valores o podrá sugerirle una dieta especial en base a los niveles de glucosa que se deseen alcanzar.

3. ¿Qué alimentos contienen carbohidratos?

Los carbohidratos están presentes en una gran cantidad de alimentos. Entre ellos podemos mencionar a los granos, como el pan, los fideos, las pastas, las galletas saladas, los cereales y el arroz; las frutas, como las manzanas, las bananas, los mangos, los melones y las naranjas; los productos lácteos, como la leche y el yogurt; las legumbres, como los frijoles, las lentejas y las arvejas; los dulces, como las tortas, las galletas, los caramelos y otros postres; los jugos, las gaseosas y las bebidas deportivas; y las verduras, como la papa, el maíz y las arvejas.

4. ¿Qué alimentos no los contienen?

La carne roja, el pescado, las aves de corral, la mayoría de los quesos, los huevos, las nueces y los aceites no contienen carbohidratos.

5. ¿Cuántos carbohidratos se deben consumir por día?

La cantidad ideal depende de cada persona, teniendo en cuenta su estilo de vida, su sexo, su edad, las actividades que realiza y si padece o no determinadas enfermedades.

En promedio, se puede estimar que el consumo de carbohidratos para la mayoría de las personas debe rondar entre el 45 y el 60 por ciento del total de calorías diarias.

Un gramo de carbohidratos proporciona alrededor de 4 calorías. Para una dieta de 1.600 calorías por día, se podrían sugerir por ejemplo unos 200 gramos de carbohidratos, que representarían el 50 por ciento del total de calorías.

Para la mayoría de los adultos con Diabetes, se recomienda una dieta de alrededor de 135 gramos por día, pero cada persona debe tener su propia meta de carbohidratos.

6. ¿Cómo se puede calcular la cantidad de carbohidratos?

Para ello habrá que revisar las etiquetas de información nutricional de los alimentos que se consumen normalmente, para conocer la cantidad de carbohidratos por porción.

También es posible obtener esta información en libros o sitios web, consultando a un médico nutricionista o utilizando balanzas o tazas medidoras.

A modo de ejemplo, y para tener como base, hay aproximadamente 15 gramos de carbohidratos en una fruta pequeña, media taza de fruta enlatada, una rebanada de pan, media taza de avena, un tercio de una taza de fideos o arroz y 5 galletas saladas.

A medida que la persona se familiarice con los alimentos y sus gramos, el conteo se volverá más fácil.

7. ¿Cómo es posible saber si el conteo de carbohidratos está siendo efectivo?

Lo ideal es realizar controles periódicos de los niveles de glucosa en sangre, para saber si los mismos están elevados, normales o bajos.

Si están muy altos, es posible que el paciente deba hacer cambios en su plan de alimentación o en su estilo de vida.

Capítulo 10. Dieta de índice glucémico

La dieta basada en el índice glucémico es un plan nutricional que se rige por el modo en que los alimentos influyen en el nivel de azúcar en la sangre.

Generalmente lo que se busca es consumir aquellos que contengan carbohidratos con menos probabilidades de provocar aumentos en la cantidad de glucosa en el cuerpo. Esta dieta puede ser muy útil para bajar de peso y prevenir o controlar dolencias crónicas como la diabetes o la hipercolesterolemia y las enfermedades cardiovasculares.

El índice glucémico es un sistema de clasificación que le asigna un número a los alimentos y sirve como herramienta para realizar mejores elecciones de comidas.

Para conocer más sobre este tema, entrevistamos a Mario Vega Carbó, especialista en endocrinología, quien se desempeña como endocrinólogo en el Consultorio Vega & Vado.

Doctor Mario,
1. ¿Cómo se mide el índice glucémico?

Por lo general esta cifra se obtiene comparando en cuánto eleva un alimento el nivel de azúcar en sangre en relación con la glucosa pura, representada por el número 100. Los valores se dividen en tres categorías: índice glucémico bajo, que va del 1 a 55; medio, que va de 56 al 69; y alto, de 70 o más.

2. ¿Qué alimentos se encuentran en cada categoría?

Dentro de aquellos con índice glucémico bajo están los vegetales de hoja verde, la mayoría de las frutas, las zanahorias crudas, los garbanzos, las lentejas y los cereales de salvado.

51

En la categoría media se encuentran el maíz dulce, las bananas, la piña cruda, las pasas de uva, los cereales de avena y el pan de centeno.

En tanto, dentro de los altos podemos mencionar al arroz y el pan blanco, la papa y la miel.

3. ¿Qué efectos tiene el índice glucémico sobre el apetito?

Se estima que los alimentos con un índice glucémico alto causan un incremento veloz del azúcar en sangre y, por ende, generan un aumento del apetito de forma rápida. Al contrario, se cree que los que tienen un nivel bajo retrasan esta sensación de hambre, lo que provoca que se coma menos. Sin embargo, los estudios científicos sobre este tema no arrojaron resultados determinantes sobre esta cuestión.

4. ¿Cuáles son las limitaciones de esta herramienta?

El índice glucémico no refleja las cantidades y las porciones que se deben consumir de cada alimento. Por ejemplo, algunos tienen un valor alto, pero pocos carbohidratos digeribles, por lo que se debería comer una gran cantidad de ellos para elevar significativamente los niveles de azúcar.

Por otro lado, los líquidos y las cocciones prolongadas aumentan su velocidad de absorción, mientras que altos contenidos de grasa o fibra la disminuyen.

En definitiva, su influencia sobre la glucemia también depende de otros factores, como el modo de preparación, el procesamiento y la combinación con otros alimentos.

5. ¿Cómo se resuelve este problema?

Para remediar esta dificultad, se desarrolló el concepto de "carga glucémica". Se trata de un valor numérico que indica el cambio que se produce en los niveles de azúcar en sangre al ingerir una porción habitual de un alimento, lo que permite hacer una mejor previsión de sus efectos.

La carga glucémica también se divide en tres categorías: baja (de 1 a 10), media (de 11 a 19) y alta (20 o más).

6. ¿Cuáles son los principales factores que se deben tener en cuenta en una dieta saludable de un diabético?

Algunas claves son: limitar los alimentos con altos contenidos de azúcar; comer porciones pequeñas a lo largo del día; prestar especial atención a la cantidad de carbohidratos que se ingieren y buscar mantener una misma proporción en forma diaria; consumir una gran variedad de alimentos integrales, frutas y vegetales; comer menos grasas saturadas; y evitar la sal y el alcohol.

7. Para una persona con diabetes, ¿qué método de control es más seguro, el conteo de carbohidratos o el índice glucémico?

Por lo general se estima que el conteo de carbohidratos en la dieta permite un mejor control del nivel de azúcar en sangre que el índice glucémico. Pero bien aplicados, los dos métodos son efectivos.

Capítulo 11. Dieta y dislipidemia

La hipercolesterolemia y la hipertrigliceridemia aumentan los riesgos de padecer enfermedades cardíacas y circulatorias, infartos, derrames cerebrales y problemas en hígado o riñones.

Ambas afecciones implican un incremento de las grasas que circulan por la sangre y generalmente están relacionadas con el sobrepeso, una alimentación poco saludable y la falta de ejercicio físico. Una dieta equilibrada, con bajo aporte de grasas saturadas, es fundamental para prevenir la aterosclerosis y disminuir la tensión arterial y la resistencia a la insulina.

Para conocer más sobre este tema, entrevistamos a Mario Vega Carbó, especialista en endocrinología, quien se desempeña como endocrinólogo en el Consultorio Vega & Vado.

Doctor Mario,
1. ¿Cuáles son las claves para una dieta de un paciente con dislipidemia?

Como primera medida la misma debe ser baja en calorías y grasas, especialmente las saturadas, y también debe evitar el azúcar, los carbohidratos refinados y el consumo de alcohol. Es importante reemplazarlas carnes por opciones más saludables, como los aceites de oliva y los pescados como la caballa o el salmón, y aumentar el consumo de hidratos de carbono complejos con alto contenido en fibra. Además, para complementar la dieta se debe hacer ejercicio regularmente, beber mucha agua, eliminar el sobrepeso y dejar de fumar.

2. ¿Qué alimentos son recomendados en estos casos?

Para esta dieta se deben elegir productos lácteos desnatados, aves y carnes magras sin grasa visible ni piel, y consumir abundantes frutas, verduras y ensaladas.

También hay que dar preferencia al pescado azul (sardinas, boquerones, atún, salmón y caballa) sobre las carnes rojas y sustituir las yemas de huevo por las claras.

Las legumbres deben ser elaboradas con pocas grasas y para condimentar se pueden utilizar hierbas aromáticas, mostaza, vinagre o limón.

Además, el pan integral, los cereales refinados o integrales, el arroz, las pastas, las harinas y las sémolas también están permitidos, mientras que el azúcar puede ser reemplazada por la sacarina.

3. ¿Qué alimentos deben evitarse en esta dieta?

Hay que evitar la leche entera y sus derivados lácteos y los alimentos ricos en hidratos de carbono simples, como el azúcar, la miel, las jaleas, los caramelos, las frutas en almíbar, las mermeladas, las compotas y los productos de pastelería, repostería y bollería.

Tampoco se deben consumir alimentos precocinados, como fritos de pescado, empanizados de pollo, croquetas, snacks, lasañas, guisos y pizzas, ni helados cremosos. Además, se deben evitar las carnes de vaca, buey, cerdo y cordero, los embutidos, las patatas fritas, la manteca, la margarina, la mayonesa y el ketchup, y los alimentos desecados.

Por otro lado, se debe restringir el consumo de alcohol, bebidas gaseosas y zumos comerciales.

4. ¿Cuáles son los tipos de cocción aconsejables?

Se recomiendan la cocción al vapor y los cocidos al agua (hervidos o escalfados), a la plancha, a la parrilla, a la brasa, al horno o microondas, o a la papillote.

Por el contrario, se deben evitar las frituras, los empanados, los rebozados, los guisos y los estofados.

Además, se aconseja la utilización de aceite de oliva virgen extra en la elaboración de los platos y controlar la cantidad de sal para cocinar.

5. ¿Qué otros aspectos se deben tener en cuenta en esta dieta?

Para las personas con niveles anormales de colesterol o triglicéridos es importante leer las etiquetas de los productos que compran.

Cuando en las mismas se indique que fueron "elaborados con grasa vegetal", sin aclarar el tipo, lo más probable es que hayan sido preparados con aceite de palma o de coco, que no son aconsejables para estos pacientes.

Por otro lado, se recomienda evitar los alimentos que contienen ácidos grasos trans, grasas hidrogenadas y los ricos en sodio.

Capítulo 12. Dieta para el ácido úrico elevado

La gota es un tipo de artritis que se presenta cuando el ácido úrico se acumula en la sangre y causa inflamación en las articulaciones.

La misma se caracteriza por ataques repentinos e intensos de dolor, en los que la zona afectada se hincha, se enrojece y se calienta sin motivo aparente.

La más común se da en el dedo gordo del pie, que puede ser muy molesta y manifestarse durante la noche, haciendo que la persona se despierte de golpe por el malestar.

Seguir una dieta que limite la producción de ácido úrico y aumente su eliminación puede ayudar a controlar la enfermedad.

Para conocer más sobre este tema, entrevistamos al médico cubano Mario Vega Carbó, especialista en endocrinología clínica.

Doctor Mario,
1. ¿Qué es el ácido úrico?

Es un compuesto orgánico que se forma cuando el metabolismo desintegra las purinas, que son unas sustancias que se encuentran en algunos alimentos y bebidas.

Las purinas son necesarias para regenerar las células del cuerpo y su exceso se elimina por la orina en forma de ácido úrico.

Cuando este se queda en el torrente sanguíneo, crea cristales en las articulaciones que producen inflamación y mucho dolor.

2. ¿Cómo una dieta adecuada puede ayudar en el tratamiento de la gota?

Ingerir determinados alimentos y bebidas, y evitar otros, puede ayudar a bajar los niveles de ácido úrico en la sangre.

Si bien la dieta no cura la enfermedad ni reemplaza a los medicamentos, puede disminuir los ataques recurrentes y la progresión del daño de la articulación.

También ayuda a perder peso y evitar la obesidad, que aumenta los riesgos de padecer esta enfermedad.

3. ¿Qué alimentos se deben incluir en esta dieta?

Entre los alimentos recomendados se encuentran frutas, verduras y cereales integrales que aporten hidratos de carbono complejos.

Dentro de las frutas, se aconsejan especialmente las cerezas, las manzanas, las fresas, las frambuesas, los arándanos y los frutos rojos en general. También las cítricas, como la naranja, el limón, el pomelo, la lima o la mandarina.

En cuanto a las verduras, las que más ayudan a bajar el ácido úrico son las alcachofas, las cebollas, las calabazas, el apio y la zanahoria.

Los pescados y las carnes se pueden consumir en dosis moderadas, siendo el pollo, el pavo, el conejo, el lenguado, la merluza y el bacalao fresco los más recomendables.

Por su parte, los lácteos deben ser con bajo contenido graso y la leche desnatada.

Otros alimentos que se pueden incluir en la dieta son las patatas, los frutos secos, los aceites de oliva de semillas de girasol o maíz, y los cereales, como el arroz, el trigo y los productos elaborados a partir de ellos.

En cuanto a las bebidas, además de agua se recomienda el consumo de café, el cual podría ayudar a reducir los riesgos de gota.

Si se desea beber alcohol, el vino puede ser una buena opción.

4. ¿Qué alimentos y bebidas se deben evitar?

En esta dieta es importante evitar los alimentos de jarabe de maíz con alto contenido de fructosa y las grasas saturadas presentes en las carnes rojas como la ternera, el cerdo, el buey o el cordero; las carnes de ave; los embutidos como las salchichas o los chorizos; y los productos lácteos con alto contenido graso.

Por otra parte, el hígado, el riñón, las mollejas, las anchoas, los crustáceos, el salmón, las sardinas y el atún tienen un alto contenido de purinas por lo que no se deben consumir.

En cuanto a las verduras, se desaconsejan los espárragos y las espinacas.

Además, es importante limitar los alimentos azucarados, como los cereales endulzados, los productos de panadería, la bollería industrial y las golosinas, y los deshidratados, como las sopas de sobre.

También el aceite de soja y la manteca de cerdo.

En cuanto a las bebidas, se recomienda evitar el alcohol, especialmente la cerveza y los licores, las bebidas endulzadas con azúcar y los jugos de fruta naturalmente dulces.

5. ¿Qué se debe comer y beber durante un ataque de gota?

En estos casos es importante beber mucha agua; limitar las carnes rojas, los pescados y el azúcar, y comer proteína con moderación.

Para ayudar a bajar el ácido úrico en forma rápida se pueden consumir leche y lácteos poco grasos, huevos, cereales, frutas y verduras bajos en purinas.

También evitar las bebidas con alcohol, los jugos de frutas y las bebidas azucaradas.

6. ¿Qué otras recomendaciones son importantes?

Durante esta dieta se aconseja comer porciones pequeñas unas 5 o 6 veces al día y beber mucha agua para mantener una buena hidratación y favorecer la eliminación del ácido úrico a través de la orina.

Además, se recomienda comer con moderación y hacer ejercicio en forma regular para evitar el sobrepeso.

Por último, también puede ser necesario tomar suplementos de vitamina C, la cual ayuda a disminuir los niveles de ácido úrico.

Capítulo 13. Dieta en caso de litiasis renal

La litiasis renal, también conocida como "piedras" en los riñones, es un padecimiento causado por la presencia de cálculos en la vía urinaria.

La misma se origina cuando la orina presenta una alta concentración de sales minerales que no son diluidas correctamente.

Sus síntomas más frecuentes son un dolor intenso en la zona lumbar, sangre o la eliminación de arenilla en la micción, sudoración, náuseas y vómitos cuando se presentan las crisis de dolor.

Una dieta adecuada, como la alimentación DASH ya comentada en otro capítulo, puede ayudar a prevenir los cálculos renales

Para conocer más sobre este tema, hablamos con Mario Vega Carbó, especialista en endocrinología, quién en la actualidad se desempeña como endocrinólogo en el Consultorio Vega & Vado.

Doctor Mario,
1. ¿Qué se puede hacer para prevenir la litiasis renal?

Lo más importante es mantener siempre el cuerpo bien hidratado. En ese sentido, es aconsejable beber entre 2 y 3 litros de agua por día para mantener la orina diluida, lo que dificulta la formación de cálculos.

Por el contrario, la orina de color amarillo oscuro es un signo de que no se está tomando suficiente líquido.

Además, también se recomienda llevar una vida sana y hacer ejercicio, ya que la obesidad y el sedentarismo aumentan la posibilidad de generar litiasis.

En cuanto a la dieta, la clave es evitar la sal y el sodio, los azúcares, el alcohol y el exceso de carnes y proteínas animales. Estas incluyen la carne vacuna, el pollo, el cerdo, el pescado y los huevos. Además, también se deben reducir el café, el té y las bebidas gaseosas.

Por el contrario, se recomienda una dieta baja en grasa y comer limones y naranjas, cuyo citrato evita la formación de cálculos

2. ¿Cuántos tipos de cálculos renales hay?

Los cálculos se pueden dividir en 4 tipos. Los más frecuentes, entre un 75 a 80 por ciento, están formados por oxalato de calcio, mientras que el 20 a 25 por ciento restante corresponden a ácido úrico, estruvita y cistina. El tratamiento individual depende del tipo de cálculo.

3. En caso de cálculo de oxalato de calcio, ¿qué dieta se debe seguir?

Si el paciente tuvo un cálculo de este tipo, es recomendable que reduzca la cantidad de sal y sodio en la dieta, limitándolo a menos de 2.400 miligramos al día.

Por lo general no se aconseja bajar significativamente el consumo de calcio, ya que esto puede producir pérdida de masa ósea y osteoporosis. Lo recomendable es ingerir sólo 2 o 3 porciones al día de alimentos como leche, queso, yogurt y tofu.

En cuanto al oxalato, se deben limitar alimentos como cacahuates, té, café instantáneo, la remolacha, frijoles, ruibarbo, moras, frambuesas, fresas, chocolate, uvas, verduras de hoja oscura, sémola, nueces, tofu, boniatos y cerveza tirada.

4. En caso de cálculo de ácido úrico, ¿qué dieta se debe seguir?

En este caso se recomienda evitar el alcohol; las anchoas; los espárragos; la levadura de cerveza o polvo de hornear; la coliflor; las salsas; los hongos; los aceites; las carnes de órganos, como el hígado, el riñón o las mollejas; las sardinas y la espinaca.

También se aconseja limitar el consumo de proteína animal en cada comida y los alimentos grasos como aderezos, helados y frituras.

Por el contrario, es bueno incluir en la dieta suficientes carbohidratos, limones y naranjas. También reemplazar las carnes por alimentos de origen vegetal con alto contenido de proteína, como las legumbres, los alimentos de soja, las nueces o frutos secos y las semillas de girasol.

5. ¿Cómo se pueden evitar los cálculos de cistina y estruvita?

Tomar mucho líquido, sobre todo agua, es lo mejor que se puede hacer para evitar estos tipos de cálculos.

En el caso de las piedras de cistina también se recomienda limitar alimentos fuente de metionina, como huevos, quesos, pescado, nueces y frijoles.

6. ¿Cómo se puede reducir el consumo de sal?

Para reducir su consumo se recomienda sazonar los alimentos con hierbas y especias, limón, naranja lima o vinagre en su lugar.

También evitar los alimentos enlatados o enjuagarlos en agua, y revisar las etiquetas de los productos que se compran para ver el contenido de sodio.

Otros consejos son reducir los alimentos y condimentos que tengan mucha sal, como los encurtidos, las aceitunas, los embutidos, la mostaza y las salsas de tomate y soja; y no añadirla cuando se cocina arroz, pasta o cereal caliente.

7. ¿Los suplementos vitamínicos o minerales pueden generar la aparición de cálculos?

Las vitaminas B no han demostrado tener un efecto dañino para las personas con litiasis renal. Sin embargo, el uso de vitamina C y D, los aceites de hígado de pescado y los suplementos minerales que contienen calcio podrían incrementar la probabilidad de formar cálculos. Por ello antes de utilizarlos se recomienda consultarlo con el dietólogo.

Capítulo 14. Dieta para la enfermedad renal crónica

La enfermedad renal crónica implica la pérdida progresiva de la función de los riñones. Estos dos órganos se encargan de filtrar la sangre y eliminar los desechos y el exceso de agua del cuerpo a través de la orina.

Las principales causas de esta dolencia son la diabetes y la hipertensión arterial. Muchas veces la misma no presenta síntomas hasta que sus consecuencias son graves. Cuando los riñones pierden la capacidad de eliminar desechos y líquidos, el paciente debe someterse a diálisis o a un trasplante de órgano. Una dieta adecuada puede ayudar a controlar y prevenir sus daños.

Para conocer más sobre este tema, entrevistamos a Mario Vega Carbó, especialista en endocrinología, quien se desempeña como endocrinólogo en el Consultorio Vega & Vado.

Doctor Mario,
1. ¿Cómo una cambio en la dieta puede ayudar a estos pacientes?

Todo lo que comemos y bebemos afecta a nuestra salud. Mantener un peso adecuado y seguir una dieta equilibrada puede ayudar a controlar la presión arterial y la diabetes, y prevenir la enfermedad renal.

Además, la limitación de líquidos y el consumo de alimentos bajos en proteína, potasio, fósforo y otros electrólitos pueden evitar que el daño en estos órganos siga avanzando.

2. ¿Cuál es el propósito de esta dieta?

La misma busca mantener un equilibrio en los niveles de electrólitos, minerales y líquido en el cuerpo.

Además, en aquellas personas que necesitan de diálisis, tiene por objetivo reducir la acumulación de residuos y limitar los líquidos, lo cual es muy importante ya que estos pacientes orinan muy poco.

3. ¿Cuáles son las principales sugerencias alimenticias?

Por lo general en estos casos se recomiendan dietas bajas en proteínas, ya que las mismas hacen trabajar a los riñones con intensidad y pueden dañarlos.

Algunos alimentos bajos en proteína son las frutas, las verduras, el pan, las pastas y el arroz. Por el contrario, se deben evitar las carnes rojas, el pollo, el pescado y los huevos.

Para reemplazar a estos nutrientes se pueden consumir más carbohidratos como fuente de energía. Sin embargo, se deben buscar opciones sanas, evitando los azúcares y las bebidas gaseosas.

En cuanto a las grasas, se recomiendan las monoinsaturadas y las poliinsaturadas, como el aceite de oliva, de cacahuate y de maíz, que ayudan a proteger el corazón.

Por el contrario, se deben evitar las saturadas (carnes rojas, manteca, leche y sus derivados) y trans (fritos, pasteles, galletas) que pueden subir el nivel del colesterol y los riesgos de enfermedades del corazón.

4. ¿Qué se debe hacer con el fósforo, el calcio y el potasio?

Los riñones también son responsables de equilibrar las sales y los minerales que circulan en la sangre, como el calcio, el fósforo, el sodio y el potasio.

Cuando estos órganos no funcionan adecuadamente los niveles de fósforo pueden resultar demasiado altos y hacer bajar a los de calcio, generando huesos más débiles.

Por ello, en esta dieta se suelen limitar los alimentos ricos en fósforo, como la leche, el yogur y el queso. Además, es posible que el paciente necesite tomar suplementos de calcio y de vitamina D para controlar el equilibrio entre estos dos químicos en el cuerpo.

En cuanto al potasio, cuando los riñones no funcionan bien también puede acumularse y generar ritmos cardíacos anormales. En estos casos se recomienda evitar las naranjas, los kiwis, las bananas, el melón, las ciruelas, los espárragos, el aguacate, las papas y los tomates, entre otros alimentos ricos en este químico.

5. ¿Por qué es importante limitar el consumo de sodio?

La limitación del sodio ayuda a controlar la hipertensión, evita el aumento de la sed e impide que el cuerpo retenga líquido extra.

Para reducir su consumo se recomienda sazonar los alimentos con hierbas y especias, limón, naranja lima o vinagre en su lugar.

También evitar los alimentos enlatados o enjuagarlos en agua, y revisar las etiquetas de los productos que se compran para ver el contenido de sodio.

6. ¿Cómo se debe manejar el consumo de líquidos en esta dieta?

Como te comentaba anteriormente, cuando el paciente está en diálisis es necesario limitar su consumo entre sesiones para evitar que se acumule en el cuerpo.

Si esto no se controla, puede generarse un exceso de líquido en el corazón y los pulmones y dificultar la respiración, lo cual requiere de asistencia médica inmediata.

Para disminuir su consumo se aconseja evitar los alimentos salados y refrescarse durante los días de calor.

7. ¿Qué otros consejos alimenticios se les puede dar a los pacientes con enfermedad renal crónica?

Generalmente cuando esta dolencia está avanzada los pacientes suelen tener anemia y necesitan consumir más hierro. Algunos alimentos ricos en este mineral son el hígado, la morcilla, los frutos secos, las legumbres y las verduras de hoja verde.

Por otro lado, además de seguir una dieta saludable, se les recomienda controlar las porciones, comer lentamente y evitar los excesos.

Capítulo 15. Dieta para Gastritis y Reflujo Gastroesofágico

La gastritis es una inflamación del revestimiento mucoso del estómago, que causa dolor en la parte superior del abdomen, náuseas y, en ocasiones, vómitos.

Por su parte, el reflujo es una afección en la que el ácido estomacal vuelve al esófago, irritando su revestimiento y provocando acidez y regurgitación de alimentos y líquidos.

Debido a sus síntomas y complicaciones, estas dolencias suelen generar falta de apetencia y de ganas de comer.

Seguir una dieta adecuada puede facilitar las digestiones y evitar este tipo de molestias.

Para conocer más sobre este tema, hablamos con Mario Vega Carbó, especialista en endocrinología, quién en la actualidad se desempeña como endocrinólogo en el Consultorio Vega & Vado.

Doctor Mario,
1. ¿Qué pautas deben seguir las personas con gastritis o reflujo?

A este tipo de pacientes se les recomienda evitar el consumo de alcohol y de comidas copiosas, pesadas o picantes, que pueden agravar sus síntomas.

También se les aconseja comer lentamente, en pequeñas cantidades, masticar bien los alimentos y fraccionar la ingesta en 4 o 5 comidas al día.

Además, es importante que disminuyan los alimentos y las cocciones ricos en grasas, y que no consuman comidas a temperaturas extremas, o muy frías o muy calientes, ya que pueden potenciar la irritación.

2. ¿Qué tipos de alimentos se aconsejan para estos pacientes?

En esta dieta es importante incluir muchas frutas y verduras, que aportan antioxidantes, vitaminas del grupo B y fibra vegetal. También arroz y patatas, y legumbres en cocciones suaves.

En cuanto a los lácteos, se recomiendan la leche desnatada o semidesnatada, el queso fresco y los yogures desnatados o light.

Por su parte, dentro de las carnes lo ideal son las blancas, como el pollo sin piel o el pavo, y el pescado blanco.

Los alimentos ricos en ácidos grasos Omega 3, como el salmón o la caballa, tienen función antiinflamatoria por lo que es bueno incluirlos.

Para beber lo mejor siempre es el agua, pudiendo también ingerir caldos suaves desgrasados e infusiones digestivas como el hinojo, la manzanilla o la melisa.

3. ¿Qué tipos de alimentos no son recomendados?

En esta dieta hay que evitar los alimentos ricos en sal o azúcar, los lácteos grasosos, las frutas poco maduras o ácidas, los cítricos, la bollería, la pastelería, los embutidos, los helados y las carnes de ternera o de buey.

También los condimentos picantes, las salsas grasas, los guisos, los fritos, el chocolate, los panes que incluyen entre sus ingredientes la leche entera y los carminativos, como el hinojo, la menta, la albahaca, el cilantro, la zanahoria, la nuez moscada o la salvia.

Por otro lado, algunas personas pueden presentar intolerancia a las verduras flatulentas (alcachofa, col, coliflor, brócoli, ajo, pepino y cebolla) o a los alimentos ácidos como el tomate.

En cuanto a las bebidas, además del alcohol se deben evitar el té, el café y las gaseosas.

4. ¿Qué tipo de cocción se recomienda para estos casos?

Se aconsejan las cocciones al vapor, hervido, al papillote, microondas o al horno. Por el contrario, hay que evitar los alimentos a la plancha y los fritos.

5. ¿Qué otros aspectos son importantes para prevenir estas dolencias?

Otras recomendaciones incluyen no fumar, mantener un peso saludable y controlar el estrés, pues aumenta los ácidos gástricos. También no utilizar ropa ajustada y no tumbarse o irse a dormir luego de acabar de comer, sino esperar 2 o 3 horas.

En cuanto a los líquidos, lo ideal es consumirlos entre comidas y no durante las mismas, para evitar el aumento del volumen del estómago.

Por último, se aconseja elevar la cabecera de la cama unos 10 centímetros para conseguir una inclinación mínima de todo el tronco, para prevenir el riesgo de reflujo.

Capítulo 16. Dieta para el hígado graso y la cirrosis

El hígado es el centro metabólico del cuerpo y se encarga de asimilar los nutrientes de los alimentos, almacenar la energía y eliminar y filtrar las sustancias tóxicas.

Dentro de las enfermedades que pueden afectarlo, una de las más comunes es la del hígado graso, que puede ser alcohólico o no alcohólico, dependiendo de si está relacionada o no con su consumo. Cuando la dolencia hepática se vuelve crónica e irreversible, deriva en una cirrosis, lo que provoca cicatrices y nódulos en sus tejidos que hacen que el órgano funcione con dificultad.

Hoy la obesidad es la principal causa de esta afección, superando incluso al alcohol. Una dieta que ayude a bajar de peso puede reducir la grasa, la inflamación y la fibrosis en el hígado.

Para conocer más sobre este tema, consultamos al doctor Mario Vega Carbó, especialista en endocrinología, quién se encuentra a cargo del Consultorio Vega & Vado.

Doctor Mario,
1. ¿Cómo la obesidad influye en el desarrollo del hígado graso no alcohólico?

Cuando una persona sube de peso acumula exceso de grasa en distintas partes del organismo incluyendo al hígado. A medida que esta crece, produce una inflamación en el órgano que, si se mantiene en el tiempo, puede causar la muerte de parte del tejido hepático.

Cada vez que esta glándula sufre una lesión, intenta repararse a sí misma y, en ese proceso, genera una cicatriz que dificulta su funcionamiento.

Cuando el 70 por ciento del hígado se encuentra en este estado, aparece la cirrosis, cuya única solución es el trasplante.

2. ¿Cuáles son los síntomas del hígado graso?

En general se trata de una enfermedad silenciosa que tiene pocos o ningún síntoma. Cuando aparecen, el paciente puede sentir fatiga o dolor en el lado superior derecho del abdomen.

3. ¿Cómo una dieta puede ayudar controlar esta dolencia?

La pérdida de peso a través de una combinación de dieta saludable y ejercicios puede ayudar a prevenir esta enfermedad, además de proteger al hígado y mejorar su funcionamiento.

4. ¿Cuáles son los cambios alimenticios recomendados?

A estos pacientes se les aconseja evitar casi por completo el consumo de grasas, ya que son las responsables de la inflamación del hígado.

Además, deben moderar la ingesta de carbohidratos y aumentar el de frutas, verduras y legumbres, ya que son fuente natural de vitaminas y minerales que el organismo necesita para funcionar.

Por otro lado, deben evitar la sal, que empeora la acumulación de líquidos y la hinchazón en el hígado, los azúcares y el alcohol.

También se les aconseja que limiten el tamaño de las porciones y tomen alimentos que contribuyan a mejorar la depuración del órgano, como la alcachofa y la espirulina.

5. ¿Qué tipos de grasas hay y cuáles son las más recomendables?

Los principales tipos de grasas son 4: las saturadas, que se encuentran en las carnes rojas, la manteca, las grasas vegetales y la leche y sus derivados; las trans, presentes en galletas y pasteles horneados comercialmente y en los alimentos fritos como donuts y papas a la francesa; las monoinsaturadas, que están en los aceites de oliva, de maní y de canola; y las poliinsaturadas, que se encuentran en los aceites de maíz y de soga, algunos tipos de nueces y los pescados grasos como el salmón o la caballa. En esta dieta, lo ideal es sustituir las grasas saturadas y trans por monoinsaturadas y poliinsaturadas, especialmente los ácidos grasos omega-3.

6. ¿Qué otros consejos nutricionales se les pueden dar a estos pacientes?

Un dieta recomendable para pacientes con hígado graso o cirrosis es la Mediterránea, que se caracteriza por comidas a base de vegetales, con sólo pequeñas cantidades de carne de res y pollo, y más porciones de granos enteros, frutas y verduras frescas, nueces y legumbres.

En la misma se suele reducir el consumo de carnes y carbohidratos y aumentar el de vegetales y grasas monoinsaturadas, lo que ayuda a bajar de peso.

Por otro lado, es aconsejable que sumen a su dieta alimentos con índice glucémico bajo, como los vegetales de hoja verde, la mayoría de las frutas, las zanahorias crudas, los garbanzos, las lentejas y los cereales de salvado; y eviten los altos, como el arroz, el pan blanco, la papa y la miel.

También que tomen suplementos vitamínicos, en especial del complejo B, C y E, que actúan como protectores frente a la inflamación hepática.

Por último, a la hora de cocinar, se les recomienda el aceite de oliva y evitar otras grasas.

Capítulo 17. Dieta para colon irritable FODMAP

El síndrome del intestino o colon irritable es un trastorno funcional crónico del tubo digestivo que provoca dolor e hinchazón abdominal y gases. Las personas con esta dolencia pueden alternar entre períodos de estreñimiento y diarrea. Las causas de este padecimiento no están del todo claras. El mismo puede aparecer luego de una infección intestinal bacteriana, por parásitos, o ser consecuencia de niveles elevados de estrés y nerviosismo.

La dieta FODMAP, que se basa en excluir del plan nutricional ciertos alimentos difíciles de absorber, está pensada para paliar sus síntomas.

Para conocer más sobre este tema, entrevistamos Mario Vega Carbó, médico endocrinólogo, con más de 20 años de experiencia.

Doctor Mario,
1. ¿Qué es la dieta FODMAP?

El nombre FODMAP hace referencia al significado en inglés de oligosacáridos, disacáridos, monosacáridos y polioles fermentables ("Fermentable Oligosaccharides, Disaccharides, Monosaccharides And Polyols").

Todos estos son carbohidratos que se caracterizan por no ser digeridos totalmente por el intestino, sino que avanzan hacia el colon, donde originan gases que provocan distención abdominal. Por ello esta dieta busca eliminarlos del plan alimentario, con el fin de evitar estas consecuencias.

2. ¿Cómo es el proceso de implementación de esta dieta?

En una primera etapa se eliminan todos los alimentos con carbohidratos fermentables, con el objetivo de alcanzar la estabilidad digestiva. Luego,

75

una vez que se logra una mejoría de los síntomas, se pueden introducir poco a poco pequeñas cantidades de estos alimentos para comprobar la tolerancia individual a cada uno de ellos.

En base a ello, se establece un plan nutricional lo más variado, completo y equilibrado posible para seguir en el tiempo, limitando sólo aquellos que provoquen trastornos graves.

3. ¿Qué alimentos se deben evitar en la dieta FODMAP?

Dentro de los alimentos con carbohidratos fermentables que se deben limitar se encuentran la leche y sus derivados lácteos como el queso y el yogurt; los cereales de trigo, cebada, centeno, avena y arroz integral; el ajo, la alcachofa, la berenjena, la cebolla, los coles, los espárragos, la lechuga, el pimiento, el puerro y la remolacha; las aceitunas, el aguacate, el arándano, la cereza, la ciruela, la frambuesa, la fresa, la manzana, el mango, el melocotón, el melón, la mora, la pera, la sandía y la uva; todas las legumbres menos la soja; las almendras y las avellanas; los embutidos, los fiambres, las hamburguesas y salchichas de cerdo, ternera, pavo o pollo; la mantequilla; y el azúcar, el chocolate y la miel.

Además, se recomienda evitar el exceso de fibra, sobre todo si se padece de diarrea, y los productos que contienen gluten. También la bollería, los caramelos, las galletas, los flanes, los helados, las salsas, los caldos, las bebidas gaseosas y el alcohol.

4. ¿Qué alimentos están permitidos en esta dieta?

Entre los alimentos de consumo libre se encuentran los lácteos sin o con bajo contenido de lactosa; los cereales de maíz, trigo y arroz refinado, y quínoa; la acelga, el calabacín, la calabaza, la espinaca, el pepino, el tomate y la zanahoria; el coco, el kiwi, el limón, la naranja, la mandarina, el maracuyá, la piña y el plátano; las nueces; la soja; los mariscos, los moluscos, el pescado blanco y azul, las carnes blancas y rojas; los huevos; el aceite de oliva y de girasol y la margarina. Por otro lado, se recomienda incrementar el consumo de agua.

5. ¿Por cuánto tiempo se aconseja seguir la dieta FODMAP?

La primera fase de la dieta, que es la más restrictiva, se aconseja seguirla por no más de 6 semanas hasta alcanzar la estabilidad digestiva. No es recomendable continuarla a largo plazo para evitar deficiencias nutricionales, ya que en ella se limitan muchos productos que se consideran básicos.

Luego es importante ir introduciendo progresivamente otros alimentos de acuerdo a la tolerancia individual.

6. ¿Para qué otros fines puede usarse esta dieta?

Además de para el colon irritable, la dieta FODMAP puede ayudar a tratar la colitis ulcerosa, la enfermedad de Crohn y otras molestias intestinales.

7. ¿Qué otros aspectos son importantes durante este tratamiento?

Además de cuidar la alimentación, para mejorar el síndrome del colon irritable también se recomienda la práctica regular de ejercicio, beber abundante agua y controlar el estrés mediante técnicas de relajación o la práctica de yoga.

Capítulo 18. Dieta de protección biliar

La vesícula biliar es un órgano en forma de bolsa en el que se acumula la bilis producida por el hígado. Este líquido ayuda a la digestión y a la descomposición de las grasas presentes en los alimentos en ácidos grasos que puedan ser absorbidos.

Una dieta adecuada puede evitar los síntomas de cólico y dispepsia biliar, y prevenir la formación de cálculos.

Además, también permite una mejor recuperación de los pacientes tras una colecistectomía, una intervención quirúrgica en la que se extrae el órgano cuando está infectado, inflamado o bloqueado por litiasis.

Para conocer más sobre este tema, consultamos al doctor Mario Vega Carbó, especialista en endocrinología, quien trabaja en el Consultorio Vega & Vado.

Doctor Mario,
1. ¿Cuáles son las principales recomendaciones alimenticias para proteger a la vesícula biliar?

En primer lugar se debe buscar limitarlas grasas en todas sus formas, consumiendo como máximo unos 40 gramos al día, preferentemente de origen vegetal.

Además, la dieta debe ser rica en hidratos de carbono (arroz, pasta, patata, legumbres y pan), en frutas y verduras.

Entre otros alimentos se recomiendan las infusiones calientes y suaves de té y manzanilla; la leche descremada en pequeñas cantidades; las sopas de caldo vegetal bien cocidas; las papillas de harina de avena, de lentejas y de maíz; los purés de patatas o legumbres; las carnes de ternera, conejo, pollo, pavo o carnero; el jamón magro; y los pescados blancos bajos en grasa.

2. ¿Qué otros alimentos son aconsejados en esta dieta?

A los ya mencionados podemos agregar la leche desnatada, el yogurt natural, el queso fresco, el plan blanco o tostado, el arroz blanco, la pasta simple (no al huevo), las galletas tipo María y las frutas asadas o en compotas.

Por otro lado, para proteger a la vesícula también se aconseja comer lentamente, en pequeñas cantidades, masticar bien y dividir la ingesta en 4 o 5 comidas diarias.

3. ¿Qué alimentos hay que evitar?

En esta dieta hay que evitar las carnes grasas, como las de cordero, cerdo, gallina y todos los embutidos; el chocolate y el dulce de membrillo; los pescados azules o en conserva; los mariscos; los huevos duros o fritos; los quesos grasos y fermentados; los frutos secos; las margarinas vegetales y las mantequillas; el alcohol y las bebidas gaseosas.

También los alimentos flatulentos (coles, coliflor, brócoli, legumbres enteras sin tamizar, pepino y cebolla cruda) o picantes, la bollería, la repostería y la pastelería, especialmente la industrial, y las comidas copiosas.

En cuanto a la leche y sus derivados, hay que consumirlos desnatados.

4. ¿Qué tipo de cocción se recomienda?

Se aconsejan aquellas con poca grasa incorporada, sin freír y sin calentarla por encima de los 100 grados.

Algunas opciones son la cocción al vapor, al agua, al horno, a la plancha, a la parrilla, a la brasa o envueltos en papel vegetal o de aluminio.

Por otro lado, es preferible el aceite de oliva al de otras semillas, como girasol, maíz y soja.

Además, se recomienda evitar los guisos y los estofados, y eliminar las salsas.

5. ¿Cómo se puede prevenir la litiasis biliar?

Para prevenir la formación de cálculos es importante no saltarse comidas y mantener un peso saludable, reduciendo el número de calorías ingeridas y realizando actividad física regular.

En el caso de necesitar bajar de peso, la pérdida debe hacerse lentamente ya que si se lleva a cabo en forma rápida puede aumentar los riesgos de litiasis.

En cuanto a la dieta, la misma debe ser baja en contenido de grasas, baja en colesterol y alta en fibras. En ella se deben priorizar los alimentos de origen vegetal, que tengan pocas calorías, menos grasa y mucha fibra.

Capítulo 19. Dieta para el control y prevención de las enfermedades tiroideas

La tiroides es una de las glándulas más importantes del organismo y su actividad influye en el metabolismo y la mayor parte de las funciones corporales, como la frecuencia cardíaca y la presión arterial.

Que haya niveles normales de sus hormonas en el cuerpo es indispensable para un crecimiento y desarrollo sano en la infancia, y para el funcionamiento del cerebro durante toda la vida. Entre los problemas más comunes que pueden afectar a la glándula se encuentran el hipotiroidismo, el hipertiroidismo y el bocio.

Una dieta adecuada puede ayudar a controlar y prevenir este tipo de dolencias.

Para conocer más sobre este tema, entrevistamos a Mario Vega Carbó, especialista en endocrinología clínica.

Doctor Mario,
1. ¿Qué pautas nutricionales se pueden seguir para prevenir los daños en la tiroides y el hipotiroidismo?

En primer lugar, es importante reforzar el consumo de alimentos con yodo y selenio, que ayudan al buen funcionamiento de la glándula. El yodo está presente en pescados, algas, langostas, atún, pechuga de pavo, sardinas, mariscos, pan, huevos, leche de vaca, quesos, yogurt, helado, la sal de mesa yodada y los productos con soja. Por su parte, el selenio se consigue en semillas de marañón y nueces.

En cuanto a las grasas, se debe aumentar el consumo de aquellas de buena calidad, como las que proporcionan el aguacate, el aceite de oliva o de canola, la quínoa, el salmón y los frutos secos en general.

Por otro lado, también es bueno comer mucho antioxidante glutatión, que fortalece el sistema inmune de la tiroides. Este se encuentra en los espárragos, el brócoli, el ajo, los pomelos y el durazno, y también se puede consumir mediante suplementos. Además, se recomienda consumir probióticos de calidad y alimentos fermentados.

2. ¿Qué alimentos se deben evitar?

Por un lado se deben dejar de consumir estimulantes como la cafeína, el alcohol y el azúcar, que aumentan el estrés, lo cual puede ser perjudicial para la tiroides. Además, se debe tener cuidado con los goitrógenos, unas sustancias presentes en las verduras crucíferas y algunas frutas. Estos tienen la capacidad de bloquear la absorción y la utilización del yodo, frenando la actividad de la tiroides, y pueden favorecer el desarrollo de bocio.

3. ¿Cuáles son los goitrógenos más comunes?

Entre los alimentos que tienen esta sustancia están el brócoli, las coles de Bruselas, el mijo, la mostaza, el repollo, la coliflor, los rábanos, la col rizada, los melocotones, los cacahuates, el nabo, las espinacas, las almendras, los arándanos, las fresas y los berros.

4. ¿Estos alimentos deben eliminarse de la dieta?

Muchos de estos alimentos son ricos en vitaminas y minerales, además de antioxidantes, por lo que no es recomendable sacarlos definitivamente de la dieta. Lo importante es no comerlos crudos, por lo cual hay que cocinarlos previamente para reducir el efecto goitrógeno.

5. ¿Qué tipo de carnes son más recomendables?

Es preferible consumir carnes blancas como el pollo o pescado, que tienen más proteínas.

6. ¿Qué alimentos afectan la absorción de la hormona tiroidea?

La soja y los alimentos y suplementos que la contienen pueden disminuir la cantidad de hormona absorbida por el cuerpo. Además, el café y ciertos alimentos enriquecidos con fibra dietética pueden interferir en la absorción de la levotiroxina.

7. ¿En qué casos es recomendable seguir una dieta alta o baja en yodo?

Como te comentaba anteriormente, el yodo ayuda al buen funcionamiento de la glándula y es un elemento necesario para la producción de hormona tiroidea. Su deficiencia puede producir un agrandamiento de la tiroides (bocio) e hipotiroidismo.

Por el contrario, las personas con hipertiroidismo deben controlar su ingesta, ya que su consumo puede empeorar los síntomas.

Del mismo modo, una dieta baja en este mineral puede ser recomendada para aumentar la efectividad de un tratamiento con yodo radioactivo.

8. ¿Qué se debe tener en cuenta en una dieta para el hipertiroidismo?

Esta dieta debe buscar aumentar el consumo de algunos alimentos que reducen la actividad tiroidea y evitar aquellos que la fomenten. Para bloquear la absorción y la utilización del yodo, se pueden consumir los alimentos con goitrógenos que mencionábamos anteriormente.

También, aquellos alimentos con alto contenido en ácidos cafeico y clorogénico, que reducen la actividad tiroidea. Entre ellos podemos mencionar al apio, la naranja, el limón, la zanahoria, la ciruela, la berenjena y la uva.

Además, se recomiendan los productos lácteos y otros alimentos ricos en calcio y hierro. También un aumento del consumo de proteínas y calorías para contrarrestar el catabolismo. Por el contrario, además de los alimentos con yodo, se deben evitar las bebidas excitantes y las carnes grasosas.

En tanto, el suplemento dietético espirulina está contraindicado si se tiene hipertiroidismo.

Capítulo 20. Dieta para el Síndrome de Ovario Poliquístico

El Síndrome de Ovario Poliquístico es un trastorno frecuente en mujeres en edad reproductiva, quienes presentan un nivel elevado de hormonas del tipo andrógenos en su cuerpo.

Entre sus principales signos se destacan la menstruación irregular, el crecimiento excesivo de vello en zonas de distribución masculina, el acné grave y la infertilidad. Además, esta afección suele cursar con otras alteraciones metabólicas como hiperinsulinemia, resistencia a la insulina, altos niveles de colesterol y triglicéridos, y trastornos de la alimentación.

Una dieta especial y la actividad física regular pueden ayudar a reducir sus síntomas.

Para conocer más sobre este tema, entrevistamos Mario Vega Carbó, médico endocrinólogo con más de 20 años de experiencia.

Doctor Mario,
1. ¿Cómo una dieta adecuada puede controlar esta afección?

Las mujeres obesas tienen más posibilidades de desarrollar el Síndrome de Ovario Poliquístico y en ellas los síntomas de la enfermedad suelen ser más graves. Por ello, una dieta que permita mantener un peso adecuado y saludable es importante para prevenir y mitigar sus signos.

Por otro lado, en las mujeres que presentan resistencia a insulina, el control de los niveles de esta hormona a través de la alimentación puede ayudar a restaurar la función ovárica, los ciclos menstruales y la fertilidad.

2. ¿En qué consiste la dieta para el Síndrome de Ovario Poliquístico?

Por lo general para estos casos se recomienda una dieta baja en carbohidratos que posibilite bajar de peso y controlar las glucemias,

85

mejorando la resistencia a la insulina. Para ello, lo ideal es consumir aquellos que tengan un bajo índice glucémico y sean ricos en proteínas y grasas saludables con acción antiinflamatoria.

3. ¿Qué tipos de alimentos se suelen incluir en esta dieta?

Dentro de los alimentos que tienen un índice glucémico bajo están los vegetales de hoja verde, la mayoría de las frutas, las zanahorias crudas, los garbanzos, las lentejas y los cereales de salvado. Además, la dieta suele incluir carnes blancas sin conservantes, hígado de ternera, pescado azul, harinas integrales y otros alimentos ricos en fibra.

Dentro del consumo de proteína, lo ideal es que sea un 50 por ciento animal y el otro 50 vegetal, pudiendo encontrar esta última en las legumbres, la soja, la quinua, los frutos secos y las semillas.

4. ¿Qué alimentos se suelen reducir en estos casos?

En esta dieta se suelen evitar las harinas refinadas, el arroz, el pan blanco, la papa, la miel y los alimentos y bebidas con mucha azúcar, que tienen un alto índice glucémico.

También es importante reducir los lácteos, los cereales con gluten, los aceites vegetales, las galletas, los pasteles y los postres, las comidas rápidas, la bollería industrial y los productos ultraprocesados.

5. ¿Qué otros aspectos son importantes en esta dieta?

A estas personas se les recomienda comer porciones pequeñas a lo largo del día, mantener horarios regulares de alimentación y no pasar más de 4 horas sin ingerir nada, ya que esto puede favorecer la descompensación de los niveles de azúcar y de insulina en sangre.

Además, también se les aconseja incluir en cada comida una fuente de proteína baja en grasa, lo que ayuda a controlar el apetito. Algunas opciones son el huevo cocido, el pescado o el pollo.

Por último, de ser necesario a las mujeres con este síndrome se les puede recetar suplementos de magnesio, picolinato de cromo, ácidos grasos Omega-3 y linaza para complementar la dieta.

Capítulo 21. Dieta sin gluten para personas celíacas

Una dieta sin gluten es un plan alimentario que excluye esta proteína y que está especialmente pensada para personas con celiaquía. El gluten es una sustancia presente en el trigo, la cebada y el centeno, que también puede encontrarse en vitaminas, suplementos, productos para el cabello y la piel, dentífricos y lápices labiales.

Cuando un celíaco lo consume, provoca que el sistema inmunitario dañe e inflame al intestino delgado, generando diarrea, dolor abdominal, anemia y estreñimiento, entre otros síntomas.

Para conocer más sobre esta dieta, consultamos al doctor Mario Vega Carbó, especialista en endocrinología, a cargo del Consultorio Vega & Vado.

Doctor Mario,
1. ¿Qué alimentos suelen incluirse en una dieta sin gluten?

A la hora de planificar esta dieta es importante prestar especial atención tanto a los ingredientes de los alimentos como a su contenido nutricional.

Entre aquellos que se pueden consumir sin inconvenientes se encuentran las frutas y los vegetales, los frijoles, las semillas y los frutos secos en su forma natural, sin procesar; los huevos; la carne fresca de ternera o de cerdo, las aves de corral, el pescado y los mariscos; y la mayoría de los productos lácteos con bajo contenido de grasa.

Por otro lado, entre los cereales, almidones y harinas permitidas están el amaranto, el arrurruz, el alforfón, el maíz, el lino, el mijo, la quinua, el arroz, el sorgo, la soja, la tapioca de mandioca.

En tanto, entre los endulzantes se incluyen las jaleas; las mermeladas; la miel; la mantequilla de cacahuete; el almidón de maíz; el azúcar moreno, blanco o glasé; y como condimentos las especias y hierbas; la sal; la pimienta; las aceitunas; la mostaza y los vinagres destilados.

2. ¿Qué alimentos no están permitidos?

En esta dieta se deben evitar todos los alimentos y bebidas que contengan trigo, cebada, centeno y, en algunos casos, avena.

Todos los derivados del trigo como la harina de Grahan o con levadura, la escaña, el farro, el kamut, la escanda y la sémola también deben ser excluidos.

Además, salvo que se indiquen que están libres de gluten, tampoco se recomiendan la cerveza; el pan; los embutidos; los patés; los quesos fundidos, rallados o de untar; los pasteles y las tartas; los caramelos; los cereales; las hostias de comunión; las galletas dulces; las patatas fritas; la malta; las pastas; los hotdogs y las conservas de carne y de pescado; las salsas; el chocolate y el cacao; los helados; los aderezos para ensaladas; las mezclas de arroz sazonado; las sopas o caldos y las aves adobadas con aceites o grasas.

3. ¿Cómo se puede saber si un alimento o bebida tiene gluten?

Cuando se compran alimentos procesados se debe leer las etiquetas de los productos con atención, ya que allí está indicado si los mismos contienen trigo, cebada, centeno o triticale, algún ingrediente derivado o si fueron procesados con ellos.

4. ¿Qué efectos tiene esta dieta en los celíacos y por cuánto tiempo debe seguirse?

La celiaquía no tiene cura por lo que la dieta sin gluten debe seguirse de forma estricta durante toda la vida.

Los cuidados alimenticios suelen funcionar en la mayoría de los pacientes, quienes consiguen una mejoría de los síntomas a partir de las dos semanas, la normalización serológica entre los 6 y 12 meses y la recuperación de las vellosidades intestinales en torno a los 2 años.

5. ¿Qué beneficios tiene esta dieta para las personas no celíacas?

Si bien algunas personas afirman que esta dieta puede mejorar la salud general, ayudar a adelgazar y aumentar la energía y el desempeño atlético, de momento no hay suficiente evidencia médica ni científica para confirmarlo.

Por otro lado, esta dieta sí es útil para aquellas personas que tengan una sensibilidad al gluten no relacionada con la celiaquía o alergia al trigo.

6. ¿Qué riegos puede traer este tipo de alimentación?

Muchos de los alimentos que contienen gluten proporcionan vitaminas importantes y otros nutrientes, como hierro, calcio y fibra que deben ser reemplazos por otros.

Por el contrario, muchos de los que no tienen esta proteína tienen mayor contenido de grasa y azúcar, por lo que se deben escoger alternativas saludables.

7. ¿Qué otras precauciones deben seguir los celíacos con los alimentos?

Si tienen dudas sobre si un alimento tiene o no gluten, lo aconsejable es no comerlo.

En cuanto a los productos manufacturados, elaborados o envasados, deberán controlarse con precaución las etiquetas, mientras que los producidos artesanalmente o aquellos en los que no se puedan comprobar sus ingredientes se recomienda descartarlos.

Capítulo 22. Dieta sin lactosa

La dieta sin lactosa es un plan alimentario que excluye este azúcar presente en la leche de los mamíferos y otros productos lácteos.

La misma está pensada especialmente para aquellas personas que tienen intolerancia a esta sustancia, lo que generalmente ocurre cuando el intestino delgado no produce suficiente cantidad de la enzima lactasa.

Esto genera dificultad para digerir el azúcar de la leche, produciendo gases, hinchazón, cólicos y diarrea.

Llevar una dieta sin lactosa no es difícil, aunque en muchas ocasiones los lácteos están muy presentes en nuestra alimentación, por lo que es necesario tomar cuidados especiales.

Para conocer más sobre este tema, consultamos al doctor Mario Vega Carbó, especialista en endocrinología, con más de 20 años de experiencia.

Doctor Mario,
1. ¿Cuáles son los principales alimentos que tienen lactosa?

Entre los alimentos que tienen esta sustancia podemos mencionar a la leche de mamífero, evaporada, condensada y la crema de leche; la mantequilla; la nata; el queso; los yogures; los helados; el flan; el arroz con leche; el mousse; y el chocolate con leche.

Además, otros productos que podrían contener lactosa son la margarina, las cremas, las sopas, los purés, el pan, los embutidos, los platos precocinados, las frituras de carne, los aderezos de ensaladas, los pasteles y tartas, los cereales enriquecidos, las galletas, los sucedáneos del chocolate, las bebidas alcohólicas, la pasta de dientes, los suplementos vitamínicos y algunos medicamentos.

2. ¿Qué alimentos están permitidos en esta dieta?

Entre los alimentos libres de lactosa están las frutas naturales, los frutos secos, los pescados y mariscos, los cereales, los huevos, la miel, la mermelada, las patatas, el arroz, las pastas, las verduras, las legumbres, las carnes blancas y rojas, y las bebidas de soja, coco y avena.

3. ¿Cómo se puede saber si un alimento contiene lactosa?

Cuando se compran alimentos se debe leer las etiquetas de los productos con atención, ya que allí está indicado si los mismos contienen lactosa o no. Es muchos casos esta sustancia se añade a alimentos como panes, salsas y aperitivos por lo que es importante revisar cada ítem en particular.

4. ¿En esta dieta se pueden incluir la leche y los productos adaptados sin lactosa?

Sí, las leches y productos adaptados sin lactosa, como quesos, natas, mantequillas, yogures y flanes, se pueden consumir sin problemas.

A estos alimentos se les agrega lactasa de forma artificial, lo que genera que ya no contenga más lactosa, sino glucosa y galactosa, que son azúcares que el organismo puede digerir sin problemas.

Estos productos mantienen todos los nutrientes del alimento original, por lo que son muy recomendables para las personas con intolerancia a esta sustancia.

5. ¿Cómo las personas con intolerancia a la lactosa pueden consumir productos lácteos sin tener luego molestias digestivas?

Por un lado están los productos adaptados sin lactosa que te comentaba anteriormente.

Otra opción es buscar los lácteos más tolerados y consumirlos en dosis muy pequeñas a lo largo del día. La mayoría de las personas con niveles bajos de lactasa pueden tomar hasta media taza de leche sin tener síntomas.

Entre los lácteos que son más fáciles de digerir se encuentran la mantequilla de leche, los quesos duros como el suizo o el cheddar, los productos fermentados como el yogurt, la leche de cabra y las fórmulas de soja o de arroz para niños pequeños.

También es posible tomar un medicamento con la enzima lactasa, que ayuda a digerir mayor cantidad de lactosa sin sufrir molestias.

6. ¿Cuáles son las precauciones que se deben tomar en esta dieta?

Si se decide eliminar los productos lácteos por completo, es importante buscar alimentos alternativos que sean ricos en los mismos nutrientes calcio, vitamina D, riboflavina y otras proteínas para evitar deficiencias.

El calcio, por ejemplo, se puede obtener de sardinas y salmón enlatado; camarones; verduras de color verde oscuro, como el nabo, la col y el brócoli; naranjas; higos; tofu, almendras; nueces brasileñas; semillas de girasol; y frijoles blancos.

De ser necesario, se pueden tomar suplementos de calcio con vitamina D.

7. ¿Qué ocurre si una persona intolerante a la lactosa la consume?

Cuando esto ocurre, la persona puede presentar una serie de síntomas desagradables como hinchazón, diarrea, náuseas y gases, que irán bajando su intensidad a medida que el cuerpo va eliminando la lactosa no digerida.

Parte II. NUTRICIÓN

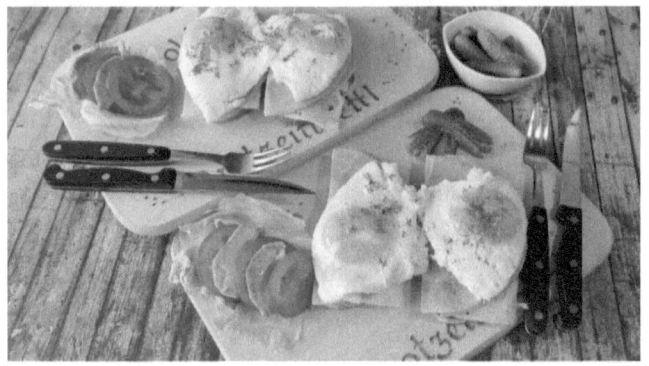

Capítulo 23. Disruptores endócrinos

Contaminantes "invisibles" que afectan a nuestra salud

Convivimos con ellos a diario. Los disruptores endócrinos están presentes en el aire, en la tierra, en el agua, en las bebidas, en los alimentos, en elementos de limpieza y de higiene personal, en insecticidas y en otra gran cantidad de productos. Lo peor es que, sin que lo sepamos, afectan seriamente a nuestro cuerpo y a nuestra salud, y también a la de nuestros hijos.

Estamos hablando de los disruptores endócrinos, una serie de sustancias químicas o biológicas, generalmente producidas por el hombre, que alteran las glándulas encargadas de la secreción natural de las hormonas que regulan nuestro organismo.

Entre otras consecuencias, esto puede producir cambios neurológicos y de comportamiento, interferir en el funcionamiento de la tiroides, afectar la salud reproductiva, debilitar el sistema inmunológico y alterar el desarrollo sexual. Además, puede aumentar los riesgos de diabetes, obesidad y ciertos tipos de cáncer.

Para conocer más sobre este tema, entrevistamos al médico cubano Mario Vega Carbó, especialista en endocrinología clínica.

Doctor Mario,
1. ¿Qué es el sistema endócrino y cuál es su función?

El sistema endocrino es el conjunto de órganos y tejidos encargados de segregar las hormonas, las cuales son liberadas al torrente sanguíneo para regular algunas de las funciones de nuestro organismo, como la velocidad de crecimiento, el metabolismo, el desarrollo de los órganos sexuales y aspectos de nuestro comportamiento. Se trata de uno de los tres sistemas más importantes de integración y regulación de nuestro cuerpo, junto con el nervioso y el inmunológico.

2. ¿Qué son los disruptores endocrinos y cómo nos afectan?

Los disruptores endocrinos son sustancias capaces de alterar el equilibrio hormonal y la regulación del sistema endocrino, pudiendo provocar efectos nocivos sobre la salud.

Los mismos pueden interferir, ya sea al aumentar, bloquear o disminuir las señales químicas de las hormonas, enviando mensajes confusos al organismo y generando consecuencias de todo tipo.

Por ejemplo, puede causar trastornos relacionados con la salud reproductiva de la mujer, como cáncer de mama, infertilidad, pubertad precoz; trastornos de la función reproductora masculina, como cáncer de próstata, disminución de la calidad del semen, malformaciones congénitas; trastornos metabólicos como diabetes u obesidad; enfermedades neurológicas como cambios de conducta, déficit de atención e hiperactividad, autismo y Parkinson; cáncer de tiroides y trastornos cardiovasculares.

3. Además de todos estos efectos, ¿qué sería lo más grave de esta situación?

Lo más grave de todo es que las secuelas de los disruptores endocrinos sobre el cuerpo suelen ser acumulativas e irreversibles. Además, sus impactos pueden ser imperceptibles durante una generación y transmitirse a la siguiente sin que se haya manifestado patológicamente. De esta manera, alguien que nunca ha estado expuesto a estas sustancias puede así mismo sufrir sus consecuencias.

Por otro lado, los disruptores endócrinos también son perjudiciales para el medio ambiente y la fauna silvestre.

4. ¿En dónde están presentes estas sustancias?

Los disruptores endócrinos están presentes en todas partes y convivimos con ellos a diario en nuestras casas, en el trabajo, en la escuela y en la calle. Puedes encontrarlos en alimentos, pesticidas, productos de higiene personal y de limpieza, materiales de construcción y de decoración, ambientadores, pinturas, cosméticos, insecticidas, juguetes, ropas, electrodomésticos y aparatos electrónicos.

El catálogo de sustancias químicas que alteran al sistema endócrino es muy amplio y crece día a día.

5. ¿Qué podemos hacer para evitar la exposición a los disruptores endócrinos?

En principio hay que tratar de evitar los productos realizados con policarbonato o cloruro de polivinilo, y reducir el consumo de alimentos enlatados, comidas procesadas y envasadas con film de PVC. Además, es preferible consumir frutas y verduras frescas que congeladas.

También se aconseja utilizar botellas y envases de vidrio, para eludir materiales plásticos que puedan liberar BPA o ftalatos, y evitar calentar plásticos con comida.

Por otro lado, hay que prescindir del uso de anabolizantes, antiadherentes en la cocina e insecticidas en el hogar y controlar la composición de los cosméticos y los detergentes.

En niños y bebés, usar chupetes libres de bisfenol A y evitar juguetes de plástico que contengan plastificantes.

En todos los casos, tratar de consumir siempre productos ecológicos.

6. ¿Qué otras medidas preventivas podemos tomar a nivel sociedad?

Además de las medidas de control y eliminación de estas sustancias por parte de los gobiernos, es fundamental que se siga investigando sobre sus efectos en la salud y en el medio ambiente para poder tomar acciones preventivas.

Capítulo 24. La Delgadez extrema y sus peligros

De acuerdo con los patrones estéticos convencionales de nuestra época, la delgadez suele ser considerada atractiva y un canon de belleza. Sin embargo, así como la obesidad es muy peligrosa para la salud, la delgadez extrema también lo es.

La delgadez es una condición que se da cuando el peso corporal de una persona es inferior al que le correspondería según su edad, sexo y talla.

Algunas de las causas que pueden provocarla son la mala nutrición, el consumo de drogas como el alcohol, el tabaquismo, los problemas mentales y alimenticios, factores hereditarios y otras enfermedades subyacentes.

Para conocer más sobre este tema, entrevistamos al médico cubano Mario Vega Carbó, especialista en endocrinología.

Doctor Mario,
1. ¿Qué se considera delgadez extrema?

Generalmente se considera que alguien padece este trastorno cuando su Índice de Masa Corporal (IMC) está por debajo de 18. El IMC se calcula dividiendo los kilos de peso de una persona por los metros de estatura elevados al cuadrado (kg/m2).

2. ¿Cuáles son las principales causas de la delgadez?

En algunos casos puede ser causada por cuestiones físicas y genéticas, como un tejido adiposo más escaso de lo habitual, lo que hace que el cuerpo no tenga la capacidad de acumular grandes cantidades de grasa, o un metabolismo acelerado.

También puede ser consecuencia de otra enfermedad, como por ejemplo la diabetes, algunos tipos de cáncer o el VIH; una adicción al alcohol, las drogas o el tabaquismo; el consumo de ciertos medicamentos; una infección crónica o el uso excesivo de laxantes.

Otros motivos posibles son las dietas demasiado escasas, los trastornos alimenticios como la anorexia y la bulimia, las situaciones de estrés y ansiedad y los problemas mentales o psiquiátricos.

3. ¿Qué daños puede provocar este trastorno?

Los bajos niveles de potasio pueden generar calambres y dolores musculares y, en casos graves, inflamación cerebral. La insuficiencia de proteínas y la escasez de nutrientes también pueden dañar al sistema inmunológico y hacer que las personas sean más propensas a las infecciones y a las enfermedades.

Además, la delgadez extrema puede generar problemas de fertilidad, menstruaciones irregulares, disfunción eréctil, embarazos riesgosos, osteoporosis, arritmias y anemias, entre otros trastornos.

4. ¿Cuáles son sus principales síntomas?

Algunos signos son el pelo quebradizo y sin brillo, la palidez en la piel y en las mucosas, la descamación de la piel, los problemas oculares, las manchas blancas en los dientes, la aparición de heridas e hinchazón en los labios y las uñas cóncavas.

También el cansancio, la debilidad, el agotamiento, la presión arterial baja, las palpitaciones y los niveles de azúcar bajos en sangre.

5. ¿En qué consiste el tratamiento de la delgadez extrema?

Si la misma es provocada por otra enfermedad, se deberá tratar la misma. Si el paciente está sano y no presenta patologías asociadas, se puede recetar una dieta nutritiva rica en calorías y buscar disminuir el gasto energético.

En estos casos se recomienda el consumo de pastas, frutos secos, miel, arroz integral, aceites, carnes, pescados, huevos, lácteos, frutas y verduras, en las proporciones sugeridas por un nutricionista.

El ejercicio físico es beneficioso para la salud y ayuda a abrir el apetito y desarrollar la masa muscular. Sin embargo, las personas con delgadez extrema deben seguir rutinas de entrenamiento moderadas.

En casos en que sea necesario, se pueden administrar medicamentos para estimular el apetito.

Por último, si el motivo es un trastorno alimenticio o un problema psicológico, los mismos deberán ser tratados por un terapeuta especialista.

Capítulo 25. La Celiaquía o Enfermedad Celíaca

La Celiaquía es una enfermedad del sistema inmunológico en la que las personas no pueden consumir gluten porque este lesiona e inflama su intestino delgado.

El gluten es una proteína presente en el trigo, la cebada y el centeno, que también puede encontrarse en vitaminas, suplementos, productos para el cabello y la piel, dentífricos y lápices labiales.

Esta dolencia afecta a cada paciente de manera diferente. Sus síntomas pueden manifestarse en el sistema digestivo o en otras partes del cuerpo.

Algunas personas pueden tener diarrea y dolor abdominal, otras sentirse irritadas o deprimidas y otras no mostrar ningún signo.

Para conocer más sobre esta afección, consultamos al doctor Mario Vega Carbó, especialista en endocrinología clínica.

Doctor Mario,
1. ¿Cuáles son las causas de la Celiaquía?

La Enfermedad Celíaca es una afección hereditaria bastante común. Los pacientes por lo general presentan anticuerpos anti-endomisio con atrofia de las vellosidades intestinales. Se estima que las prácticas de alimentación de lactantes, las infecciones, agentes ambientales y las bacterias en los intestinos pueden contribuir a su aparición.

En algunos casos la dolencia se activa después de una cirugía, un embarazo, un parto, una infección viral o estrés emocional intenso.

2. ¿Cómo se diagnostica esta enfermedad?

Su diagnóstico suele ser complicado, porque sus mismos síntomas también están presentes en muchas otras enfermedades.

Para detectarla es necesario analizar el historial familiar del paciente, realizar análisis de sangre, estudios serológicos y, en algunos casos, examinar una pequeña muestra de tejido del intestino delgado.

3. ¿Quiénes son más propensos a sufrirla?

La Celiaquía puede afectar a cualquiera. Sin embargo, suele darse con más frecuencia en personas con un familiar que ya padece la dolencia. También tienen más propensión los que sufren de diabetes tipo 1, síndrome de Down o de Turner, enfermedad tiroidea autoinmunitaria, artritis reumatoide, cirrosis biliar primaria, colitis microscópica, psoriasis, vitíligo, epilepsia o insuficiencia suprarrenal.

Esa afección puede manifestarse en cualquier momento de la vida, siendo diagnosticada en la misma medida tanto en adultos como en niños.

4. ¿Cuáles son sus principales signos?

Si un celíaco come gluten, esto desencadena una respuesta inmunitaria en el intestino delgado. Con el tiempo esto daña el revestimiento del órgano e impide la absorción de algunos nutrientes. Con frecuencia la enfermedad provoca diarreas severas, deposiciones abundantes, fatiga, pérdida de peso, hinchazón, gases, dolor abdominal, náuseas, vómitos y estreñimiento, aunque los síntomas varían de persona a persona.

En niños, la absorción insuficiente de nutrientes puede afectar el crecimiento y el desarrollo, causando baja estatura y pubertad tardía.

5. ¿Qué otros síntomas pueden presentarse?

Además de los síntomas intestinales, la Celiaquía puede causar un deterioro del esmalte dental, úlceras bucales, dolor de cabeza y articular, inconvenientes en el bazo, menstruaciones irregulares, caída de cabello y lesiones en el sistema nervioso.

102

Otro signo muy común es la dermatitis herpetiforme, una enfermedad de la piel que produce picazón y ampollas. Esta erupción puede aparecer en los codos, las rodillas, el torso, el cuero cabelludo y las nalgas.

Por otro lado, la Celiaquía también puede provocar irritabilidad, depresión y problemas de atención y concentración.

6. ¿Cuál es el tratamiento de esta dolencia?

La Celiaquía no tiene cura. El tratamiento consiste en seguir una dieta libre de gluten estricta y de por vida. Esto implica evitar trigo, cebada, centeno, bulgur, harina y las harinas integrales, malta, sémola y triticale. Los cuidados alimenticios suelen funcionar en la mayoría de los pacientes, quienes consiguen una mejoría de los síntomas a partir de las dos semanas, la normalización serológica entre los 6 y 12 meses y la recuperación de las vellosidades intestinales en torno a los 2 años.

Aquellos que no responden a la terapia pueden padecer otras afecciones, como bacterias en el intestino, problemas en el páncreas o síndrome del colon irritable.

Si el intestino está muy dañado, existe un tratamiento con esteroides que reduce su inflamación y medicamentos que suprimen el sistema inmunitario.

Por otro lado, si la Celiaquía provocó una deficiencia nutricional importante, será necesaria la ingesta de vitaminas y suplementos minerales.

7. ¿Qué otros daños puede causar esta enfermedad?

Al impedir la absorción de algunos nutrientes, la Celiaquía puede provocar desnutrición y, por ende, anemia y una disminución del peso corporal.

También pérdida de calcio, vitamina D y densidad ósea, generando raquitismo, osteoporosis, infertilidad y más posibilidad de sufrir abortos.

Por otro lado, el daño intestinal puede provocar intolerancia a la lactosa, mayor riesgo de padecer algunos tipos de cáncer, alteraciones hepáticas y problemas neurológicos, como convulsiones.

8. ¿Qué otras recomendaciones hay que tener en cuenta?

Además de llevar una dieta adecuada, los pacientes también deben estar atentos al gluten oculto en ciertos medicamentos y productos no alimentarios, como suplementos vitamínicos, lápices labiales, enjugues bucales y pastas de dientes.

Capítulo 26. Anorexia nerviosa

La anorexia nerviosa es un trastorno alimentario y emocional que causa que las personas pierdan más peso de lo que se considera saludable.

Por lo general, aquellos que la sufren tienen una percepción distorsionada de sus figuras, se obsesionan y rechazan los alimentos de manera sistemática.

La afección suele ir acompañada de vómitos provocados, inanición, ejercicio excesivo, adelgazamiento extremo y, en el caso de las mujeres, desaparición de la menstruación.

Estos pacientes también acostumbran usar de modo indebido laxantes, diuréticos y suplementos dietéticos para intentar bajar de peso.

Para conocer más sobre este tema, entrevistamos a Mario Vega Carbó, especialista en endocrinología, nutrición y medicina familiar, quién se desempeña como endocrinólogo en el Consultorio Vega & Vado.

Doctor Mario,
1. ¿Cuáles son las causas de la anorexia nerviosa?

No hay una causa exacta que explique esta dolencia, pero se estima que es consecuencia de una combinación de factores biológicos, hormonales, psicológicos, sociales y emocionales. Si bien es más frecuente en las mujeres durante la adolescencia, la anorexia también puede afectar a los hombres y a personas de cualquier edad.

2. ¿Cuáles son sus principales síntomas?

Estas personas suelen presentar un peso inferior a lo que se considera normal para su edad y estatura. Sus síntomas físicos pueden incluir piel amarilla o seca, fatiga, insomnio, mareos y desmayos, boca seca, sensibilidad extrema al frío, cabello fino o quebradizo, estreñimiento y dolor abdominal.

Además, puede haber presión arterial baja, deshidratación, ritmo cardíaco irregular, hinchazón de los brazos o piernas, osteoporosis, pérdida de grasa corporal, atrofia muscular y erosión dental.

Por otro lado, estos pacientes suelen presentar pensamientos confusos o lentos, depresión, irritabilidad y problemas emocionales y conductuales asociados con una percepción irreal del peso corporal y un miedo intenso a engordar.

También pueden pasar mucho tiempo sin alimentarse y, cuando lo hacen, se provocan el vómito para expulsarlo. Por ello acostumbran a ir al baño inmediatamente después de las comidas, mientras que otras se niegan a comer delante de otras personas.

Otros signos son seguir dietas muy estrictas, saltar comidas y hacer ejercicio en forma excesiva.

3. ¿Cómo se diagnostica esta enfermedad?

Frente a sus síntomas, por lo general se realizan pruebas para determinar la causa de la pérdida de peso, descartar otras dolencias y evaluar los daños que la enfermedad ha provocado.

Esto suele incluir una exploración física, exámenes de densidad ósea, análisis de sangre y de orina, electrocardiografías, pruebas de la función renal, hepática y de la tiroides, y una evaluación psicológica, entre otros estudios.

4. ¿En qué consiste su tratamiento?

La terapia debe ser seguida por un equipo multidisciplinario que incluya médicos, nutricionistas y profesionales en salud mental.

El principal desafío es lograr que el paciente entienda que tiene un problema serio que necesita de atención. La mayoría de las personas con anorexia suelen negar que padecen un trastorno alimenticio y por eso no buscan ayuda hasta que el daño es grave.

En primer lugar se buscará que el paciente recupere peso y siga hábitos alimentarios sanos, con rutinas y horarios marcados para comer.

Por otro lado, para tratar la depresión o la ansiedad, se pueden recetar ciertos medicamentos. En casos de desnutrición severa, problemas psiquiátricos o situaciones en que haya peligro para la vida, puede ser necesaria una internación y la alimentación intravenosa o por sonda.

Además, los grupos de apoyo y la terapia individual y familiar también pueden ser una parte importante del tratamiento.

5. ¿Qué complicaciones puede traer la anorexia nerviosa?

Esta dolencia puede provocar disminución de la masa ósea; un aumento del riesgo de infecciones; anemia; problemas cardíacos, gastrointestinales, renales, de la glándula tiroides y convulsiones.

Además, la desnutrición y la deshidratación pueden causar daños graves e irreversibles en distintos órganos.

Por otro lado, la anorexia incluso puede ser mortal, como consecuencia de las arritmias o de un desequilibrio de los electrolitos.

En cuanto a los trastornos psicológicos y emocionales, puede haber comportamientos obsesivos y compulsivos, depresión, ansiedad, cambios de personalidad, pensamientos suicidas y autolesiones.

Capítulo 27. Bulimia

La bulimia es un trastorno alimentario de origen neurótico que se caracteriza por períodos en que se come compulsivamente, seguidos de otros de culpabilidad y malestar en los que se provoca el vómito o se consumen laxantes o diuréticos para evitar el aumento de peso. Se observa generalmente en mujeres jóvenes, aunque también puede presentarse en hombres y en personas de cualquier edad.

La limitación de los alimentos autoimpuesta lleva al bulímico a un fuerte estado de ansiedad y a la necesidad patológica de ingerir grandes cantidades de comida. Muchos pacientes que sufren esta enfermedad también padecen de anorexia. La bulimia es una afección grave y potencialmente mortal.

Para conocer más sobre este tema, entrevistamos a Mario Vega Carbó, especialista en endocrinología, nutrición, quién se desempeña como endocrinólogo en el Centro Médico Santa Fe y en el Consultorio Vega & Vado.

Doctor Mario,
1. ¿Cuáles son las causas de la bulimia?

Las causas que intervienen en la aparición de la bulimia son numerosas y, en ocasiones, difíciles de determinar. En su origen participan factores biológicos, hormonales, psicológicos, emocionales y sociales que desvirtúan la visión que el paciente tiene de sí mismo. Por lo general esta afección se manifiesta tras haber realizado numerosas dietas dañinas sin control médico. Además, se estima que la mitad de los casos de anorexia desembocan en bulimia.

2. ¿Cuáles son sus principales síntomas?

Los bulímicos suelen verse a sí mismos con sobrepeso, pero con frecuencia tienen un peso normal, por lo que es posible que las personas de su entorno no detecten nada raro. Algunos comportamientos comunes son pasar mucho tiempo haciendo ejercicio, ir al baño inmediatamente luego de comer, perder el control durante el atracón y luego forzar el vómito o usar laxantes o diuréticos, ayunar o saltarse comidas, o negarse a comer delante de otras personas. Los ciclos de ingesta compulsiva y purga posterior se manifiestan un mínimo de dos veces por semana.

Por otro lado, estos pacientes pueden presentar debilidad; dolor de cabeza; llagas, cicatrices o callos en los nudillos o las manos; erosión dental; mareos; irregularidades menstruales e inflamación del rostro, brazos y pies.

3. ¿En qué consiste el tratamiento de la bulimia?

Los objetivos de la terapia son corregir los trastornos alimentarios y psicológicos de la dolencia. Para ello, se trabaja en conjunto con un equipo multidisciplinario que incluye médicos, nutricionistas y profesionales en salud mental.

En primer lugar se busca evitar los vómitos, normalizar el funcionamiento metabólico y que el paciente siga una dieta equilibrada y hábitos alimentarios sanos.

Además, el tratamiento suele incluir la combinación de psicoterapia con antidepresivos, la colaboración de la familia y la participación en grupos de apoyo.

4. ¿Qué complicaciones puede traer esta dolencia?

La bulimia es una enfermedad crónica y muchos pacientes continúan presentando algunos síntomas aún con terapia. Por otro lado, el vómito repetitivo puede provocar daños permanentes en el esófago, inflamación de la garganta y caries dentales severas.

Otras complicaciones son la deshidratación, el estreñimiento, las hemorroides, los problemas cardíacos y los daños en el páncreas.

En cuanto a los trastornos psicológicos y emocionales, puede haber comportamientos obsesivos y compulsivos, autoestima negativa, depresión, ansiedad, cambios de personalidad y problemas en las relaciones.

5. ¿Cuál es la diferencia entre bulimia y anorexia?

Estas enfermedades se diferencian en que en la anorexia no suele haber atracones ni sobrealimentación, sino una restricción estricta de los alimentos, por lo que con el tiempo desaparecen las purgas a través de vómitos.

En cambio, el bulímico padece un sentimiento de descontrol ante la comida que luego le da culpa.

Por otro lado, al reducir progresivamente la alimentación, en el anoréxico la pérdida de peso es evidente, mientras que en el bulímico los cambios no suelen ser tan marcados.

En cuanto a la personalidad, el anoréxico por lo general es obsesivo, perfeccionista y rígido, y no suele comer nada fuera de lo auto establecido. Por su parte, el bulímico es impulsivo y no tiene autocontrol, y suele ingerir alimentos de manera improvisada.

Capítulo 28. La Hipercolesterolemia o el colesterol alto

La Hipercolesterolemia es un trastorno en el que se presentan niveles excesivamente elevados de colesterol en la sangre. El colesterol es una grasa natural del cuerpo que sirve para formar células nuevas y ciertas hormonas. El mismo no se disuelve en la sangre, sino que se acumula y circula por las venas y las arterias con la ayuda de las proteínas que transportan los lípidos.

Cuando está elevado, es posible que se formen depósitos grasos en los vasos sanguíneos. Esto aumenta las probabilidades de arterias obstruidas, infartos, derrames cerebrales y otras complicaciones del sistema circulatorio. La Hipercolesterolemia puede producirse por desórdenes genéticos, aunque generalmente es causada por otros factores, como el estilo de vida poco saludable y ciertas enfermedades.

Para conocer más sobre este tema, entrevistamos a Mario Vega Carbó, especialista en endocrinología, quién en la actualidad se desempeña como endocrinólogo en el Consultorio Vega & Vado de Managua, Nicaragua.

Doctor Mario,
1. ¿Qué son el colesterol "bueno" y "malo"?

El colesterol circula en la sangre adherido a las proteínas y la combinación de ambos se llama lipoproteína. El colesterol LDL o "malo" es una lipoproteína de baja densidad que transporta sus partículas por todo el cuerpo. El mismo se acumula en las paredes de las arterias, pudiendo provocar su endurecimiento y estrechamiento. Por su parte, el colesterol HDL o "bueno" es el encargado de recoger su exceso y llevarlo de vuelta al hígado.

2. ¿Qué causa la Hipercolesterolemia?

Esta afección suele estar relacionada con el sobrepeso, una dieta poco saludable y la falta de ejercicio físico. Además, la Diabetes, la enfermedad renal, el Síndrome de Ovario Poliquístico, la glándula tiroides hipoactiva, el embarazo, ciertos trastornos hereditarios y algunos medicamentos también pueden provocarla.

3. ¿Quiénes tiene más riesgos de padecerla?

Las personas obesas, las que no realizan ejercicio, las fumadoras y las mayores de 50 años tienen más riesgos de padecerla. También los que comen muchas grasas saturadas y grasas trans, carnes rojas y productos lácteos enteros y los que padecen las enfermedades antes mencionadas.

4. ¿Cómo se detecta esta enfermedad?

La Hipercolesterolemia se detecta mediante un análisis de sangre que mide los niveles de colesterol, triglicéridos y otras grasas. Su diagnóstico también puede requerir de un examen de glucemia para detectar diabetes y pruebas de la función renal y la tiroides.

Se consideran valores normales de colesterol LDL o "malo" entre 70 a 130 mg/dL, de colesterol HDL o "bueno" si es mayor de 50 mg/dL y de colesterol total si es menor de 200 mg/dL.

Como esta afección no presenta síntomas es importante realizar controles periódicos, al menos una vez cada 4 años si se obtienen resultados normales. En caso de que los niveles estén elevados, se deberán seguir las instrucciones del médico.

5. ¿En qué consiste el tratamiento de la Hipercolesterolemia?

El primer paso consiste en inculcar en el paciente hábitos de vida saludable. Esto incluye hacer ejercicio físico regularmente y mantener un peso corporal adecuado. También seguir una dieta baja en sal y que limite las grasas de origen animal, y que sea rica en frutas, vegetales y cereales integrales, además de no fumar ni beber alcohol.

Por otro lado, existen varios tipos de medicamentos que ayudan a bajar los niveles de colesterol, como las estatinas, las resinas fijadoras de ácidos biliares y los inhibidores de la absorción del colesterol.

La tolerancia a estos fármacos varía de persona a persona y pueden presentar efectos secundarios, como dolores musculares y de estómago, pérdida de memoria reversible, confusión, estreñimiento, náuseas, diarrea y aumento del nivel de azúcar en sangre.

6. ¿Qué otros trastornos puede producir la Hipercolesterolemia?

Esta dolencia puede hacer que se endurezcan las arterias por la acumulación de grasa y otras sustancias en sus paredes. Con el tiempo esto puede bloquearlas y causar un ataque cardíaca o un accidente cerebrovascular.

Capítulo 29. La Hipertrigliceridemia o triglicéridos altos

Se conoce como Hipertrigliceridemia al nivel elevado de triglicéridos en la sangre. Estos son el tipo más común de grasa en el cuerpo y provienen de los alimentos. Su función consiste en almacenar energía para los momentos en que no se está comiendo.

La ingesta regular de más calorías de las que se queman puede provocar una Hipertrigliceridemia. El exceso de triglicéridos en la sangre aumenta los riesgos de padecer enfermedades cardíacas, diabetes, sobrepeso o problemas en hígados o riñones.

Para conocer más sobre este tema, entrevistamos a Mario Vega Carbó, especialista en endocrinología con más de 20 años de experiencia.

Doctor Mario,
1. ¿Cuál es la diferencia entre los triglicéridos y el colesterol?

El colesterol es una grasa natural del cuerpo que sirve para formar células nuevas y ciertas hormonas. En cambio, la de los triglicéridos se ingiere con las comidas y se usa para obtener energía.

Los dos se parecen en que no se pueden disolver en la sangre, sino que se acumulan y circulan por las venas y las arterias con la ayuda de las proteínas que transportan los lípidos.

2. ¿Cómo se miden los triglicéridos?

Los triglicéridos se miden con un simple análisis de sangre, con 12 horas de ayuno. Lo ideal es que estén por debajo de los 150 miligramos por decilitro (mg/dl).

Entre los 150 y 199 mg/dl, están al límite de desarrollar problemas. Por arriba de 200 mg/dl ya se consideran altos y, cuando se acercan o superan los 500 mg/dl, muy altos.

114

Los riesgos de sufrir enfermedades cardiovasculares aumentan a medida que sube el nivel.

3. ¿Qué causa el exceso de triglicéridos?

Los niveles altos pueden ser consecuencia de la obesidad, el colesterol elevado, el tabaquismo, el consumo excesivo de alcohol, el síndrome metabólico y otras enfermedades como diabetes mellitus, hipotiroidismo y problemas en el hígado o los riñones.

También pueden deberse a la ingesta de ciertos medicamentos, como pastillas anticonceptivas, beta-bloqueadores, diuréticos, esteroides y ciertos fármacos para tratar el cáncer de mama y el Virus de la Inmunodeficiencia Humana.

Por otro lado, en algunos casos pueden ser consecuencia de defectos genéticos combinados con factores ambientales.

4. ¿Cómo se trata la Hipertrigliceridemia?

Optar por un estilo de vida saludable generalmente ayuda a normalizar los niveles de triglicéridos en la sangre. Esto incluye consumir alimentos con bajo contenido de grasa y calorías, evitar el azúcar, los carbohidratos refinados y el consumo de alcohol.

Es importante reemplazar las grasas saturadas que se encuentran en las carnes por opciones más saludables, como los aceites de oliva y los pescados como la caballa o el salmón. También hacer ejercicio regularmente, beber mucha agua, eliminar el sobrepeso y dejar de fumar.

Si los cambios en el estilo de vida no son suficientes, el médico puede recetar algún medicamento como estatinas, fibratos, ácidos grasos omega-3 y niacina para ayudar a normalizar el nivel en la sangre. En caso de existir otra enfermedad que provoca la hipertrigliceridemia, la misma debe ser tratada.

5. ¿Qué otras complicaciones puede traer este trastorno?

La hipertrigliceridemia puede contribuir al endurecimiento de las arterias o al engrosamiento de las paredes arteriales, lo que incrementa las posibilidades de padecer accidentes cerebrovasculares, ataques cardíacos y cardiopatías.

Además, cuando los niveles están muy altos, esto puede causar una inflamación aguda del páncreas.

Capítulo 30. La Dislipidemias

La dislipidemia es un trastorno en el que se presentan niveles excesivamente elevados de concentración de grasas en la sangre. Esta afección, que incluye al colesterol y a los triglicéridos, generalmente no presenta síntomas. Su aparición aumenta las probabilidades de arterias obstruidas, infartos, derrames cerebrales y otras complicaciones del sistema circulatorio.

Las dislipidemias se clasifican en primarias, cuando se deben a desórdenes genéticos y tienen carácter familiar; y secundarias, cuando son causadas por otros factores, como el estilo de vida y ciertas enfermedades.

Para conocer más sobre este tema, entrevistamos a Mario Vega Carbó, especialista en endocrinología y a cargo del Consultorio Vega & Vado de Managua, Nicaragua.

Doctor Mario,
1. ¿Qué causa la Dislipidemia?

En los adultos esta afección suele estar relacionada con el sobrepeso, una alimentación poco saludable y la falta de ejercicio físico. Además, la Diabetes, la enfermedad renal, el Síndrome de Ovario Poliquístico, la glándula tiroides hipoactiva, el embarazo, ciertos trastornos hereditarios y algunos medicamentos también pueden provocarla.

2. ¿Cómo se detecta esta dolencia?

La dislipidemia se detecta mediante un análisis de sangre que mide los niveles de colesterol, triglicéridos y otras grasas. Su diagnóstico también puede requerir de un examen de glucemia para detectar diabetes y pruebas de la función renal y la tiroides. Como esta afección no presenta síntomas es importante realizar controles periódicos, al menos una vez cada 4 años si se obtienen resultados normales. En caso de que los niveles estén elevados, se deberán seguir las instrucciones del médico.

3. ¿En qué consiste el tratamiento de la Dislipidemia?

El primer paso consiste en inculcar en el paciente hábitos de vida saludable. Esto incluye consumir alimentos bajos en grasa, hacer ejercicio físico regularmente y mantener un peso corporal adecuado, así como no fumar ni beber alcohol. Por otro lado, existen varios tipos de medicamentos que ayudan a bajar los niveles de colesterol (estatinas) y los triglicéridos (fibratos y niacina). La tolerancia a estos fármacos varía de persona a persona y pueden presentar efectos secundarios, como dolores musculares y de estómago, estreñimiento, náuseas y diarrea.

4. ¿Qué otros recomendaciones pueden seguir las personas con esta dolencia?

Para estos pacientes también se aconseja distribuir los alimentos en 4 comidas principales y 2 colaciones, y moderar el tamaño de las porciones.

Del mismo modo, reducir el consumo de alimentos con un contenido alto de grasas saturadas, azúcar y sal; y comer al menos 2 frutas y 3 porciones de verduras al día.

Además, se les recomienda incorporar legumbres, cereales integrales, semillas y frutas secas a la dieta.

5. ¿Qué otros trastornos puede producir la dislipidemia?

Esta dolencia puede hacer que se endurezcan las arterias por la acumulación de grasa y otras sustancias en sus paredes. Con el tiempo esto puede bloquearlas y causar un ataque cardíaca o un accidente cerebrovascular.

Además, la dislipidemia puede aumentar el riesgo de desarrollar pancreatitis, una afección que provoca dolor abdominal intenso y puede ser mortal.

Capítulo 31. La obesidad, una enfermedad crónica grave que crece año a año

Los datos son cada vez más alarmantes. En el mundo se estima que cerca del 40 por ciento de los adultos padecen sobrepeso y alrededor del 15 por ciento son obesos. Entre los niños y los adolescentes las cifras son todavía más preocupantes y los especialistas estiman que se trata de una de las cuestiones de salud pública más graves del siglo XXI.

Por año, cerca de 3 millones de personas mueren como consecuencia de la obesidad y el sobrepeso, los cuales provocan un aumento de las enfermedades cardiovasculares y respiratorias, diabetes, trastornos en el aparato locomotor y algunos tipos de cáncer.

Para conocer más sobre esta problemática, entrevistamos al doctor Mario Vega Carbó, especialista en endocrinología con más de 20 años de experiencia.

Doctor Mario,
1. ¿Qué es la obesidad y cómo se define?

La obesidad es una enfermedad crónica que se caracteriza por la acumulación excesiva de grasa en el cuerpo, la cual produce un aumento claro de riesgo para la salud de la persona.

Se considera que alguien es obeso cuando el porcentaje de grasa supera el 25 por ciento del peso corporal en los hombres y el 33 por ciento en las mujeres.

2. ¿Cuáles son las principales causas que la provocan?

El origen y la razón de la obesidad se deben a una multiplicidad de factores. Es importante entender que la misma no es consecuencia solamente de que la persona come mucho y no tiene fuerza de voluntad para bajar de peso. Existen también componentes sociales, culturales, económicos y hereditarios que influyen en su diagnóstico y su proliferación.

3. ¿Cuáles serían esos otros elementos que también hay que tener en cuenta a la hora de analizar esta problemática?

Están los factores genéticos, que intervienen en el 40-75 por ciento de las causas de obesidad; la edad, que se asocia a alteraciones nutricionales e inactividad física; la menopausia; el sedentarismo; los tratamientos farmacológicos; el estrés; los problemas de sueño y las enfermedades neurológicas, endócrinas y psiquiátricas. Claro que también la nutrición y actividad física son sumamente importantes, pero como te comentaba no son lo único que hay que analizar.

4. ¿Qué papel juega el entorno en estos casos?

El ambiente que rodea al paciente es muy importante. Es fundamental que las personas tengan la posibilidad de elegir un modo de vida sano, con acceso a comida saludable y lugares con espacios para hacer ejercicio. Principalmente en el caso de los niños, su dieta y sus hábitos físicos dependen del entorno y lo que este les enseña.

5. ¿Cuál es el tratamiento recomendado para la obesidad?

Al ser una enfermedad crónica, que muchas veces no es reconocida como tal, su tratamiento es complejo. Lo primero que se debe hacer es adoptar una dieta sana en la que se reduzca la ingesta de grasas, de azúcar y de sal, y aumentar el consumo de frutas, hortalizas, legumbres, cereales integrales y frutos secos.

También hay que realizar actividad física de manera habitual, que supere los 150 minutos divididos en por lo menos 5 días a la semana. En los casos más extremos puede ser necesario la prescripción de medicamentos e incluso llegar a una cirugía.

Por otro lado, es importante que el tratamiento sea realizado por un equipo multidisciplinar que incluya endocrinólogos, nutricionistas, expertos en obesidad y psicólogos para mejorar su efectividad y atacar todos los frentes.

6. En los últimos años han proliferado todo tipo de dietas milagrosas que generalmente no producen los resultados que prometen ¿Qué nos puede decir sobre esas dietas?

Estas dietas mágicas son muy peligrosas, porque en su mayoría no tienen ningún aval médico o científico. Además son las causantes de que los pacientes fracasen en sus intentos por bajar de peso, se desanimen y caigan nuevamente en rutinas perjudiciales para su salud.

7. ¿Qué son el bypass gástrico y la manga gástrica?

Son dos cirugías que restringen la ingesta de alimentos reduciendo el tamaño de uso del estómago y del intestino delgado. Esto produce una sensación de saciedad con un consumo menor de alimentos y una disminución de la producción de insulina del páncreas.

Estos tratamientos son cada vez más utilizados debido a que no modifican la calidad de vida de los pacientes tras la intervención y a que consiguen las mayores pérdidas de peso a largo plazo.

8. Por último, ¿qué le recomendaría a una persona que sufre obesidad?

Lo primero que le diría es que la obesidad es la segunda causa de muerte evitable derivada de hábitos personales, superada sólo por el tabaquismo. Por ello le aconsejaría que se trate con especialistas y que no desista si tuvo malas experiencias anteriores.

También buscaría que entienda que los cambios de hábito deben ser a largo plazo, ya que en la mayoría de los casos, cuando el tratamiento se abandona, el peso se recupera. Esta es una enfermedad de la que hay que cuidarse de por vida.

Capítulo 32. La Obesidad Mórbida y sus riesgos

Se considera Obesidad Mórbida cuando una persona posee 45 kilos o más por encima de su peso adecuado con un índice de masa corporal (IMC) de más de 40. Se trata de una dolencia peligrosa que, además de disminuir la expectativa de vida, causa discapacidad y problemas de exclusión social.

Por otro lado, esta condición contribuye al desarrollo de otras enfermedades crónicas, como la hipertensión arterial, la diabetes, la hipercolesterolemia, las afecciones cardíacas y algunos tipos de cáncer.

La obesidad mórbida es la forma más grave de sobrepeso. La educación y la adquisición de hábitos saludables de manera temprana son la mejor forma de prevenirla.

Para conocer más sobre este tema, entrevistamos al doctor Mario Vega Carbó, especialista en endocrinología con más de 20 años de experiencia.

Doctor Mario,
1. ¿Cuáles son las principales causas de la Obesidad Mórbida?

Este trastorno suele deberse a una suma de elementos. Además de la ingesta excesiva de calorías, también intervienen factores genéticos, ambientales, psicológicos, sociales y culturales.

La predisposición familiar, el sedentarismo, la falta de ejercicio, la mala alimentación, la baja autoestima, el estrés, los problemas de sueño y los estados depresivos pueden ser algunas posibles causas. También el consumo de ciertos medicamentos y la presencia de otras enfermedades, como el Hipotiroidismo y otros trastornos endocrinos y neurológicos.

2. ¿Cómo llega una persona a tener una obesidad tan extrema?

Este no es un proceso que se produce de un día para el otro, sino que generalmente es un problema que viene desde la niñez.

Un chico que fue obeso durante la infancia, tiene más probabilidades de serlo durante la vida adulta. Se calcula que el 60 por ciento de las personas que comienzan la adolescencia con sobrepeso la mantienen por el resto de su vida.

Por otro lado, quien padece de Obesidad Mórbida seguramente ha intentado diferentes dietas, ejercicios o medicamentos sin resultado durante varios años, hasta llegar a esta situación extrema.

3. ¿Qué otras complicaciones para la salud provoca esta dolencia?

Esta afección suele aumentar los riegos diabetes; hipertensión; problemas cardíacos, pulmonares y neurológicos; ciertos tipos de cáncer, como el de mama y el de colon; osteoporosis; hipoxemia y apnea de sueño.
Por otro lado, también suele generar baja autoestima, depresión y problemas sociales y de comportamiento.

4. ¿Cómo se trata la Obesidad Mórbida?

Usualmente, en estas situaciones en los que la dieta, el ejercicio y los medicamentos no han conseguido resultados, el único tratamiento posible es la cirugía bariátrica.

El Bypass Gástrico y la Manga Gástrica, por ejemplo, son dos intervenciones quirúrgicas que restringen la ingesta de alimentos, al reducir el tamaño de uso del estómago y del intestino delgado. Esto produce una sensación de saciedad con un consumo menor de alimentos y una disminución de la producción de insulina del páncreas.

Estos tratamientos son cada vez más utilizados debido a que no modifican la calidad de vida de los pacientes tras la intervención y a que consiguen las mayores pérdidas de peso a largo plazo.

Por otro lado, también favorecen la normalización de los niveles de glucemia y colesterol, y la reducción de la presión arterial y la apnea de sueño.

5. ¿Cualquier persona puede someterse a una cirugía bariátrica?

No. Por lo general sólo se la recomienda a personas entre 18 y 60 años con obesidad excesiva, que tengan un riesgo quirúrgico bajo, que hayan tratado de combatir la obesidad con los métodos tradicionales (ejercicio y dieta) sin tener éxito **HABIÉNDOLOS CUMPLIDO AL PIE DE LA LETRA**, y/o que presenten riesgo o enfermedades derivadas de complicaciones de la obesidad (diabetes, hipertensión, por ejemplo).

Es importante que estos candidatos no presenten enfermedades psiquiátricas, ni adicciones y que asuman el compromiso de seguir con el tratamiento luego de la intervención.

6. ¿Cómo se previene la Obesidad Mórbida?

En los últimos años, la obesidad ha aumentado progresivamente hasta convertirse en un serio problema de salud pública. La educación y la adquisición de hábitos de vida saludables desde la infancia son fundamentales para tratar de prevenirla.

7. ¿Qué otros aspectos hay que tener en cuenta durante esta dolencia?

Además de los problemas físicos y de salud, las personas que sufren esta afección suelen ser objeto de discriminación y de estigma social. Muchas veces son rechazados por su propia familia, se les dificulta conseguir empleo, tienen problemas para moverse y terminan encerrados en su propia enfermedad.

En estos casos, para garantizar el éxito del tratamiento, el apoyo del entorno es fundamental. Además, de ser necesario, también se recomienda el seguimiento terapéutico.

Capítulo 33. Medicamentos para la obesidad: Orlistat y Fentermina

La adopción de una dieta sana y equilibrada, junto a la práctica de ejercicio en forma regular, son las primeras medidas que suelen tomarse para tratar la obesidad.

En casos graves, es posible el médico también recomiende sumar a este plan el uso de fármacos recetados para bajar de peso.

Los mismos se utilizan generalmente cuando el índice de masa corporal es superior a 30 o cuando existen otras complicaciones asociadas, como diabetes, colesterol alto, hipertensión arterial o enfermedad del corazón.

Los medicamentos más empleados son Orlistat y Fentermina. Sin embargo, estos no son aconsejables para todos los pacientes.

Para hablar sobre este tema, entrevistamos Mario Vega Carbó, médico endocrinólogo con más de 20 años de experiencia.

Doctor Mario,
1. ¿Cómo funcionan los medicamentos para bajar de peso?

La mayoría de estos fármacos, entre los que se encuentra la Fentermina, disminuyen el apetito y aumentan la sensación de saciedad.

El Orlistat, sin embargo, actúa evitando que los intestinos absorban determinadas grasas de los alimentos.

2. ¿Estos medicamentos son efectivos?

En la mayoría de los casos sí, los mismos ayudan a conseguir una pérdida de peso mayor. Distintos estudios demuestran que los pacientes que usan estos fármacos bajan en un año alrededor de un 5 por ciento más del peso corporal total, que los que no los utilizan. Además, también ayudan a evitar que se vuelva a recuperar peso tras el tratamiento.

No obstante, es importante aclarar que estos fármacos se usan como parte de un plan global en personas obesas, junto a una dieta adecuada y la práctica de ejercicio. Los mismos no se recomiendan como un atajo para pacientes normales que quieran perder unos pocos kilos.

3. ¿Cómo se utilizan estos fármacos?

El Orlistat viene en cápsulas que se suelen ingerir por vía oral tres veces al día, junto con las comidas. Por lo general se utiliza por 2 o 3 meses y luego se descansa un mes.

La Fentermina, por su parte, se vende en forma de tabletas y se toma una dosis diaria única en la mañana, o tres veces al día 30 minutos antes de las comidas. La mayoría de las personas toman este fármaco durante 3 a 6 semanas.

La duración del tratamiento dependerá de cada caso en particular, dependiendo de la respuesta a la medicina y sus resultados.

4. ¿Qué se debe hacer en caso de olvidar de tomar una dosis?

En el caso de Orlistat, si aún no pasó más de una hora desde la comida, se puede tomar en ese momento. Si ya transcurrió más tiempo, se debe dejar pasar y continuar con el horario normal. En ambos casos, no se debe tomar una dosis doble para compensar la que se olvidó.

5. ¿Cuáles son los efectos negativos de estos medicamentos?

El Orlistat suele causar flatulencias y heces blandas, por lo que se aconseja seguir una dieta baja en grasas durante su uso. Además, bloquea la absorción de algunas vitaminas, por lo que se recomienda tomar multivitamínicos.

Otros efectos secundarios que puede provocar son dolores en el recto y el estómago, irregularidades en los periodos menstruales, ansiedad, vómitos y nauseas. En casos graves, puede haber dificultad para respirar o tragar, coloración amarillenta en la piel o los ojos, orina de color oscuro y daños en el hígado.

Por su parte, la Fentermina puede generar diarrea, estreñimiento, un aumento en la frecuencia cardíaca y la presión arterial, somnolencia o insomnio y nerviosismo.

Por otro lado, si es utilizada de forma indebida, puede causar dependencia, al provocar efectos similares a los de las anfetaminas. Por ello, no se debe usar más de la dosis indicada ni por más tiempo de lo prescripto.

6. ¿Qué otras precauciones se deben tomar antes de utilizar estos fármacos?

Antes de iniciar el tratamiento es importante informar al médico sobre cualquier otro medicamento, vitamina o suplemento que se esté utilizando, para que este evalúe si la combinación puede ser perjudicial.

También se debe notificar si se padecen otras afecciones, como trastornos de la alimentación, diabetes o problemas renales o del corazón; si se está embarazada o planeando concebir en el corto plazo; si se está amamantado o si ha recibido un trasplante de órgano.

Por último, estos medicamentos deben conservarse en un lugar adecuado, a temperatura ambiente y fuera del alcance de los niños.

Capítulo 34. El Síndrome Metabólico y trastornos asociados

Se denomina Síndrome Metabólico a una serie de trastornos que se presentan en forma conjunta y aumentan los riesgos de padecer una enfermedad cardíaca o renal, un accidente cerebrovascular o Diabetes.

Entre ellos se encuentran la hipertensión arterial, los niveles de azúcar en sangre elevados, el exceso de grasa corporal alrededor de la cintura y cifras anormales de colesterol y triglicéridos.

El Síndrome Metabólico es cada vez más frecuente y puede causar graves daños a la salud. Una dieta adecuada, el ejercicio regular, la pérdida de peso y ciertos medicamentos pueden ayudar a tratarlo.

Para conocer más sobre este tema, entrevistamos Mario Vega Carbó, médico endocrinólogo con más de 20 años de experiencia.

Doctor Mario,
1. ¿Qué causa el Síndrome Metabólico?

En muchos casos la causa de este trastorno es la resistencia a la insulina. La misma provoca que las células del cuerpo no respondan normalmente a esta hormona y que la glucosa no pueda ingresar a ellas con la misma facilidad, generando que se acumule en la sangre.

También se la asocia con el sobrepeso, la obesidad, la falta de actividad física y el sedentarismo.

2. ¿Quiénes tiene más riesgos de padecerlo?

Las personas mayores; los obesos; los que tienen antecedentes de familiares con diabetes; los que sufrieron enfermedades como hígado graso no alcohólico, síndrome de ovario poliquístico o apnea del sueño; los que tienen presión alta y niveles elevados de triglicéridos y bajos de colesterol HDL tienen más posibilidades de sufrirlo.

3. ¿Cuáles son sus principales síntomas?

Los factores asociados al Síndrome Metabólico no suelen mostrar signos evidentes. El más visible es el exceso de grasa corporal alrededor de la cintura. En caso de tener el nivel de glucosa en sangre elevado, puede haber un aumento del hambre, de la sed y de la necesidad de orinar. Otros síntomas comunes son fatiga, dolores de cabeza y abdominal, náuseas, vómitos, taquicardia, zonas de piel oscurecida y visión borrosa.

4. ¿Cómo se detecta esta enfermedad?

Para diagnosticar el Síndrome Metabólico se tienen en cuenta los siguientes parámetros:

- Que la cintura del paciente mida al menos 89 centímetros en el caso de las mujeres y 102 centímetros en el caso de los hombres.
- Que los niveles de triglicéridos estén por encima de los 150 mg/dl.
- Que los niveles de colesterol HDL o "bueno" sean menores de 50 mg/dL.
- Que la presión arterial sea de 130/85 milímetros de mercurio (mmHg) o más.
- Que la glucemia en ayunas sea de 100 mg/dl (5.6 mmol/l) o más.

5. ¿En qué consiste el tratamiento del Síndrome Metabólico?

La terapia a aplicar dependerá del motivo subyacente que provoque esta condición. En el caso de la resistencia a la insulina es necesario modificar el estilo de vida, hacer ejercicio de manera regular y controlar el peso corporal. También es importante adoptar una dieta equilibrada, con un menor consumo de grasas saturadas.

Por otro lado, se debe controla la hipertensión arterial, el nivel de azúcar en sangre y la hipercolesterolemia y, de ser necesario, tomar medicamentos específicos para tal fin.

De igual modo, hay fármacos que ayudan a solucionar la resistencia a la insulina, como metformina, glitazonas, exenatida y liraglutide.

131

6. ¿Qué otras complicaciones puede traer este trastorno?

Si no se controla correctamente, puede provocar enfermedades del corazón y accidente cerebrovascular; diabetes mellitus; problemas oculares, auditivos, dentarios y en la piel; daños a los riñones; pérdida de la sensibilidad; lesión a los nervios y úlceras graves en los pies. También inconvenientes para digerir los alimentos, cicatrización lenta, apnea de sueño y disfunción eréctil.

7. ¿Cómo se puede prevenir el Síndrome Metabólico?

Para evitar este trastorno es fundamental llevar una vida saludable. Esto incluye controlar el peso y consumir una dieta bien balanceada con menos calorías, carbohidratos refinados y grasas saturadas, y más frutas, verduras, proteínas magras y cereales integrales.

También realizar actividad física de por lo menos 30 minutos la mayoría de los días, limitar la sal y evitar fumar y consumir alcohol en exceso.

Por último, también es importante cuidar la salud emocional. En ese sentido, se aconseja practicar la meditación para liberar la mente de preocupaciones, hacer yoga y otras actividades relajantes.

Capítulo 35. Enfermedad del Hígado Graso No Alcohólico

La Enfermedad del Hígado Graso No Alcohólico (EHGNA) es una afección en la que la acumulación de grasa en este órgano no es causada por el consumo excesivo de alcohol. Por lo general, está relacionada con el sobrepeso y la obesidad. Algunos medicamentos, como los bloqueadores de los canales de calcio, también pueden provocarla.

Por otro lado, las personas con Diabetes Mellitus, colesterol y triglicéridos altos, hipertensión arterial, síndrome de ovario poliquístico, apnea de sueño y enfermedades intestinales tienen más riesgos de padecerla. Cuando la EHGNA es grave, puede causar insuficiencia hepática y cirrosis.

Para conocer más sobre esta dolencia, hablamos con Mario Vega Carbó, especialista en endocrinología a cargo del Consultorio Vega & Vado de Managua, Nicaragua.

Doctor Mario,
1. ¿Cuáles son los síntomas de la EHGNA?

Por lo general las personas que tienen esta afección no presentan síntomas. En algunos casos puede haber agrandamiento del hígado, fatiga y dolor en la parte superior derecha del abdomen. Si hay daño hepático, es posible que exista pérdida de apetito, náuseas, confusión y picazón. También sagrado gastrointestinal, bazo dilatado y acumulación de líquido e hinchazón abdominal.

Desde lo físico se puede observar un agrandamiento del pecho, palmas rojas y un color amarillento en ojos y piel.

2. ¿Cómo se diagnostica esta enfermedad?

Usualmente esta dolencia se detecta durante las pruebas de sangre de rutina que se realizan para chequear el funcionamiento hepático. Para confirmar el diagnóstico pueden ser necesarias ecografía, resonancia magnética, tomografía computarizada y biopsia de una muestra del tejido del hígado para detectar signos de inflamación y cicatrización.

3. ¿En qué consiste su tratamiento?

La terapia busca manejar los factores de riesgo y aconsejar al paciente para que lleve una vida saludable que ayude a cuidar su hígado. Esto incluye el descenso de peso, seguir una dieta con bajo contenido de sal, evitar el alcohol, realizar actividad física regular y reducir los niveles de colesterol y triglicéridos.

Además, pueden aplicarse vacunas contra las hepatitis A y B para proteger al paciente de los virus dañinos que afecten este órgano.

Por otro lado, en caso de existir otras enfermedades que aumenten los riegos de la EHGNA, estas deberán ser tratadas. Por ejemplo controlar la diabetes. Algunos medicamentos, como la metformina y las vitaminas E y D ayudan a disminuir el peso y la grasa corporal.

4. ¿Qué complicaciones puede traer esta afección?

Esta enfermedad puede causar un aumento de la grasa abdominal, presión arterial alta y disminuir la capacidad para consumir insulina. En casos graves, puede derivar en esteatosis hepática no alcohólica, donde la inflamación del hígado puede avanzar y causar cirrosis e insuficiencia hepática.

De ser necesario, el trasplante de hígado puede ser una opción frente a situaciones complejas.

5. ¿Por qué hoy se habla tanto de esta enfermedad?

Junto con la obesidad, la EHGNA se ha convertido en la enfermedad hepática más frecuente en niños y adolescentes. Por eso la importancia de prevenir sus síntomas y alentar desde la infancia los hábitos de vida saludables.

Capítulo 36. Acantosis Nigricans o Acantosis Pigmentada

La Acantosis Nigricans o Acantosis Pigmentada es una afección rara de la piel que se caracteriza por manchas oscuras y gruesas en distintas zonas del cuerpo.

Por lo general la sufren las personas obesas o con diabetes y, en algunos casos, también puede ser una señal de un tumor canceroso en un órgano interno, como el estómago o el hígado. Este trastorno cutáneo suele aparecer alrededor de las articulaciones y en las áreas con muchos pliegues, como las axilas, los codos, las rodillas, la ingle y las caras laterales del cuello. La Acantosis Nigricans no es contagiosa.

Para conocer más sobre este tema, entrevistamos a Mario Vega Carbó, especialista en endocrinología, quien trabaja en el Consultorio Vega & Vado de Managua, Nicaragua.

Doctor Mario,
1. ¿Qué causa esta afección?

La etiología exacta no se conoce, pero suele aparecer en personas con niveles altos de insulina, generalmente asociados al sobrepeso y a la diabetes. También puede estar relacionada a trastornos genéticos, como los Síndromes de Down y de Alström, y a algunos tipos de cáncer del sistema digestivo, el hígado, el riñón y la vejiga.

Por otro lado, los quistes ováricos, la tiroides poco activa o problemas con las glándulas suprarrenales pueden ocasionarla. Lo mismo algunos medicamentos y suplementos, como niacina, píldoras anticonceptivas, prednisona y otros corticoesteroides.

2. ¿Cuáles son sus síntomas?

La acantosis nigricans aparece en forma progresiva y, salvo los cambios cutáneos, no produce ningún síntoma. La piel se pone oscura, espesa y aterciopelada. En algunos casos el paciente puede experimentar prurito (picor) y mal olor en la zona afectada.

3. ¿Cómo se diagnostica esta afección?

Con sólo observar la piel ya da para detectar la Acantosis Nigricans. En algunos pocos casos, puede ser necesario realizar una biopsia. Si la causa de la dolencia no está clara, para hacer un diagnóstico preciso se pueden realizar exámenes de sangre para medir los niveles de azúcar e insulina, endoscopías y radiografías.

4. ¿Qué complicaciones puede traer esta afección?

Las personas con acantosis nigricans tienen mayor riesgo de padecer diabetes, este es un signo de resistencia a la insulina.

5. ¿En qué consiste su tratamiento?

En la mayoría de los casos la Acantosis Nigricans solo provoca cambios en la apariencia y no precisa de un tratamiento específico. A veces las manchas desaparecen por sí solas. Si estas son muy notorias, se pueden utilizar cremas y lociones humectantes que contengan lactato de amonio, tretinoína o hidroquinona para ayudar a aclarar la piel.

Si la afección es consecuencia de un trastorno o enfermedad, la misma deberá ser tratada. Por ejemplo, si está relacionada con obesidad, bajar de peso mejorará sus síntomas. Lo mismo dejar de tomar los medicamentos que pueden estar provocándola.

6. ¿Qué otras recomendaciones pueden seguir los pacientes?

Para reducir y prevenir la Acantosis Nigricans, se recomienda mantener un peso adecuado, hacer ejercicio físico con frecuencia y seguir una dieta saludable. Si las manchas son muy notorias, los pacientes pueden sufrir de falta de autoestima, vergüenza y depresión debido al cambio de aspecto, por lo que se aconseja acompañar el tratamiento con apoyo psicológico y familiar.

Capítulo 37. Los Acrocordones y los bultos cutáneos

Los acrocordones son formaciones anormales no cancerosas, que se manifiestan a través de pequeños tallos carnosos que sobresalen de la piel. Usualmente aparecen en el cuello, los antebrazos, las axilas, la ingle y los párpados, y suelen ser pequeños, blandos y de color ligeramente oscuro.

Por lo general son inofensivos e indoloros, aunque pueden irritarse y sangrar mediante el contacto con la ropa. Los acrocordones son muy comunes, aparecen más en hombres que en mujeres, sobre todo después de los 40 años de edad, y no son contagiosos. En la mayoría de los casos no requieren tratamiento, pero pueden extirparse fácilmente por cuestiones estéticas o para evitar molestias.

Para conocer más sobre este tema, entrevistamos a Mario Vega Carbó, especialista en endocrinología, con más de 20 años de experiencia.

Doctor Mario,
1. ¿Por qué surgen los Acrocordones?

Se cree que estos pequeños bultos se originan por la acumulación de colágeno en las partes más gruesas de la piel o por la fricción reiterada. También pueden desarrollarse por el uso de esteroides.

2. ¿Quiénes son más susceptibles a padecerlos?

Las personas con diabetes mellitus u obesidad tienen más tendencia a sufrirlos ya que la acumulación de grasa ablanda la piel e incrementa las arrugas del cuerpo, facilitando su desarrollo.

Igualmente, las mujeres embarazadas y los que tienen antecedentes familiares con esta afección también tienen más chances de padecerla. Lo mismo las personas con acromegalia y el Síndrome de Ovario Poliquístico.

3. ¿Los Acrocordones pueden llegar a ser malignos?

No, estos bultos son benignos y por lo general no siguen creciendo ni cambian de color. No obstante, como su apariencia es similar a la de otras afecciones, como los nevus o los tumores de partes blandas, es importante que el diagnóstico sea realizado por un dermatólogo.

4. ¿En qué consiste su tratamiento?

Los acrocordones son inofensivos y a veces se caen por sí solos. Sin embargo, pueden eliminarse por cuestiones estéticas o porque causan alguna molestia.

La crioterapia, la electrocirugía, la laser terapia o la extirpación con bisturí son algunos de los procedimientos utilizados para este fin. Por lo general no requieren anestesia ni hospitalización y se realizan en unos pocos minutos.

5. ¿Los Acrocordones son iguales a las verrugas?

No. Las verrugas son lesiones originadas por el Virus del Papiloma Humano y suelen aparecer cuando el sistema inmune está bajo. Si bien visualmente pueden parecer similares, al ser ocasionadas por un virus, las verrugas pueden contagiarse de una persona a otra mediante el contacto sexual o transfusiones sanguíneas.

Por otro lado, al tratarse de dos afecciones diferentes, los líquidos antiverrugas que se venden en las farmacias no son útiles para tratar los acrocordones.

6. ¿Qué otros aspectos se deben tener en cuenta de esta afección?

Un brote anormal de acrocordones puede indicar que la persona está padeciendo diabetes. Por eso en esos casos se recomienda realizar los exámenes necesarios para detectar la enfermedad.

7. ¿Qué otras recomendaciones se les puede dar a los pacientes?

Para disminuir los riegos de la aparición de acrocordones, se aconseja bajar de peso, hacer ejercicio en forma regular y comer de manera saludable. También evitar el uso de cosméticos con productos químicos abrasivos sobre los acrocordones. En caso de padecer diabetes u otras enfermedades, las mismas deben ser tratadas.

Capítulo 38. Hiperinsulinemia, Insulinoma y Diabetes

El término Hiperinsulinemia indica una condición en la que los niveles de insulina en la sangre son más elevados de lo normal.

La insulina es la hormona producida por el páncreas, encargada de regular el azúcar (glucosa) en el cuerpo y su utilización como fuente de energía en las células. La Hiperinsulinemia puede ocurrir cuando el organismo no es capaz de administrar la glucemia con eficacia.

Otra causa puede ser un tumor en el páncreas, conocido como Insulinoma, o un problema congénito. Con el tiempo, la Hiperinsulinemia severa puede generar diabetes mellitus, que si no se trata provoca enfermedades en el corazón y en los riñones, trastornos oculares, polineuropatías y úlceras graves en los pies.

Para conocer más sobre este tema, entrevistamos a Mario Vega Carbó, médico endocrinólogo con más de 20 años de experiencia.

Doctor Mario,
1. ¿Cuáles son los síntomas de la Hiperinsulinemia?

Esta condición en sí no produce ningún síntoma, pero un exceso de insulina puede provocar una reducción de los niveles de azúcar en sangre, lo que se conoce como Hipoglucemia.

Esto puede causar hambre, ansiedad, mareos, temblores, sudoración, dificultad para hablar, dolor de cabeza, confusión, convulsiones y pérdida de conciencia, entre otros signos.

2. ¿A qué se debe esta afección?

Por lo general la Hiperinsulinemia es una señal de otro problema. El más común es una resistencia a la insulina, lo que provoca que las células del cuerpo no respondan normalmente a esta hormona. Esto hace que la glucosa no pueda ingresar a ellas con la misma facilidad, generando que se acumule en la sangre. Otra causa, mucho menos frecuente, es un tumor en el páncreas.

Por otro lado, esta condición puede presentarse desde el nacimiento como consecuencia de diabetes en la madre, un crecimiento fetal pobre o asfixia al dar a luz.

Además, una dosis de insulina demasiado alta en una persona con diabetes también puede ser la razón de la Hiperinsulinemia.

3. ¿Qué puede causar una resistencia a la insulina?

Si bien en la mayoría de los casos no se conoce el motivo concreto, hay una serie de factores que influyen en su aparición. Entre ellos se destacan los componentes hereditarios, la obesidad, la inactividad física, el consumo de grasas saturadas y las dietas ricas en sodio, el sedentarismo, la hipertensión, la arteriosclerosis, el Alzheimer, el colesterol y los triglicéridos elevados, ciertos tipos de cáncer y algunos medicamentos como la cortisona.

4. ¿En qué consiste el tratamiento de la Hiperinsulinemia?

La terapia a aplicar dependerá del motivo subyacente que provoque esta condición. En el caso de la resistencia a la insulina es necesario modificar el estilo de vida, hacer ejercicio de manera regular y controlar el peso corporal. También es importante adoptar una dieta equilibrada, con un menor consumo de grasas saturadas. Se debe controla la hipertensión arterial y la hipercolesterolemia y, de ser necesario, tomar medicamentos específicos para tal fin.

De igual modo, hay fármacos que ayudan a solucionar la resistencia a la insulina, como metformina, glitazonas, exenatida y liraglutide.

En el caso de que la hiperinsulinemia sea consecuencia de insulinoma, el tumor puede eliminarse con una cirugía, lo que suele resolver el problema. Si hay muchos tumores, será necesario extirpar parte del páncreas.

5. ¿Cuál es la relación entre Hiperinsulinemia y la Diabetes?

Con el tiempo, una resistencia a la insulina pude generar diabetes. A media que la sensibilidad a esta hormona baja, el páncreas buscará generar más, para mantener los niveles normales de azúcar en la sangre.

Cuando el páncreas ya no tiene capacidad para segregar insulina, puede provocar una intolerancia a la glucosa que derive en diabetes.

6. ¿Cuáles son los principales síntomas de la Diabetes y cómo se trata?

Los signos más comunes son el aumento del hambre, de la sed y de la necesidad de orinar. Además, puede haber pérdida de peso, fatiga, dolores de cabeza, náuseas, vómitos, taquicardia, cicatrización inadecuada, dolor abdominal y visión borrosa.

En cuanto al tratamiento, el objetivo será restaurar los niveles glucémicos normales, para lo cual puede ser necesario aplicar un sustitutivo de insulina o análogos de la insulina o antidiabéticos orales. Además el paciente deberá llevar una vida saludable.

Capítulo 39. El Insulinoma y la Hipoglucemia

El Insulinoma es un tumor poco frecuente en el páncreas, que genera una producción excesiva de insulina en la sangre. Esta hormona es la encargada de regular los niveles de glucosa en el organismo y su utilización como fuente de energía en las células.

Una cantidad elevada de insulina puede producir que los valores de azúcar bajen demasiado, resultando en una Hipoglucemia. El Insulinoma suele ser pequeño –menos de 2 centímetros– y benigno (no canceroso) en la mayoría de los casos.

Para conocer más sobre este tema, entrevistamos a Mario Vega Carbó, médico endocrinólogo clínico con más de 20 años de experiencia.

Doctor Mario,
1. ¿Qué causa un Insulinoma?

En la gran mayoría de los casos, se trata de tumores que tiene un origen esporádico. Sólo en una pequeña proporción son hereditarios y están asociados a síndromes genéticos, como la neoplasia endocrina múltiple (NEM) tipo I.

2. ¿Quiénes tienen más riesgos de padecerlo?

Por lo general el Insulinoma aparece entre los 40 y los 50 años, más frecuentemente en las mujeres. La incidencia reportada es de 3-10 casos por millón de personas. Los pacientes con determinados síndromes genéticos también tienen más riesgos de sufrirlos.

3. ¿Cuáles son sus principales síntomas?

Sus signos suelen estar relacionados con el desarrollo de hipoglucemia y pueden incluir ansiedad, debilidad, hambre, confusión, visión borrosa, dolor de cabeza, mareo, sudoración y palpitaciones. Asociados a ingestas frecuentes de comidas, aumento de peso progresivo en los últimos meses.

145

En casos más graves puede haber pérdida del estado de conciencia, convulsiones y coma.

4. ¿Cómo se detecta un Insulinoma?

Frente a sus síntomas, generalmente se realiza un análisis de sangre para medir los niveles de glucosa, insulina, péptido C y proinsulina, y pruebas de respuesta corporal a la inyección de glucagón. Además, se pueden llevar a cabo una tomografía computarizada, resonancia magnética, ecografía transabdominal, endoscópica u otros exámenes en busca del tumor.

5. ¿En qué consiste su tratamiento?

La terapia consiste en la extracción quirúrgica del Insulinoma. En caso de haber muchos tumores, puede ser necesario extirpar parte del páncreas.

En situaciones muy poco frecuentes, si hay muchos insulinomas o si estos continúan reapareciendo, se retira la glándula completa. Si esto ocurre, al dejar el cuerpo de producir insulina, el paciente deberá aplicarse sustitutos de la hormona de por vida.

Si por algún motivo la persona no puede someterse a una intervención quirúrgica, ciertos medicamentos ayudan a disminuir la producción de insulina y evitar la Hipoglucemia. Entre ellos se encuentran diazóxido, bloqueadores de canales de calcio, análogos de la somatostatina y estreptozotocina.

6. ¿Cuáles son los resultados esperados de esta terapia?

La tasa de curación con cirugía es casi del 100 por ciento de los casos.

7. ¿Qué otras complicaciones puede generar esta enfermedad?

Una reacción hipoglucémica grave puede causar crisis epilépticas, daño cerebral e incluso la muerte.

Por otro lado, los pocos casos en que se produce la extirpación total del páncreas pueden derivar en Diabetes y problemas metabólicos. A su vez, si el Insulinoma es canceroso, puede diseminarse a otros órganos y ser mortal.

Capítulo 40. Gota: qué es y cómo se trata

La Gota es un tipo de artritis que se presenta cuando el ácido úrico se acumula en la sangre y causa inflamación en las articulaciones. La misma se caracteriza por ataques repentinos e intensos de dolor, en el que la zona afectada se hincha, se enrojece y se calienta sin motivo aparente.

La más común se da en el dedo gordo del pie, que puede ser muy molesta y manifestarse durante la noche, haciendo que la persona se despierta de golpe por el malestar.

Hay dos tipos de Gota: la aguda, que sólo afecta a una articulación y suele ser muy dolorosa; y la crónica, en la que se presentan episodios repetitivos que pueden darse en distintas partes del cuerpo. Se estima que entre el 1 y el 2 por ciento de la población la padecen.

Para conocer más sobre este tema, entrevistamos al médico cubano Mario Vega Carbó, especialista en endocrinología.

Doctor Mario,
1. ¿Cuál es la causa de La Gota?

Esta enfermedad se produce cuando se acumula mucha cantidad de ácido úrico en el líquido alrededor de los tejidos. Esto hace que se formen cristales, lo que provoca que la articulación se inflame y suba la temperatura. El alto nivel de ácido úrico puede deberse a un exceso de producción o a que el cuerpo tenga alguna dificultad para deshacerse de él. También puede darse por la ingesta de ciertos medicamentos, como hidroclorotiazida y otros diuréticos, que interfieren en su eliminación natural.

2. ¿Quiénes son más propensos a padecer esta afección?

Se cree que la Gota puede ser hereditaria. Su aparición es más frecuente en los hombres y los riesgos de sufrirla aumentan con la edad. Las personas que beben alcohol o tienen hipertensión, diabetes, obesidad, anemia, leucemia, artrosis y enfermedades renales también son más propensos a padecerla. Lo mismo los que pasaron por una cirugía o un traumatismo reciente.

3. ¿Cuáles son sus síntomas?

Sus signos principales son el dolor, la hinchazón, el enrojecimiento y el calentamiento de una o varias articulaciones. Las más afectadas suelen ser las del dedo gordo del pie, las rodillas, los tobillos, los codos y las muñecas.

El malestar generalmente aparece de golpe y por la noche, con mucha intensidad. Algunos pacientes también puede presentar fiebre y, con el tiempo, los depósitos de ácido úrico pueden formar protuberancias debajo de la piel, conocidas como tofo.

4. ¿Cómo se detecta esta afección?

Cuando se presentan sus síntomas, generalmente se realizan pruebas de líquido sinovial y análisis de ácido úrico en sangre y orina, y radiografía de la articulación para confirmar el diagnóstico.

5. ¿En qué consiste su tratamiento?

Para aliviar el dolor se recomienda la ingesta de antinflamatorios no esteroides, como el ibuprofeno. Puede que se necesite una dosis más alta de lo normal, la cual deberá ser recetada por el médico. En casos muy intensos, se pueden inyectar corticoides, como la prednisona, en la articulación inflamada. Además, la colchicina, el reposo y la aplicación local de hielo también son efectivos para reducir el malestar.

Por otro lado, si se confirma que los niveles de ácido úrico están muy elevados, se recetará alopurinol, febuxostat, lesinurad o probenecid de forma diaria para prevenir la formación de cristales.

6. ¿Qué puede ocurrir si no se trata adecuadamente?

La Gota puede causar el daño y la pérdida de movimiento articular, haciendo que la persona sienta dolor y otros síntomas la mayor parte del tiempo. También puede generar cálculos renales y depósitos en los riñones.

7. ¿Qué más se puede hacer para mejorar el pronóstico?

Llevar una vida saludable, hacer ejercicio, beber mucho líquido y comer bien pueden ayudar a prevenir los ataques.

Se recomienda evitar el alcohol (especialmente la cerveza), las carnes rojas, las aves, los mariscos y las bebidas endulzadas con azúcar.

Por el contrario, se aconseja mantener un peso adecuado, beber café, consumir productos lácteos y cerezas y tomar suplementos de vitamina C.

Capítulo 41. La Hemocromatosis y el exceso de hierro en el organismo

La Hemocromatosis es una afección hereditaria que provoca la acumulación excesiva de hierro en el cuerpo.

Esta anomalía causa que el mineral se almacene en los tejidos, especialmente en el hígado, el corazón y el páncreas, dañando los órganos.

Esto puede generar distintas enfermedades, como cáncer, frecuencia cardíaca irregular, diabetes, artritis y cirrosis.

En muchos pacientes, la acumulación de hierro es tan excesiva que la piel se vuelve oscura. Para bajar sus niveles, es necesario extraer sangre del cuerpo de forma regular.

Con el objetivo de conocer más sobre este tema, entrevistamos a Mario Vega Carbó, especialista en endocrinología con más de 20 años de experiencia.

Doctor Mario,
1. ¿Con qué frecuencia se presenta esta enfermedad y cuáles son sus causas?

La Hemocromatosis es una enfermedad genética que afecta a 1 de cada 250 personas. La misma se caracteriza por un aumento en la absorción del hierro como consecuencia de la mutación de un gen. Para que se presente la dolencia, es necesario heredar el gen tanto de la madre como del padre.

2. ¿Cuál es la cantidad de hierro normal presente en el organismo?

En individuos sanos, la cantidad total es de unos 2 a 4 g y se mantiene en esos niveles durante toda la vida. En el caso de las personas que padecen Hemocromatosis, esa cifra varía entre los 20 y los 40 g.

151

3. ¿Cuáles son los síntomas de esta enfermedad?

Sus principales signos son dolor en las articulaciones, osteoporosis, cansancio crónico, falta de energía y de deseo sexual, malestar abdominal, pérdida de peso y otros trastornos asociados con enfermedades del corazón y la diabetes. Sin embargo, algunas personas con Hemocromatosis nunca presentan síntomas.

4. ¿Quiénes son más propensos a padecerlos?

Estos signos son más frecuentes en hombres de entre 40 y 60 años y en mujeres mayores de 50, siendo los varones más proclives a padecer la enfermedad. La razón es que las mujeres pierden una cantidad considerable de sangre cada mes con la menstruación y también durante el parto en caso de quedar embarazadas. El consumo excesivo de alcohol contribuye a la progresión de la Hemocromatosis sintomática.

5. ¿Cómo se diagnostica esta enfermedad?
Mediante un examen de sangre es posible determinar la cantidad de hierro que hay en el cuerpo. Por otro lado, también se puede realizar una prueba para saber si el gen defectuoso que la provoca está presente. Por lo general, junto a estos estudios se suele llevar a cabo un análisis de la función hepática para detectar daños en el hígado.

Una vez diagnosticada la enfermedad, es importante hacer una evaluación del resto de la familia debido a su carácter hereditario.

6. ¿En qué consiste su tratamiento?

La Hemocromatosis se controla con frecuentes flebotomías, es decir, con la extracción de sangre. Esto reduce los niveles de hierro del cuerpo debido a que el mineral se almacena en los glóbulos rojos.

En el comienzo del tratamiento por lo general son necesarias una o dos extracciones por semana y, cuando se normalizan los valores, se realiza con intervalos más amplios, cada dos o tres meses. Esto se debe mantener de por vida.

Para aquellas personas que no puedan someterse a una extracción de sangre, ya sea porque padecen anemia o complicaciones cardíacas, existen medicamentos para eliminar el exceso de hierro.

7. ¿Cuáles son los resultados esperables?

Si la terapia se comienza antes de que se dañen los órganos, se pueden evitar las complicaciones asociadas con esta enfermedad.

En ese sentido, las flebotomías frecuentes pueden detener el avance del deterioro en el hígado en su fase inicial, permitiendo una expectativa de vida normal. Sin embargo, si ya existen indicios de cirrosis, hay un alto riesgo de sufrir cáncer, mismo logrando normalizar los niveles de hierro, ya que esta es irreversible.

En el caso de la diabetes producida por el daño al páncreas, generalmente mejora con el tratamiento. Por otro lado, las extracciones de sangre también ayudan a aliviar los síntomas de cansancio, dolor abdominal y oscurecimiento de la piel.

8. ¿Qué otros cuidados se pueden tomar para mejorar la enfermedad?

A los pacientes que padecen Hemocromatosis se les recomienda evitar los suplementos que contengan hierro y vitamina C, tomar alcohol y comer pescado y mariscos crudos.

PARTE III. DIABETES

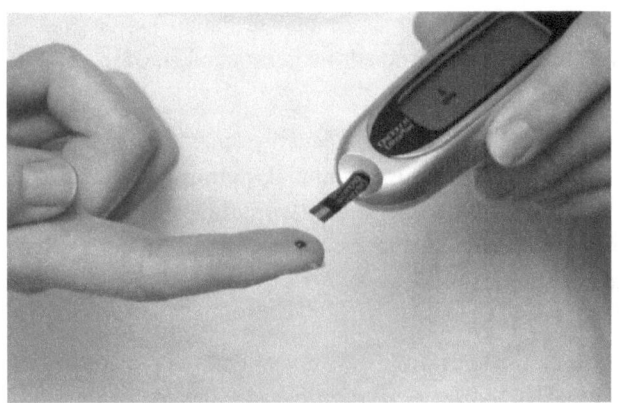

Capítulo 42. La Prediabetes y cómo solucionarla a tiempo

La prediabetes es un trastorno en el que el nivel de azúcar (glucemia) en sangre es mayor de lo normal, pero sin llegar a los niveles límite para hacer el diagnóstico de diabetes mellitus.

Esta condición puede presentarse tanto en adultos como en niños y, si no se trata, puede provocar daños a largo plazo en el corazón, los vasos sanguíneos y los riñones, entre otros órganos.

Los cambios en el estilo de vida pueden ayudar a regular el nivel de azúcar en el cuerpo y prevenir su evolución.

Para conocer más sobre este tema, entrevistamos a Mario Vega Carbó, médico endocrinólogo, con más de 20 años de experiencia.

Doctor Mario,
1. ¿Cuáles son las causas de la Prediabetes?

La causa exacta se desconoce, pero los antecedentes familiares, la genética y el exceso de grasa en el organismo parecen tener un papel importante. La mayor parte de la glucosa en el cuerpo proviene de los alimentos que comemos. Luego la insulina, una hormona generada por el páncreas, la transporta hasta las células, para su utilización como fuente de energía.

Las personas con prediabetes no procesan el azúcar adecuadamente y esta se acumula en el torrente sanguíneo provocando efectos negativos para la salud.

2. ¿Cuáles son los síntomas de esta afección?

Por lo general la prediabetes no presenta signos. Cuando ya está avanzada, puede haber un oscurecimiento de la piel en ciertas partes del cuerpo y un aumento del hambre, de la sed y de la necesidad de orinar.

Además, puede haber pérdida de peso, fatiga, dolores de cabeza, náuseas, vómitos, taquicardia y visión borrosa. Si esto ocurre, el paciente está en riesgo serio de tener diabetes.

3. ¿Cómo se detecta esta dolencia?

Al no haber síntomas, para diagnosticar la prediabetes es necesario realizar un examen de sangre para medir el nivel de azúcar.

4. ¿Quiénes tienen más riesgos de padecerla?

Al igual que en el caso de la diabetes mellitus, los mayores de 45 años, los que tienen obesidad y sobrepeso, los que no realizan activada física, los que padecen de presión alta o de Síndrome de Ovario Poliquístico, y los que tienen colesterol "bueno" (HDL) bajo, triglicéridos altos y antecedentes familiares con esta enfermedad, tienen más posibilidades de sufrirla.

5. ¿En qué consiste su tratamiento?

Optar por un estilo de vida saludable generalmente ayuda a normalizar los niveles de azúcar en la sangre. Esto incluye consumir alimentos con bajo contenido de grasa y calorías, y con mucha fibra. También hacer ejercicio regular, beber mucha agua, eliminar el sobrepeso, dejar de fumar y evitar el consumo de alcohol.

Por otro lado, de ser necesario, el médico puede recetar algún medicamento para controlar los niveles de glucosa, colesterol, triglicéridos y la presión arterial alta.

6. ¿Qué otras complicaciones puede traer la prediabetes?

Las personas con esta afección tienen un riesgo mayor de presentar diabetes mellitus en los próximos 10 años. Además, también aumentan las posibilidades de padecer enfermedades cardíacas, ceguera, fallo renal, daños neurológicos y derrames.

Capítulo 43. Diabetes Mellitus tipo 2

La Diabetes Mellitus tipo 2 es un trastorno crónico que impide la correcta metabolización de la glucosa, haciendo que se acumule en la sangre. Esto puede ser provocado por un déficit en la producción de insulina en el páncreas que es precedida por una resistencia de las células a la acción de esta hormona.

La insulina es la encargada de regular el azúcar en el cuerpo y su utilización como fuente de energía en los músculos y otros tejidos.

Se estima que cerca de un 8 por ciento de la población adulta sufre diabetes y, si no se trata correctamente, puede provocar enfermedades del corazón y de los riñones, problemas oculares, polineuropatías y úlceras graves en las extremidades, principalmente en los miembros inferiores. Si bien no tiene cura, la misma puede ser controlada con una dieta adecuada, el ejercicio regular, la pérdida de peso, medicamentos y tratamiento.

Para conocer más sobre este tema, entrevistamos a Mario Vega Carbó, médico endocrinólogo con más de 20 años de experiencia.

Doctor Mario,
1. ¿Qué es la resistencia a la insulina y qué la causa?

La resistencia a la insulina provoca que las células del cuerpo no respondan normalmente a esta hormona. Esto hace que la glucosa no pueda ingresar a ellas con la misma facilidad, generando que se acumule en la sangre. Si bien en la mayoría de los casos no se conoce el motivo concreto que la causa, hay una serie de factores que influyen en su aparición.

Entre ellos se destacan los componentes hereditarios, la obesidad, la inactividad física, el consumo de grasas saturadas y las dietas ricas en sodio, el sedentarismo, la hipertensión, la arteriosclerosis, el Alzheimer, el colesterol y los triglicéridos elevados, ciertos tipos de cáncer y algunos medicamentos como la cortisona.

2. ¿Cuál es la relación que esto tiene con la Diabetes?

Con el tiempo la resistencia a la insulina pude generarla. A media que la sensibilidad a esta hormona baja, el páncreas buscará generar más, para mantener los niveles normales de azúcar en la sangre.

Cuando el páncreas ya no tiene capacidad para segregar insulina, puede provocar una intolerancia a la glucosa que derive en diabetes.

3. ¿Quiénes tienen más riesgos de padecerla?

La mayoría de las personas con esta enfermedad tienen sobrepeso o son obesas, ya que el aumento de la grasa le dificulta al cuerpo el uso de la insulina de la manera correcta. Además, los antecedentes familiares, la genética, un bajo nivel de actividad física y una dieta deficiente aumentan los riesgos de padecerla.

Del mismo modo, haber sufrido enfermedades como la prediabetes, la diabetes gestacional y el Síndrome de Ovario Poliquístico, son factores de riesgo para diabetes.

Otro factor a tener en cuenta es la edad, ya que las posibilidades crecen a medida que se envejece, especialmente después de cumplir 45 años. No obstante, la diabetes mellitus tipo 2 está aumentando significativamente entre niños, adolescentes y adultos jóvenes.

4. ¿Cuáles son sus principales síntomas?

Por lo general la diabetes se desarrolla lentamente y en un principio la persona puede no presentar signos. Cuando ya está más avanzada, puede haber un aumento del hambre, de la sed y de la necesidad de orinar.

Otros síntomas comunes son las infecciones en la vejiga, el riñón o la piel; fatiga; dolores de cabeza y abdominal; náuseas, vómitos; taquicardia; cicatrización inadecuada; zonas de piel oscurecida, generalmente en las axilas y el cuello; y visión borrosa.

5. ¿Cómo se detecta?

Frente a sus síntomas, generalmente se realiza un análisis de la historia clínica del paciente, un examen físico y se miden el nivel de glucemia, hemoglobina glicosilada y lípidos en la sangre.

También es posible que se lleven a cabo estudios de orina, osmolaridad, frecuencia cardíaca, presión arterial y otras pruebas para confirmar el diagnóstico.

6. ¿En qué consiste su tratamiento?

El objetivo de la terapia es restaurar los niveles glucémicos normales, para lo cual puede ser necesario aplicar un sustitutivo de insulina o análogos de la insulina o antidiabéticos orales.

Por otro lado, como la ingesta excesiva de alimentos y el sedentarismo aumentan los riesgos de esta enfermedad, también se trabaja en una dieta especial y en la adaptación de un estilo de vida más saludable.

En ese sentido, es importante controlar el peso y consumir una dieta bien balanceada con menos calorías, carbohidratos refinados y grasas saturadas, y más frutas, verduras y fibras. También realizar actividad física en forma regular y evitar fumar y consumir alcohol en exceso.

Además, el paciente deberá aprender a medir su nivel de azúcar en sangre mediante un glucómetro y realizar controles periódicos. En base a estos resultados, el tratamiento se irá ajustando de acuerdo a las necesidades para mantener un rango apropiado.

Si hace falta, el médico recetará medicamentos inyectables u orales que ayuden a regular el nivel de azúcar, como metformina, sulfonilureas, meglitinidas o tiazolidinadionas. También puede ser necesaria la administración de insulina.

7. ¿Qué otras complicaciones puede traer la Diabetes?

Dentro de los problemas relacionados con la Diabetes que requieren atención inmediata se encuentran la Hiperglucemia, el Síndrome Hiperosmolar Hiperglucémico, la Cetoacidosis Diabética y la Hipoglucemia.

Por otro lado, si no se controla correctamente, puede provocar enfermedades del corazón y accidente cerebrovascular; problemas oculares, auditivos, dentarios y en la piel; daños a los riñones; pérdida de la sensibilidad; lesión a los nervios y úlceras graves en los pies que incluso pueden llegar a la amputación. También, inconvenientes para digerir los alimentos, cicatrización lenta, apnea de sueño, Alzheimer y disfunción eréctil.

8. ¿Qué otros aspectos se deben tener en cuenta durante esta enfermedad?

Vivir con diabetes puede ser muy estresante y causar depresión y angustia. Por eso es importante también cuidar la salud emocional. Se aconseja practicar la meditación para liberar la mente de preocupaciones, hacer yoga y otras actividades relajantes. En caso de ser necesario, se recomienda el apoyo psicológico y terapéutico.

Por otro lado, es importante que estos pacientes lleven una pulsera o tarjeta especial que señale su condición, para alertar a los demás en situaciones de emergencia.

Capítulo 44. Diabetes MODY

La diabetes de la edad madura que se presenta en el joven es conocida como MODY por sus siglas en inglés ("Maturity Onset Diabetes of the Young"). Se trata de un tipo de afección con características de la Diabetes Mellitus, cuyo inicio generalmente se da en la adultez, pero que en este caso surge antes de los 25 años.

La misma no está relacionada con la tendencia observada en los últimos tiempos, en que la enfermedad aparece en la población infantil como consecuencia de la obesidad, fruto de una alimentación inadecuada y la falta de ejercicio físico. En general los pacientes con Diabetes MODY no presentan sobrepeso.

Para conocer más sobre este tema, consultamos al doctor Mario Vega Carbó, especialista en endocrinología clínica.

Doctor Mario,
1. ¿Qué caracteriza a la Diabetes tipo MODY?

Este tipo se caracteriza por aparecer antes de los 25 años, ser mayormente hereditaria (se transmite fuertemente de padres a hijos), tener una evolución lenta y progresiva, y presentar un déficit en la secreción de insulina.

Esta no suele iniciar con alta concentración de cuerpos cetónicos en la orina y no está relacionada con la obesidad.

2. ¿Cuál es la causa de esta enfermedad?

Por lo general se trata de una enfermedad monogénica, que es consecuencia de mutaciones en un solo gen que afecta la maduración de las células beta pancreáticas, productoras de insulina.

162

Esto la diferencia de los tipos 1 y 2, que suelen ser provocadas por varios genes, además de los factores en el estilo de vida. Se conocen al menos 13 genes que pueden ocasionar la diabetes MODY. La mayoría de ellos son agentes de trascripción que intervienen en el desarrollo embrionario.

Esta dolencia aparece con mayor frecuencia en niños y adolescentes, quienes generalmente presentan una menor capacidad de producir insulina. En muy pocos casos, el problema es una severa resistencia a esta hormona.

3. ¿Cómo se detecta la Diabetes MODY?

En muchas ocasiones los pacientes con MODY son diagnosticados erróneamente con Diabetes tipo 1 o 2, lo que ocasiona que reciban un tratamiento inadecuado. Para su detección correcta es fundamental analizar el histórico familiar, la edad de aparición, el grado de hiperglucemia y la ausencia de autoanticuerpos pancreáticos.

Por otro lado, los exámenes de los niveles de glucosa e insulina en sangre y las pruebas genéticas y de varios anticuerpos pueden contribuir al diagnóstico.

4. ¿Cómo se trata esta dolencia?

La terapia dependerá del tipo de MODY y sus síntomas. Algunas personas pueden controlar la enfermedad con una dieta adecuada y la práctica regular de ejercicio físico. Otras necesitarán tomar medicamentos para la diabetes, ya sea insulina o algún antidiabético oral.

Si bien la respuesta inicial a los antidiabéticos orales suele ser buena, algunos subtipos de MODY están más predispuestos a precisar insulina a medida que avance la enfermedad.

En ocasiones, los pacientes también deben seguir tratamientos para afecciones relacionadas, como quistes del riñón o gota.

5. ¿Qué otros aspectos se deben tener en cuenta durante esta enfermedad?

Al igual que ocurre con los otros tipos de diabetes, el paciente deberá aprender a medir los niveles glucémicos y seguir una dieta personalizada que ayude a controlar la enfermedad.

En caso de confirmarse la Diabetes MODY, es importante detectar a los familiares en riesgo, por su capacidad de ser heredada.

Capítulo 45. Diabetes LADA

La Diabetes Autoinmune Latente en Adultos, o LADA por sus siglas en inglés ("Latent Autoimmune Diabetes in Adults"), es un tipo de dolencia de aparición tardía, que generalmente se diagnostica en personas mayores de 30 años.

También conocida como diabetes *tipo 1.5*, se trata de un trastorno autoinmune genético, en el que el sistema inmunológico ataca por error al páncreas y destruye a las células que producen insulina, al igual que ocurre en el tipo 1 (Diabetes Juvenil). En este caso, el avance se da de manera lenta y progresiva, lo que a veces provoca que se confunda con la diabetes tipo 2.

Para conocer más sobre este tema, entrevistamos Mario Vega Carbó, médico endocrinólogo con más de 20 años de experiencia.

Doctor Mario,
1. ¿Cuáles son las características especiales de este tipo de diabetes?

La Diabetes LADA tiene algunas características del tipo 1 y otras del tipo 2. Algunos especialistas incluso la consideran una variante de la Diabetes Juvenil, ya que también es de origen autoinmune, no es hereditaria y hay presencia de anticuerpos en la sangre. No obstante, varía en la edad en que aparece, en que su progresión es mucho más lenta y en que no se aprecia cetona en la sangre ni en la orina.

Con respecto a la diabetes tipo 2, coincide en que se presenta en adultos de entre 30 y 50 años y en que el paciente en un primer momento continúa produciendo insulina.

Por el contrario, se diferencia en un nivel bajo de péptido C y el aumento de los niveles de anticuerpos contra los islotes pancreáticos.

2. ¿Cuáles son los síntomas de la Diabetes LADA?

Los síntomas son similares a los de la diabetes tipo 1 y 2: aumento del hambre, de la sed y de la necesidad de orinar; sensación de cansancio; visión borrosa; dolor de cabeza; irritabilidad y cambios en el humor.

3. ¿Cómo se detecta esta enfermedad?

Frente a sus signos, generalmente se realiza un análisis de la historia clínica del paciente, un examen físico y se miden los niveles de glucemia, hemoglobina glicosilada y lípidos en la sangre. También pruebas de varios anticuerpos, como de células islotes (ICA), de ácido glutámico descarboxilasa (GAD) y anti-insulina (IAA).

Dado que generalmente aparece en adultos, muchas veces sus síntomas se confunden con diabetes tipo 2. Se estima que entre un 10 y un 15 por ciento de los diagnósticos de esta dolencia en realidad son de diabetes tipo LADA.

Para corroborar que se trata de esta afección, el paciente debe tener más de 30 años, presentar al menos uno de los anticuerpos que corresponde a la diabetes tipo 1 y no haber sido tratados con insulina en los primeros seis meses luego de su detección.

4. ¿En qué consiste el tratamiento de la Diabetes LADA?

Al igual que ocurre con la diabetes tipo 2, los pacientes con LADA pueden en un comienzo utilizar medicación oral, hacer ejercicio y llevar una dieta equilibrada para controlar la enfermedad. Sin embargo, con el tiempo el páncreas dejará de producir insulina por completo, como ocurre en el tipo 1, y será necesaria la aplicación de inyecciones de la hormona.

El proceso entre una etapa y otra puede demorar meses e incluso años luego del diagnóstico. Es posible que se receten medicamentos para la presión arterial alta y para bajar el colesterol.

166

5. ¿Qué complicaciones puede traer la diabetes LADA?

Al igual que con los tipos 1 y 2, los diagnosticados con LADA tienen más riesgos de sufrir enfermedades circulatorias y del corazón; lesiones en los nervios, daños renales, en los ojos y en los pies, infecciones de la piel y la boca, y complicaciones en el embarazo.

Capítulo 46. Otros tipos específicos de Diabetes

La glucosa es la principal fuente de energía del organismo. Este azúcar proviene de los alimentos que se consumen y la insulina es la encargada de regular su ingreso a las células del cuerpo.

Cuando los niveles de glucosa en la sangre están elevados se genera una enfermedad crónica e irreversible del metabolismo conocida como diabetes.

Esta puede dividirse en 4 grandes grupos: tipo 1 o autoinmune; tipo 2; gestacional y otros tipos específicos de diabetes. En la diabetes tipo 1 el páncreas no produce suficiente insulina. En la tipo 2, que es la más común, suele haber una resistencia a esta hormona y el cuerpo no la usa de manera adecuada. En cuanto a la diabetes gestacional, es aquella que aparece durante el embarazo.

Dentro de la categoría "otros tipos específicos de diabetes", se incluyen todos los tipos que se desencadenan como complicación o síntoma de síndromes genéticos, cirugías, medicamentos, desnutrición, infecciones y otras condiciones de salud.

Para conocer más sobre este tema, entrevistamos a Mario Vega Carbó, médico endocrinólogo con más de 20 años de experiencia.

Doctor Mario,
1. ¿Qué porcentaje de casos de esta enfermedad corresponden a estos otros tipos específicos de diabetes?

Se estima que este tipo representa entre 1- 2 % del total de casos.

2. ¿Qué alteraciones genéticas y endocrinopatías puede causar estos tipos de diabetes secundarios?

Entre los síndromes genéticos que pueden derivar en diabetes se encuentran el de Klinefelter, Turner, Down, Prader-Willi, Laurence-Moon-Biedl y Wolfram.

En tanto, en las endocrinopatías se encuentran el síndrome de Cushing, la acromegalia, las enfermedades tiroideas o tiroidopatías, tumores productores de hormonas como glucagon o somatostatina, el feocromocitoma, el hiperaldosteronismo primario, el síndrome carcinoide, los síndromes síndromes poliglandulares autoinmunes y el síndrome de ovario poliquístico.

3. ¿Por qué estas patologías endócrinas pueden derivar en diabetes?

Esto se debe a que existen hormonas con propiedades opuestas a la acción de la insulina, como el cortisol, la hormona de crecimiento, el glucagon y la adrenalina; y otras que inhiben su secreción, como la aldosterona y la somatostatina.

4. ¿Qué enfermedades del páncreas y medicamentos pueden derivar en otros tipos de diabetes?

Entre las primeras se encuentran la pancreatitis crónica, ya sea inducida por fármacos, virus o por litiasis vesicular; el carcinoma pancreático, la hemocromatosis; la fibrosis quística y la pancreatectomía (extirpación quirúrgica del páncreas).

En cuanto a los medicamentos, algunos de ellos son los corticoides, los diuréticos tiazídicos, el ácido nicotínico, los estrógenos, los anticonceptivos orales, la pentamidina y los fármacos psicoactivos.

5. ¿Cómo se trata estos tipos de diabetes secundarios?

La terapia dependerá de la causa de la enfermedad y sus síntomas. Algunas personas la podrán controlar con una dieta adecuada y la práctica regular de ejercicio físico. Otras necesitarán tomar medicamentos para la diabetes. En caso de ser consecuencia de otra dolencia, la misma deberá ser tratada. Si la causa es un medicamento, podrá ser sustituido por otro.

Capítulo 47. Complicación aguda de la Diabetes

La diabetes es un trastorno crónico que impide la correcta metabolización de la glucosa, haciendo que se acumule en la sangre. Si no se controla de manera adecuada, esto puede generar problemas graves en el corazón, los ojos, los riñones, los nervios y los pies.

Además, algunas complicaciones agudas de esta enfermedad pueden aparecer rápidamente y poner en riesgo la vida del paciente. Entre estas situaciones serias se encuentran la Hipoglucemia, la Hiperglucemia, el Coma Hiperosmolar y la Cetoacidosis.

Para conocer más sobre este tema, entrevistamos a Mario Vega Carbó, médico endocrinólogo con más de 20 años de experiencia.

Doctor Mario,
1. ¿Qué es la Hipoglucemia y qué complicación aguda puede provocar?

La hipoglucemia es un trastorno en el que los niveles de azúcar en sangre están por debajo de lo normal. Generalmente se presenta en pacientes que toman medicamentos para la diabetes en dosis mayores de las necesarias. Esto provoca que haya mucha insulina y poca azúcar en la sangre.

Si no se resuelve en forma rápida, la hipoglucemia puede empeorar con velocidad y causar crisis epilépticas y daño cerebral.

2. ¿Cómo se trata la Hipoglucemia?

Frente a sus síntomas, la terapia busca corregir el nivel bajo de azúcar en la sangre. Esto puede incluir beber jugos, consumir alimentos y tomar tabletas de glucosa.

En casos graves, puede ser necesaria una inyección de glucagon, una hormona que eleva rápidamente el azúcar.

3. ¿Qué es la Hiperglucemia y qué trastornos graves puede provocar?

La hiperglucemia es una afección en el que los niveles de azúcar en sangre están por arriba de lo normal.Cuando los mismos están muy elevados durante un período de tiempo prolongado, pueden provocar dos trastornos graves: el Estado Hipoglucémico Hiperosmolar y la Cetoacidosis Diabética.

4. ¿Qué es el Estado Hipoglucémico Hiperosmolar y qué complicaciones agudas puede generar?

Se trata de una de las alteraciones metabólicas más graves que se presentan en pacientes con diabetes e implica un nivel muy alto de azúcar en la sangre, deshidratación extrema y disminución de la conciencia.

Generalmente este estado se da en personas mayores que no tienen la enfermedad controlada. También puede desencadenarse por infecciones agudas o el consumo de medicamentos como corticoides o diuréticos. Si no se trata, la deshidratación severa puede causar convulsiones, coma y finalmente la muerte.

5. ¿En qué consiste su tratamiento?

Por lo general lo primero que se hace es corregir la pérdida de líquido administrando una solución fisiológica por vía intravenosa. Esto mejora la presión arterial, la producción de orina y la circulación.

Luego, el nivel alto de glucosa se trata con la administración de insulina.

6. ¿Qué es la Cetoacidosis Diabética?

Se trata de otra complicación grave de la Diabetes que ocurre cuando el cuerpo produce niveles elevados de cetonas, unos ácidos presentes en la sangre.

Las cetonas son químicos que el organismo crea en el momento que quema grasa para utilizarla como energía. Eso ocurre cuando no hay suficiente insulina para usar la glucosa, la fuente principal de combustible de los músculos y otros tejidos.

7. ¿Qué complicaciones puede traer esta afección?

La Cetoacidosis Diabética puede causar una acumulación de líquido en el cerebro, ataque cardíaco e insuficiencia renal, entre otras enfermedades graves. Por eso es importante que, frente a sus síntomas, se busque atención con urgencia.

8. ¿Cómo se trata la Cetoacidosis Diabética?

En primer lugar se busca corregir el alto nivel de glucosa en la sangre con insulina y reemplazar los líquidos y electrolitos perdidos.

Si existe una infección bacteriana se la combate con antibióticos. Si otra enfermedad está causando esta afección, la misma también debe ser tratada.

9. ¿Cómo se pueden prevenir estas complicaciones agudas de la diabetes?

Las personas con esta enfermedad tienen que hacerse autocontroles de glucemia para controlar regularmente los niveles en sangre. Es fundamental que tomen correctamente la medicación prescripta y que no modifiquen las dosis de insulina sin supervisión médica.

Por otro lado, es importante que sigan una dieta balanceada, que practiquen ejercicio en forma regular, que mantengan un peso adecuado y que eviten el alcohol y el tabaco.

Capítulo 48. La Hipoglucemia Diabética y sus complicaciones

La hipoglucemia es un trastorno en el que los niveles de azúcar en sangre están por debajo de lo normal. Por el contrario, la diabetes es una enfermedad en la que los mismos están demasiado altos.

La insulina es la encargada de regular la glucemia en el cuerpo y su utilización como fuente de energía en los músculos y otros tejidos.

Durante el tratamiento de la diabetes, generalmente se aplican sustitutivos o análogos de esta hormona para restaurar los niveles normales de azúcar.

Si se utiliza una dosis muy alta, esto puede generar que los valores bajen demasiado, resultando en una Hipoglucemia Diabética.

Para conocer más sobre este tema, entrevistamos a Mario Vega Carbó, médico endocrinólogo con más de 20 años de experiencia.

Doctor Mario,
1. ¿Cuáles son las causas de la Hipoglucemia?

Generalmente este trastorno se presenta en pacientes que toman medicamentos para la diabetes en dosis mayores de las necesarias. Esto provoca que haya mucha insulina y poca azúcar en la sangre. Otra causa puede ser un tumor en el páncreas, conocido como Insulinoma.

Además, también puede aparecer cuando no se come lo suficiente, si se saltan o se retrasan comidas, si se toman bebidas alcohólicas en exceso o se realiza más ejercicio de lo normal.

2. ¿Cuáles son sus principales síntomas?

El nivel de azúcar normal en sangre es de entre 70 y 99 mg/dL. Cuando está entre 55 y 70 mg/dL, se considera que el paciente tiene una hipoglucemia leve y puede presentar hambre, transpiración, nerviosismo y temblores.

173

Cuando está entre 40 y 55 mg/dl, se considera Hipoglucemia Moderada y puede haber mareos, somnolencia, confusión, dificultad para hablar, ansiedad y debilidad.

Cuando es menor de 40 mg/dl, se considera Hipoglucemia Severa y puede presentar pensamiento confuso, convulsiones, pérdida de conocimiento y coma.

3. ¿En qué consiste su tratamiento?

La terapia buscará corregir el nivel bajo de azúcar en la sangre. Esto puede incluir beber jugos, consumir alimentos y tomar tabletas de glucosa. En casos graves, puede ser necesaria una inyección de glucagon, una hormona que eleva rápidamente el azúcar.

Si la hipoglucemia es consecuencia de un Insulinoma, el tumor puede eliminarse con una cirugía, lo que suele resolver el problema. Si hay muchos tumores, será necesario extirpar parte del páncreas.

4. ¿Qué otras complicaciones puede causar esta dolencia?

Si no se resuelve en forma rápida, la hipoglucemia puede empeorar con velocidad y causar crisis epilépticas y daño cerebral. En algunos casos, este trastorno puede producirse mientras la persona duerme. Sus síntomas son sudoración excesiva, pesadillas, cansancio, irritabilidad y desorientación al despertar.

5. ¿Cómo se previene la Hipoglucemia Diabética?

Para evitar este trastorno, se recomienda medir con regularidad los niveles de glucosa y mantener un horario fijo para las comidas. También seguir la terapia médica indicada para el control de la diabetes y tomar los medicamentos a la hora y en las dosis indicadas.

Si se va a practicar actividades físicas, se aconseja beber líquido y comer antes. Además, a las personas con riegos de sufrir hipoglucemia se les recomienda tener siempre a mano tabletas de glucosa o caramelos.

También que midan sus niveles de glucosa antes de conducir u operar alguna máquina.

Por último, es importante que estos pacientes lleven una pulsera o tarjeta especial que señale su condición, para alertar a los demás en situaciones de emergencia. Es bueno que alerten a familiares, amigos y compañeros de trabajo sobre la hipoglucemia y cómo actuar ante una crisis.

Capítulo 49. Estado Hiperglucémico Hiperosmolar

El Estado Hiperglucémico Hiperosmolar es una de las alteraciónes metabólicas más graves que se presentan en pacientes con Diabetes.

El mismo implica un nivel muy alto de azúcar (glucosa) en la sangre, deshidratación extrema y disminución de la conciencia.

Generalmente esta afección se da en personas mayores que no tienen la enfermedad controlada. También puede desencadenarse por infecciones agudas o el consumo de medicamentos como corticoides o diuréticos.

Si no se trata, la deshidratación severa puede causar convulsiones, coma y finalmente la muerte.

Para hablar sobre este tema, entrevistamos al doctor Mario Vega Carbó, especialista en endocrinología clínica.

Doctor Mario,
1. ¿Cuáles son los síntomas de un Estado Hiperglucémico Hiperosmolar?

Cuando se eleva el nivel de azúcar en la sangre, el cuerpo trata de eliminar el exceso por la orina, por lo que uno de sus signos es tener que ir al baño muy seguido. Otros síntomas son la sed excesiva, la necesidad de tomar mucho líquido, la boca seca y los labios agrietados, fiebre y la orina de color oscura.

El paciente también puede sentirse débil, tener somnolencia o confusión, náuseas, pérdida de peso, disminución de la visión, alucinaciones y debilidad en un lado del cuerpo. Los signos pueden empeorar durante días o semanas y causar problemas con el movimiento, deterioro en el habla, convulsiones y coma.

2. ¿Qué otros factores pueden desencadenar esta afección?

Además de la Diabetes no controlada, el Estado Hiperglucémico Hiperosmolar puede ser causado por una infección aguda u otras enfermedades coexistentes, como un ataque al corazón, un derrame cerebral o una cirugía reciente. También, puede ser consecuencia de beber poco líquido, consumir muchos alimentos con carbohidratos y azúcar, o una insuficiencia cardíaca o renal.

Además, ciertos medicamentos que disminuyen el efecto de la insulina en el cuerpo o que aumentan la pérdida de líquidos, pueden desencadenarlo.

3. ¿Cómo se detecta el Estado Hiperglucémico Hiperosmolar?

Frente a sus síntomas, generalmente se realiza un análisis de la historia clínica del paciente y se miden el nivel de glucosa en la sangre, la fiebre, la frecuencia cardíaca y la presión arterial.

También es posible que se lleven a cabo exámenes de orina, osmolaridad, niveles de BUN, sodio y creatina, radiografía de tórax, electrocardiograma y tomografía computarizada de la cabeza para confirmar el diagnóstico.

4. ¿En qué consiste su tratamiento?

Por lo general lo primero que se hace es corregir la pérdida de líquido administrando una solución fisiológica por vía intravenosa. Esto mejorará la presión arterial, la producción de orina y la circulación. Luego el nivel alto de glucosa se trata con la administración de insulina.

5. ¿Qué otras complicaciones puede traer el Estado Hiperglucémico Hiperosmolar?

Si no se trata esta afección puede causar un shock en el que el cuerpo no reciba un flujo de sangre suficiente, provocando daño en distintos órganos. Además, puede generar la formación de coágulos, edema cerebral y un aumento del nivel de ácido en la sangre.

6. ¿Cómo se puede prevenir?

El Estado Hiperglucémico Hiperosmolar sólo ocurre cuando la Diabetes no está bien controlada. Por eso se recomienda medir el azúcar en sangre de manera regular y tomar los medicamentos recetados por el médico. Además, es aconsejable beber líquido con frecuencia.

Capítulo 50. Cetoacidosis Diabética

La Cetoacidosis Diabética es una complicación grave de la diabetes que ocurre cuando el cuerpo produce niveles elevados de cetonas, unos ácidos presentes en la sangre.

Las cetonas son químicos que el organismo crea en el momento que quema grasa para utilizarla como energía. Eso ocurre cuando no hay suficiente insulina para usar la glucosa, la fuente principal de combustible de los músculos y otros tejidos.

Generalmente esta complicación se da en personas con diabetes tipo 1. Cuando las cetonas se acumulan en la sangre, la misma se vuelve más ácida. Un alto nivel puede ser tóxico y poner en riesgo la vida.

Para conocer más sobre este tema, entrevistamos a Mario Vega Carbó, especialista en endocrinología quien se desempeña como endocrinólogo en el Consultorio Vega & Vado de Managua, Nicaragua.

Doctor Mario,
1. ¿Qué puede desencadenar la Cetoacidosis Diabética?

En general esta complicación se presenta cuando hay un nivel de azúcar descontrolado en la sangre por un largo período de tiempo. También puede ser consecuencia de comida insuficiente, una reacción a la insulina, una infección, una lesión, una enfermedad grave, un trauma físico o emocional, un ataque cardíaco, una cirugía, ciertos medicamentos, como los corticoesteroides y algunos diuréticos, y el consumo excesivo de alcohol o drogas, especialmente la cocaína.

En muchas ocasiones la cetoacidosis puede ser el primer síntoma que aparece en personas con diabetes tipo 1 que no ha sido detectada.

En casos en que ya fue diagnosticada, puede desencadenarse cuando el paciente deja de tomar los medicamentos o cuando se precisa de una dosis más alta.

2. ¿Cuáles son sus principales síntomas?

Las personas con Cetoacidosis Diabética pueden presentar una disminución del estado de conciencia, falta de aire, sequedad en la boca y la piel, enrojecimiento de la cara, micción frecuente, sed excesiva, dolor de cabeza y abdominal, fatiga, aliento con olor a fruta, rigidez muscular, náuseas y vómitos.

3. ¿Cómo se diagnostica esta dolencia?

Frente a sus síntomas, generalmente se realiza una exploración física y un examen de cetonas mediante una muestra de sangre o de orina. Para completar el diagnóstico también pueden llevarse a cabo una gasometría arterial, radiografía de tórax, electrocardiograma, pruebas metabólicas y medición de la presión arterial y de los niveles de glucosa.

4. ¿En qué consiste su tratamiento?

En primer lugar se buscará corregir el alto nivel de glucosa en la sangre con insulina y reemplazar los líquidos y electrolitos perdidos. Si existe una infección bacteriana se la combatirá con antibióticos. Si otra enfermedad está causando esta afección, la misma deberá ser tratada.

Si el paciente tiene diabetes se le puede enseñar a detectar los niveles altos de azúcar y la acumulación de cetona a través de glucómetros de uso doméstico que analizan sangre y orina.

5. ¿Qué complicaciones puede traer la Cetoacidosis Diabética?

Esta afección puede causar una acumulación de líquido en el cerebro, ataque cardíaco e insuficiencia renal, entre otras enfermedades graves.

Por eso es importante que, frente a sus síntomas, se busque atención con urgencia.

Capítulo 51. La Neuropatía Diabética y sus complicaciones

La Neuropatía Diabética es el daño en los nervios que se produce como consecuencia de la Diabetes. El alto nivel de azúcar en sangre (glucemia) y la disminución del flujo sanguíneo pueden afectar a los nervios de todo el cuerpo, principalmente a los de las piernas y los pies.

Se estima que la mitad de los diabéticos padecen trastornos de este tipo. En general son consecuencia de un descontrol en la enfermedad. En algunas personas sus síntomas son leves, pero en otras pueden ser bien dolorosos y causar graves daños.

Para conocer más sobre este tema, entrevistamos a Mario Vega Carbó, especialista en endocrinología con más de 20 años de experiencia.

Doctor Mario,
1. ¿Cuáles son los síntomas de esta afección?

La neuropatía diabética se desarrolla lentamente y en un principio la persona puede no presentar signos. Cuando ya está más avanzada, los síntomas dependen de los nervios que estén afectados. En los pies y manos, puede haber hormigueo, ardor o dolor en los dedos. También pérdida de la sensibilidad, lo que hace que no se perciban ampollas, cortes o el contacto con algo demasiado frío o caliente.

En el sistema digestivo, puede haber problemas para digerir los alimentos, acidez gástrica, inconvenientes para tragar, náuseas, estreñimiento, diarrea y vómitos. Cuando afecta al corazón y vasos sanguíneos, puede haber sensación de mareo y aumento de la frecuencia cardíaca, incluso estando en reposo.

Además, puede haber pérdida del equilibro y la coordinación; aumento de la sudoración; problemas sexuales, como disfunción eréctil y resequedad vaginal; y vesicales, con infecciones en el tracto urinario o retención o incontinencia de orina.

2. ¿Quiénes tienen más riesgos de padecer Neuropatía Diabética?

Cualquier persona con Diabetes puede sufrirla, pero las que no controlan la enfermedad, las que tienen problemas renales o sobrepeso, las que fuman y las mayores de 50 años tienen más riesgos de padecerla.

3. ¿Cómo se detecta esta enfermedad?

Se realiza un examen físico para evaluar la fortaleza muscular, los reflejos, la sensibilidad al tacto y los cambios en la piel y el cabello. Posiblemente se lleven a cabo pruebas de conducción nerviosa y basculación, electromiografía y un estudio de vaciado gástrico para confirmar el diagnóstico.

4. ¿En qué consiste su tratamiento?

La neuropatía diabética no tiene cura, pero se pueden llevar adelante acciones para reducir su avance, aliviar sus síntomas y controlar las complicaciones derivadas de ella. Entre otras iniciativas, es posible recetar medicamentos para el dolor en los pies, las piernas o brazos; para náuseas, vómitos u otros problemas con la digestión; y para la disfunción eréctil y la sequedad vaginal.

Por otro lado, es importante tratar la Diabetes comiendo alimentos saludables, haciendo ejercicio regular, perdiendo peso y tomando los fármacos o insulina recetados por el médico. También, revisando los niveles de azúcar en sangre y cuidando y controlando los pies con frecuencia.

5. ¿Qué otras complicaciones puede traer esta dolencia?

La neuropatía diabética puede aumentar los riesgos de infecciones en el tracto urinario y el riñón, daño articular, bruscos descensos de la presión arterial y úlceras en los pies que incluso pueden llegar a una amputación. Otros problemas son los sexuales y digestivos.

Por otro lado, esta dolencia puede ocultar los síntomas de un dolor de pecho que advierte de una enfermedad o ataque cardíaco, por lo que deben tomarse precauciones.

Capítulo 52. El Pie Diabético y las posibilidades de amputación

Con el tiempo, el exceso de azúcar en la sangre puede dañar los nervios y hacer que se pierda la sensibilidad en los pies.

Esto puede provocar que no se perciban lesiones, cortaduras, ampollas o llagas y que las mismas deriven en úlceras e infecciones.

Por otro lado, el deterioro en los vasos sanguíneos que causa la Diabetes también puede generar que los pies no reciban suficiente sangre y oxígeno y que su curación y cicatrización sea más difícil. En casos graves, esto puede llevar incluso a una amputación.

Para conocer más sobre el tema, entrevistamos al doctor Mario Vega Carbó, especialista en endocrinología con más de 20 años de experiencia.

Doctor Mario,
1. ¿En qué consiste este trastorno?

El pie diabético es una afección que se produce como consecuencia de mantener niveles de glucosa más elevados de lo normal.

Se caracteriza por una disminución de la sensibilidad y de la circulación de la sangre, lo que puede aumentar los riesgos de padecer úlceras graves.

2. ¿Cuáles son sus principales síntomas?

Algunos signos relacionados con este trastorno son el enrojecimiento, el aumento de la temperatura, áreas callosas que no mejoran y lesiones que no cicatrizan. Es importante prestarle especial atención a uñas encarnadas, ampollas, verrugas plantares, llagas abiertas o sangrantes, olor desagradable, decoloración del pie, hinchazón y úlceras que no mejoran.

185

3. ¿Quiénes tienen más riesgos de padecer esta dolencia?

Los riesgos aumentan a medida que avanza la enfermedad. Se estima que el 15 por ciento de los diabéticos presentan en algún momento lesiones de este tipo en sus pies.

Los niveles altos de glucosa en la sangre, la neuropatía periférica, la mala circulación sanguínea, el deterioro de la visión, las enfermedades renales, la presión arterial alta, el tabaquismo y los callos y las deformidades, aumentan las posibilidades de padecerlas.

4. ¿En qué consiste el tratamiento del pie diabético?

Ante la menor señal de úlcera, se recomienda buscar atención inmediata. Una lesión que no cicatriza y daña los tejidos y los huesos, con el tiempo puede requerir la amputación de un dedo, el pie o una parte de la pierna.

El tratamiento generalmente primero buscar aliviar la presión plantar, mediante el reposo o el uso de férulas. Luego el callo y el tejido muerto se eliminan, la herida se limpia y la infección se trata con antibióticos. La utilización de apósitos de hidrogel como desbridantes puede ser recomendable para facilitar la cicatrización. Por otro lado, es importante controlar y tratar la diabetes, la agregación de plaquetas, la hipertensión y la dislipidemia para evitar complicaciones.

5. ¿En qué casos es necesaria una amputación?

Cuando la dolencia causa una pérdida grave de tejido o una infección mortal, la amputación puede ser la única opción. En estos casos se extrae el tejido dañado mediante una cirugía.

6. ¿Cómo puede prevenirse este trastorno?

La mejor forma de prevenir el pie diabético es controlando adecuadamente la enfermedad con una dieta saludable, ejercicio regular, control del azúcar en sangre y cumplimiento del régimen de medicamentos recetado.

Por otro lado, también se aconseja hacer un estudio neuropático y vascular para medir la sensibilidad y visitar al podólogo o a un traumatólogo con regularidad para inspeccionar y cuidar los pies. En caso de callosidades, juanetes o verrugas, se recomienda no eliminarlos por cuenta propia y acudir a un especialista.

7. ¿Qué cuidados podemos realizar en el hogar?

A los que tengan esta enfermedad se les aconseja observar los pies todos los días, en busca de rozaduras, heridas, ampollas, hinchazón o enrojecimientos. Las zonas que deben mirarse con más atención son la punta del dedo gordo, la parte interior del resto de los dedos, el talón, la planta y la zona exterior del pie. A la hora de cortar las uñas, se deben realizar cortes rectos, evitando dejar esquinas que pueden generar lesiones.

Además, es importante lavar los pies a diario, mantenerlos limpios, secarlos bien, hidratarlos con cremas adecuadas y protegerlos del frío y del calor. Es aconsejable usar un calzado cómodo, medias sintéticas que no aprieten y evitar andar descalzo.

Capítulo 53. La Retinopatía Diabética y los problemas en los ojos

La Retinopatía Diabética es una complicación de la diabetes que afecta a la vista. La misma ocurre cuando el alto nivel de azúcar en la sangre daña los vasos sanguíneos de la retina, el tejido sensible a la luz situado en la parte posterior del ojo.

Inicialmente puede no tener síntomas, pero con el tiempo puede provocar daños severos e incluso ceguera. Los vasos sanguíneos pueden hincharse y perder líquido o cerrarse e impedir que la sangre fluya. La Retinopatía Diabética afecta a ambos ojos.

Para conocer más sobre esta problemática, entrevistamos al doctor Mario Vega Carbó, especialista en endocrinología.

Doctor Mario,
1. ¿A quiénes afecta la Retinopatía Diabética?

Cualquier persona con diabetes tipo 1 o tipo 2 puede sufrir este trastorno. Cuanto más tiempo se tenga la enfermedad y cuanto menos esté controlada, mayores son las posibilidades de padecerla. El embarazo, la presión arterial alta, el colesterol elevado y el consumo de tabaco también pueden incrementar los riesgos. Todos los pacientes con diabetes se realicen un examen completo de vista por lo menos una vez al año.

2. ¿Cuáles son sus síntomas?

Por lo general esta dolencia no ofrece ninguna señal de advertencia temprana. Cuando está más avanzada, el paciente puede presentar visión borrosa y con colores alterados, y zonas oscuras o vacías.

Los vasos sanguíneos pueden gotear sangre y dejar pequeñas manchas que flotan en la vista. Estas pueden desaparecer sin tratamiento, pero la hemorragia suele reaparecer, por lo que es importante recurrir al médico ante el primer síntoma. Cuanto antes se trate, más posibilidades de éxito tendrá la terapia.

3. ¿Cómo se detecta la Retinopatía Diabética?

Un análisis completo de vista incluye pruebas de agudeza visual, examen con dilatación de las pupilas y tonometría para medir la presión del ojo, que permiten detectar si hay vasos sanguíneos que gotean, inflamación o desprendimiento de la retina, y anomalías del nervio óptico.

De ser necesario, también se pueden llevar a cabo una angiografía fluoresceínica y una tomografía de coherencia óptica para confirmar el diagnóstico.

4. ¿En qué consiste su tratamiento?

Si la retinopatía diabética es leve, se deben controlar los niveles de azúcar en sangre, la presión arterial y el colesterol para retrasar el inicio y el progreso de la dolencia. En casos más avanzados, será necesario un tratamiento con cirugía láser, conocido como fotocoagulación retiniana. El mismo ayuda a reducir los vasos sanguíneos anormales y es más efectivo si se realiza antes de que comience el sangramiento.

Si la hemorragia ya es severa, se puede llevar a cabo una vitrectomía, un procedimiento quirúrgico en el que se quita la sangre del centro del ojo. Si hay edema macular, que implica inflamación y líquido acumulado en la parte del ojo responsable de la visión central, también se deberá tratar con cirugía focal con láser.

5. ¿Éstas cirugías son efectivas?

Sí, los tratamientos son efectivos para reducir la pérdida de la visión, especialmente cuando se tratan a tiempo. No obstante, los mismos no curan la retinopatía diabética por lo que los pacientes siempre correrán riesgos de nuevos sangramientos y es posible que necesiten repetir las terapias en más de una ocasión.

6. ¿Qué otras complicaciones puede provocar este trastorno?

La retinopatía diabética puede causar hemorragia vítrea, desprendimiento de retina, glaucoma y pérdida de la visión.

7. ¿Cómo se puede prevenir?

Realizando un buen cuidado de los niveles de azúcar en sangre, del colesterol y de la presión arterial, y llevando a cabo controles periódicos en la vista, se reducen los riesgos de sufrir afecciones graves.

Capítulo 54. El corazón y la Diabetes

Las personas que padecen diabetes tienen mayores riesgos de sufrir enfermedades cardíacas. Esto se debe a que el exceso de azúcar en sangre puede causar daños en muchas partes del cuerpo, incluyendo a los vasos sanguíneos. Su obstrucción puede producir un ataque al corazón, derrame y otros problemas graves.

Se estima que los pacientes con diabetes tienen más del doble de posibilidades de tener enfermedad coronaria, insuficiencia cardíaca y cardiopatía que los que no la padecen.

Para conocer más sobre el tema, entrevistamos al doctor Mario Vega Carbó, especialista en endocrinología con más de 20 años de experiencia.

Doctor Mario,

1. ¿Cuál es la relación que existe entre la diabetes y los problemas del corazón?

La diabetes es uno de los principales factores de riesgo cardiovascular. La misma puede causar niveles de colesterol y triglicéridos anormales y contribuir al endurecimiento de las arterias o al engrosamiento de las paredes arteriales, lo que incrementa las posibilidades de padecer accidentes cerebrovasculares, ataques cardíacos y cardiopatías.

Al bloquearse el flujo sanguíneo, el corazón, los pulmones y los riñones no reciben la misma cantidad de sangre y su funcionamiento se vuelve anormal.

Además, la diabetes daña a los nervios periféricos, afectando la frecuencia cardíaca y ocultando los síntomas de un dolor de pecho que advierte de una enfermedad o ataque. Disminuye la capacidad del cuerpo para combatir infecciones o patógenos y cicatrizar heridas.

2. ¿Qué otros factores aumentan los riesgos de padecer una enfermedad cardíaca?

Junto con la diabetes, las personas obesas, con exceso de grasa corporal alrededor de la cintura, los que tienen presión arterial alta, niveles anormales de colesterol y triglicéridos, y antecedentes de familiares con enfermedades del corazón, son más propensos a padecerlas.

3. ¿Cuáles son las enfermedades cardíacas más frecuentes relacionadas con la diabetes?

Las más comunes son la enfermedad coronaria, la insuficiencia cardíaca y la cardiomiopatía diabética. La enfermedad coronaria ocurre cuando las arterias que suministran la sangre al músculo cardíaco se endurecen y se estrechan. A medida que esto avanza fluye menos sangre a través de las arterias, lo que puede conducir a dolor en el pecho o a un infarto.

La insuficiencia cardiaca, por su parte, es una afección en la cual el corazón no puede bombear la cantidad de sangre que el cuerpo necesita. Esto provoca que se presenten síntomas en todo el organismo.

En tanto, la cardiomiopatía es una enfermedad del músculo cardíaco que generalmente provoca un aumento del tamaño del corazón o lo hace más grueso y rígido que lo normal.

4. ¿Cuáles son las señales previas de un ataque al corazón?

La persona puede sentir dolor o malestar en el pecho; respiración entrecortada; sudoración; indigestión; náuseas; mareo; cansancio o fatiga. Si el dolor en el pecho continúa luego de descansar, puede ser el signo de un ataque al corazón.

En muchos casos, como la diabetes afecta a los nervios periféricos, los síntomas no aparecen.

5. ¿Cómo se tratan los problemas del corazón relacionados con la diabetes?

La terapia incluye medicamentos para tratar el daño al corazón, para disminuir los niveles de azúcar en sangre y controlar la enfermedad, para la presión arterial y para normalizar el colesterol y los triglicéridos.

El médico también puede recomendar tomar aspirina en forma diaria para evitar que se formen coágulos de sangre en las arterias. El tratamiento comprende la adopción de hábitos de vida saludables, como una dieta balanceada, la práctica de ejercicio regular, beber mucha agua, eliminar el sobrepeso, dejar de fumar y evitar el consumo de alcohol.

6. ¿Cómo se pueden prevenir los daños provocados por la Diabetes?

La mejor forma es controlando adecuadamente la enfermedad con hábitos de vida saludable, el control del azúcar en sangre y el cumplimiento del régimen de medicamentos recetado.

Capítulo 55. La Diabetes y la enfermedad renal

La Nefropatía Diabética es una enfermedad renal que ocurre con el tiempo en las personas que tienen diabetes. La misma es consecuencia del daño que el exceso de glucosa en sangre causa en las nefronas, la unidad estructural y funcional básica del riñón, y los vasos sanguíneos.

Cuando esto ocurre, la tarea de eliminación de desechos y líquidos adicionales del cuerpo se ve afectada. Si la Nefropatía no se trata puede derivar en una insuficiencia renal, una dolencia potencialmente mortal.

La mejor forma de prevenir esta enfermedad es llevando un estilo de vida saludable y controlando la diabetes y la presión arterial alta.

Para conocer más sobre este tema, entrevistamos Mario Vega Carbó, médico endocrinólogo, con más de 20 años de experiencia.

Doctor Mario,
1. ¿Cuál es la función principal de los riñones?

Los riñones son los encargados de filtrar los desperdicios y el exceso de líquidos en forma de orina. También son responsables de equilibrar las sales y los minerales que circulan en la sangre, como el calcio, el fósforo, el sodio y el potasio. Ayudan a controlar la presión arterial y producen hormonas que son importantes para generar glóbulos rojos y mantener los huesos fuertes.

2. ¿Qué causa la Nefropatía Diabética?

Como consecuencia de los niveles elevados de azúcar en la sangre y la presión arterial alta, con el tiempo las nefronas y los vasos sanguíneos se dañan, afectando el normal funcionamiento de los riñones.

3. ¿Quiénes tienen más riesgos de padecerla?

194

Las personas con diabetes no controlada, los obesos, los fumadores y los que tienen presión alta, colesterol elevado o antecedentes familiares de problemas renales tienen más posibilidades de sufrirla.

4. ¿Cuáles son los síntomas de la Nefropatía Diabética?

Por lo general esta afección no presenta ningún signo hasta que el daño es grave. Con el tiempo el paciente puede experimentar fatiga, malestar general, dolor de cabeza, hinchazón de los pies y tobillos, mayor necesidad de orinar, latidos cardíacos irregulares, pérdida del apetito, dificultad para respirar, dolor de estómago, picazón persistente, insomnio y confusión.

5. ¿Cómo se detecta esta enfermedad?

Usualmente se realizan pruebas de orina para verificar los niveles de proteína en la misma. Si son elevados, esto puede significar que los vasos sanguíneos de los riñones están dañados y no consiguen filtrar los nutrientes que el cuerpo necesita de manera adecuada. También, se llevan a cabo análisis de sangre y de presión arterial, y pruebas por imágenes y biopsia de los riñones para confirmar el diagnóstico.

6. ¿En qué consiste su tratamiento?

La terapia busca controlar y retrasar los daños provocados por la enfermedad. Para ello, se deben mantener la presión arterial y los niveles de azúcar estabilizados y adoptar un estilo de vida saludable. Esto incluye seguir una dieta balanceada, la práctica de ejercicio regular, beber mucha agua, eliminar el sobrepeso, dejar de fumar y evitar el consumo de alcohol.

También pueden ser necesarios medicamentos para bajar el colesterol, controlar el equilibrio de calcio y fosfato, y reducir el nivel de proteínas en la orina.

Antes de consumir cualquier nuevo fármaco o vitamina, es importante avisar al médico para ver si el mismo puede afectar a los riñones. Se aconseja evitar los antiinflamatorios no esteroideos como el Ibuprofeno y mantener los niveles de vitamina D normalizados.

7. ¿Qué es una insuficiencia renal y cómo se trata?

Cuando la Nefropatía Diabética provoca un daño grave, esto puede causar que los riñones dejen de funcionar. Si esto sucede, los desechos se acumulan en el cuerpo y se produce una insuficiencia renal. Sus síntomas son náuseas, vómitos, debilidad, falta de aire y confusión, pudiendo llegar a convulsiones y coma.

En este caso, es necesario un tratamiento de diálisis, en la que se utiliza una máquina para retirar los desechos de la sangre. Otra opción es realizar un trasplante de riñón.

8. ¿Qué otras complicaciones puede traer esta enfermedad?

La Nefropatía Diabética puede provocar una retención fluida y generar hinchazón en los brazos y piernas, presión arterial alta y edema pulmonar.

Además, puede causar daño irreversible en los riñones, enfermedad de los vasos sanguíneos y cardíacos, anemia, úlceras en el pie, disfunción eréctil, diarrea y otros problemas.

Por otro lado, durante el embarazo puede traer riesgos para la madre y el feto en desarrollo.

Capítulo 56. Cirugía en el paciente diabético

Cuando una persona con diabetes necesita someterse a una intervención quirúrgica, ya sea por una complicación de la enfermedad o por otros motivos, es necesario tomar cuidados especiales. La dolencia puede aumentar los riegos de sufrir infecciones post operatorias o generar una cicatrización más lenta, además de problemas cardíacos, de fluidos, electrolitos o del riñón, entre otras posibilidades.

Para realizar una preparación adecuada para la cirugía, es necesario que el equipo médico esté debidamente informado sobre los antecedentes clínicos del paciente, de manera de poder tomar todos los recaudos.

Para hablar sobre este tema entrevistamos al doctor Mario Vega Carbó, especialista en endocrinología, se desempeña como endocrinólogo en el Consultorio Vega & Vado.

Doctor Mario,
1. ¿Cómo debe prepararse un paciente con diabetes para una cirugía?

En las semanas previas a la operación es importante reforzar los controles de la enfermedad. Esto incluye seguir una alimentación saludable y equilibrada, mantener los valores de glucosa dentro de los objetivos, tomar la medicación en tiempo y forma, evitar episodios de hipoglucemias e hiperglucemias, y prevenir el desarrollo de cetoacidosis.

Además, se debe notificar al médico sobre todas las medicaciones que se están tomando. En caso de estar usando metformina, es posible que la misma se suspenda durante 2 días antes y 2 días después de la intervención para disminuir el riesgo de acidosis láctica.

2. ¿Qué controlará el médico antes de la operación?

Con antelación a la cirugía, el equipo médico debe realizar un control general del paciente y brindarle todas las recomendaciones necesarias previas a la intervención. Se realizará un chequeo glucémico para determinar si el mismo está apto para llevar a cabo la operación o no.

En estos casos, se recomienda continuar con la cirugía si la hemoglobina glicosilada es menor a 7,5 % o se encuentra entre 7,5 y 9 %. Si es mayor a 9, se aconseja reprogramarla hasta mejorar los resultados.

3. ¿Qué cuidados se deben tomar durante la cirugía?

Una vez en el hospital, se recomienda comprobar el peso del paciente y realizar un perfil glucémico. Como la anestesia general enmascara los síntomas y signos de hipoglicemia, es necesario el monitoreo frecuente de sus niveles.

Por otro lado, el aumento del estrés por la operación puede generar una tendencia a la hiperglicemia y a la cetoacidosis, mientras que las alteraciones circulatorias asociadas con la anestesia y la cirugía pueden interferir con la absorción de la insulina administrada por vía subcutánea.

4. ¿Cuál será el principal objetivo durante la cirugía con respecto a la diabetes?

La meta principal será evitar la hipoglicemia, la cetoacidosis y la hiperglicemia. Durante la operación se aconseja mantener los controles de glucosa entre 100 y 180mg/dl. Si el paciente está en ayunas, es necesario manejar la insulina para evitar cetoacidosis.

5. ¿Cómo se suministra la insulina durante la operación?

La noche previa a la cirugía el paciente debe comer y recibir su tratamiento con insulina en forma normal. El día de la operación, a la hora habitual en que la persona toma su dosis, se comienza un goteo de suero glucosado con electrolitos y una segunda vía con una infusión de insulina.

El hecho de usar dos matraces separados permite ajustar la velocidad de infusión de la insulina con el objetivo de mantener el nivel de glucemia entre 100 y 180 mg/dl.

6. ¿Qué se debe hacer luego de la operación?

Tras la intervención, el paciente o los enfermeros deberán revisar con frecuenta en nivel de azúcar en sangre. Los mismos podrán verse alterados como consecuencia del estrés post quirúrgico, problemas para comer, falta de actividad o el uso de medicamentos.

Para garantizar los controles, las personas con diabetes a menudo tienen que quedarse en el hospital más tiempo que las que no tienen esta enfermedad.

7. ¿Cuáles son los signos a los que hay que estar alertas?

Además de controlar los niveles de azúcar con frecuencia, hay que estar atentos a síntomas de infección, como la fiebre o una incisión que esté roja y caliente al tacto, con más dolor o supurando. Se deben prevenir las úlceras de decúbito, para lo cual es importante moverse en forma constante.

Capítulo 57. Resistencia a la insulina: Metformina

La diabetes mellitus tipo 2 es un trastorno crónico que impide la correcta metabolización de la glucosa, haciendo que se acumule en la sangre. Esto puede ser provocado por una resistencia a la insulina que con el tiempo lleva a un déficit en la producción de esta hormona en el páncreas.

Para tratar la resistencia es necesario modificar el estilo de vida, hacer ejercicio de manera regular y controlar el peso corporal. También adoptar una dieta equilibrada, con un menor consumo de grasas saturadas. Si estos cambios no son suficientes, es posible que el médico recomiende el uso de fármacos. Entre ellos, el más utilizado es la Metformina.

Para hablar sobre este tema, entrevistamos Mario Vega Carbó, médico endocrinólogo con más de 20 años de experiencia.

Doctor Mario,
1. ¿Cómo funciona la Metformina?

Este fármaco disminuye los niveles de glucosa en sangre, al reducir y retrasar la cantidad que se absorbe de los alimentos a nivel intestinal.

También disminuye el azúcar que produce el hígado y favorece su almacenamiento como glucógeno, e incrementa la respuesta del cuerpo a la insulina, mejorando su utilización.

2. ¿Cómo debe tomarse esta medicación?

La Metformina se comercializa en líquido o tabletas. Generalmente se toma 2 o 3 veces al día, junto con las comidas o después de estas. La dosis inicial suele ser de 500 mg, la cual se va ajustando en función de los niveles de glucosa en sangre. Existen tabletas de liberación prolongada que se toman una vez al día, con la comida de la tarde.

3. ¿Qué se debe hacer en caso de olvidar tomar una dosis?

Se debe ingerir la misma apenas se recuerde. No obstante, si ya es casi la hora de la siguiente dosis, es mejor omitirla y continuar con la dosificación regular. En ningún caso se debe tomar una dosis doble para compensar la que se olvidó.

4. ¿Qué efectos secundarios tiene la Metformina?

Al inicio del tratamiento es posible que el paciente presente náuseas, vómitos, diarrea, flatulencia, estreñimiento, dolor abdominal, hinchazón y pérdida del apetito, los que desaparecen al poco tiempo. Si persiste la diarrea debe acudir a su médico de asistencia para que le disminuya la dosis o detener su tratamiento.

Cuando se utiliza en forma prolongada es algunos casos se produce una reducción de la absorción de vitamina B12, aumentando los riesgos de sufrir anemia.

En pacientes con insuficiencia renal grave, puede generar acidosis láctica, una complicación metabólica rara en la que este ácido se acumula en la sangre cuando los niveles de oxígeno disminuyen en las células. Algunos de sus síntomas son dificultad respiratoria, dolor abdominal, calambres musculares, cansancio extremo, astenia e hipotermia, que finalmente pueden conducir a una situación de coma.

5. ¿Cuáles son los errores más frecuentes durante el uso de este medicamento?

En ocasiones, las personas descuidan la dieta y el ejercicio por pensar que con la ingesta de metformina la enfermedad ya está controlada. En otros casos, no se suspende temporalmente su uso en situaciones especiales, como una cirugía o exploraciones radiológicas con contrastes yodados endovenosos; no se contempla la función renal del paciente durante el tratamiento; o no se ajusta la dosis en el tiempo en base a la evolución de la diabetes.

6. ¿Qué otros aspectos se deben tener en cuenta durante el uso de Metformina?

Antes de iniciar el tratamiento es importante informar al médico sobre cualquier otro medicamento, vitamina o suplemento que se esté utilizando, para que este evalúe si la combinación puede ser perjudicial.

También se debe notificar si se padecen otras afecciones, como problemas renales o del corazón; si se está embarazada o planeando concebir en el corto plazo, o si se está amamantado.

Por otro lado, el uso de anticonceptivos orales puede empeorar el metabolismo glucémico y hacer que la Metformina sea menos efectiva, por lo que será necesario reajustar la dosis.

Además, durante su uso se debe evitar el consumo de alcohol, el cual puede aumentar los riegos de acidosis láctica y reducir el azúcar en sangre.

Por último, este medicamento debe conservarse en un lugar adecuado, a temperatura ambiente y fuera del alcance de los niños.

Capítulo 58. Medicamentos hipoglucemiantes

Además de la Metformina, existen otros fármacos que se utilizan en el tratamiento de la diabetes tipo 2, cuando los cambios en el estilo de vida no son suficientes. Los mismos se conocen como medicamentos hipoglucemiantes y ayudan a disminuir los niveles de glucosa en sangre.

Estos antidiabéticos se distinguen por su estructura química y por su mecanismo de acción. Entre ellos se encuentran las sulfonilureas, las meglitinidas, las tiazolidinadionas y los inhibidores de la alfa-glucosidasa y la dipeptidilpeptidasa 4.

Para hablar sobre este tema, entrevistamos a Mario Vega Carbó, médico endocrinólogo con más de 20 años de experiencia.

Doctor Mario,
1. ¿Cómo funcionan los medicamentos hipoglucemiantes?

Estos fármacos pueden funcionar de diferentes maneras. Algunos estimulan la secreción pancreática de insulina, mientras que otros sensibilizan los tejidos periféricos a la hormona, alteran la absorción gastrointestinal de la glucosa o aumentan la presencia de azúcar en la orina.

Generalmente se utilizan combinados a la Metformina, o cuando esta no es tolerada o está contraindicada.

2. ¿Cómo ayudan las Sulfonilureas en el control de la diabetes?

Estos medicamentos orales, entre los que se encuentran gliclazida, glimepirida, glibenclamida y glipizida, estimulan la secreción de insulina en las células beta pancreáticas (por esta acción son llamados secretagógos). A largo plazo aumentan la respuesta metabólica a la insulina circulante. En general se toman una o dos veces al día, antes de las comidas.

3. ¿Cuáles son sus efectos adversos?

Estos medicamentos pueden generar hipoglucemia y un aumento en el peso corporal. No son recomendables para niños o embarazadas, durante la lactancia, o para pacientes con diabetes tipo 1, cetoacidosis diabética o insuficiencia hepática y renal avanzadas.

En caso de hipoglucemia, si esta no se resuelve en forma rápida, puede empeorar con velocidad y causar crisis epilépticas y daño cerebral.

4. ¿Cómo actúan las tiazolidindionas o glitazonas?

Estos fármacos actúan incrementando la sensibilidad del músculo, la grasa y el hígado a la insulina y disminuyendo la resistencia periférica a esta hormona. Pueden utilizarse solos o combinados con las sulfonilureas o con la Metformina. Las tiazolidindionas pueden ser beneficiosas en el tratamiento del hígado graso no alcohólico.

5. ¿Qué cuidados se deben tomar durante la toma de estos medicamentos?

Se han reportado casos de insuficiencia cardíaca asociados a la administración de tiazolidindionas, por lo que no se recomiendan en pacientes con enfermedades del corazón. En el pasado algunos fármacos provocaron insuficiencia hepática aguda. Si bien en la actualidad ya no aparece este problema, se aconsejan los controles periódicos de la función hepática durante su uso.

Además, en muchos casos se ha observado un aumento de peso, debido a la retención de líquido y al incremento de la masa de tejido adiposo.

6. ¿Cómo funcionan los inhibidores de la alfa-glucosidasa?

Estos medicamentos, como acarbosa y miglitol, disminuyen la absorción de carbohidratos desde el tracto digestivo, reduciendo así los niveles de azúcar después de las comidas. Si bien son menos eficaces que los otros fármacos, pueden administrarse en forma combinada para mejorar el tratamiento. Entre sus efectos secundarios se encuentran la dispepsia, las flatulencias y la diarrea.

7. Por último, ¿cómo funcionan los inhibidores de la dipeptidil peptidasa-4?

Estos fármacos, como vildagliptina, sitagliptina, linagliptina y saxagliptina, se basan en la acción de las hormonas incretinas, que ayudan a controlar la función del páncreas. Al inhibir la enzima DDP-4 este órgano produce más insulina después de las comidas.

Algunos de sus efectos secundarios son congestión nasal, dolor de garganta y de cabeza, diarrea, inflamación del páncreas, erupciones cutáneas, hinchazón de la cara y dificultad para respirar.

Capítulo 59. Uso de la insulina para el control de la Diabetes

La insulina es la hormona producida por el páncreas, encargada de regular el azúcar en el cuerpo y su utilización como fuente de energía en las células.

Las personas con Diabetes tienen un nivel alto de glucosa en sangre debido a que no producen suficiente insulina o porque el organismo no responde adecuadamente a la misma.

Esto puede generar problemas graves en el corazón, los ojos, los riñones, los nervios y los pies. Una terapia sustitutiva puede ayudar a estos pacientes a mantener sus valores estables.

Para conocer más sobre este tema, entrevistamos a Mario Vega Carbó, médico endocrinólogo con más de 20 años de experiencia.

Doctor Mario,
1. ¿Quiénes precisan utilizar insulina?

En aquellos pacientes con diabetes tipo 1 el páncreas no produce suficiente insulina, por lo que deben tomar hormona de reemplazo todos los días. En los que padecen diabetes tipo 2, suele haber una resistencia a la insulina y el cuerpo no la usa de manera adecuada. Estas personas necesitan tomarla cuando otros tratamientos y fármacos no pueden controlar los niveles de azúcar en sangre.

2. ¿Cómo funciona esta terapia?

Este medicamento reemplaza la insulina que el cuerpo no produce naturalmente y funciona ayudando a mover el azúcar de la sangre hacia los otros tejidos del cuerpo, en donde es utilizada como fuente de energía. Además, también evita que el hígado produzca más glucosa.

3. ¿Cuántos tipos de insulina hay?

Existen diferentes tipos. Entre ellos se encuentran la insulina de acción rápida, que se toma antes de las comidas y empieza a funcionar a los 15 minutos y dura 4 horas; la basal, que comienza a hacer efecto a las 2 horas y dura de 12 a 18 horas; y la de larga duración, que ayuda a controlar la glucosa durante todo el día.

Dependiendo del caso, estas pueden utilizarse en forma individual o combinada.

4. ¿Cómo se administra la insulina?

Generalmente la terapia consiste en la administración de tres o más inyecciones diarias para mantener un nivel normal de azúcar en la sangre. Estas se aplican en el abdomen, la parte superior del brazo, los muslos o las caderas.

Otra opción es el uso de una bomba de insulina, un dispositivo del tamaño de un teléfono móvil que administra la hormona de forma continuada durante las 24 horas. Para ello, un tubo conecta el reservorio a un catéter, que está insertado bajo la piel del abdomen.

También es posible utilizar una pluma de insulina desechable, que se libera debajo de la piel mediante una aguja; o un inhalador de polvo.

La hormona no puede administrarse por vía oral debido a que los ácidos estomacales la destruyen.

5. ¿Qué cantidad de insulina se administra?

La dosis y la frecuencia de uso dependen de varios factores, como el peso del paciente, la cantidad de alimentos que consume, su grado de actividad física, el nivel de azúcar en sangre y si padece o no otros problemas de salud. Por ello, es importante que estas personas aprendan a medirse la glucosa y se realicen controles periódicos. En base a estos resultados, el tratamiento se irá ajustando de acuerdo a las necesidades, para mantener un rango apropiado.

6. ¿Qué precauciones se deben tener en cuenta durante su uso?

Antes de iniciar el tratamiento es importante informar al médico sobre cualquier otro medicamento, vitamina o suplemento que se esté usando, para que este evalúe si la combinación puede ser perjudicial.

También se debe notificar si se padecen otras afecciones, como daño nervioso, insuficiencia cardíaca, problemas renales o del corazón; si se está embarazada o planeando concebir en el corto plazo; o si se está amamantado.

Por otro lado, en determinadas situaciones es posible que se necesite ajustar la dosis de insulina que se está tomando. Por ejemplo, antes y después de una cirugía, en momentos de estrés o viajes a otras zonas horarias, o cuando se está enfermo, se realiza mucho ejercicio, se bebe alcohol o se come en exceso.

7. ¿Qué efectos secundarios puede provocar este medicamento?

En algunas ocasiones, los pacientes pueden presentar un enrojecimiento, hinchazón o irritación en el sitio de la inyección; cambios en la piel; aumento de peso; y estreñimiento.

En casos graves, puede haber dificultad para respirar, visión borrosa, ritmo cardíaco irregular, inflamación en brazos y piernas, y calambres musculares.

8. ¿Qué ocurre si se utiliza una dosis muy alta de insulina?

La sobredosis de insulina puede ocasionar hipoglucemia, una afección en el que los niveles de azúcar en sangre están por debajo de lo normal. Si esto no se resuelve en forma rápida, puede empeorar con velocidad y causar crisis epilépticas y daño cerebral.

Para evitar este trastorno, se recomienda medir con regularidad los niveles de glucosa y mantener un horario fijo para las comidas. También seguir la terapia médica indicada para el control de la diabetes y tomar los medicamentos a la hora y en las dosis indicadas.

Además, si se va a practicar actividades físicas, se aconseja beber líquido y comer antes, y tener siempre a mano tabletas de glucosa o caramelos.

9. ¿Qué otros aspectos se deben tener en cuenta durante el tratamiento?

A la hora de administrar las inyecciones hay que evitar la aplicación en músculos, cicatrices o lunares, y se debe utilizar un sitio diferente para cada vez, dentro de la misma área.

Por otro lado, es importante que el paciente entienda que la insulina controla el azúcar en sangre, pero no cura la diabetes. Por ello, la misma se debe seguir utilizando aún cuando se sienta bien.

Por último, la medicación cerrada debe conservarse siempre en el refrigerador, fuera del alcance de los niños.

Capítulo 60. Monitoreo y autocontrol de la glucosa

Las personas con Diabetes deben monitorear en forma permanente sus niveles de azúcar, para poder controlar la enfermedad de manera adecuada.

Además de los exámenes que se realizan en los centros hospitalarios, es importante que estos pacientes aprendan a medir sus propios valores de glucosa y de cetona en forma doméstica. Para ello existen dispositivos electrónicos conocidos como glucómetros, los cuales analizan las cantidades de estas sustancias en sangre y orina de modo sencillo e instantáneo.

En base a estos resultados, el tratamiento contra la diabetes se puede ir ajustando de acuerdo a las necesidades, con el fin de controlar los síntomas y evitar consecuencias graves.

Para conocer más sobre este tema, entrevistamos a Mario Vega Carbó, especialista en endocrinología, quien se desempeña como endocrinólogo en el Consultorio Vega & Vado.

Doctor Mario,
1. ¿Quiénes deben monitorear sus niveles de glucosa en forma permanente?

Estos controles son recomendables para todos los pacientes con diabetes, especialmente para aquellos que utilizan insulina o toman pastillas para tratar la enfermedad.
Además, también son muy importantes en casos de terapias intensivas con esta hormona y en situaciones de embarazos y de niveles muy bajos o muy altos de azúcar en sangre.

2. ¿Cuáles son los beneficios de estas mediciones?

Estos controles son la mejor forma de conocer si el tratamiento que se está siguiendo contra la Diabetes es eficaz. Además, permiten detectar a tiempo complicaciones agudas relacionadas con la enfermedad, como la Hipoglucemia, la Hiperglucemia, el Coma Hiperosmolar y la Cetoacidosis.

Por otro lado, mantener los niveles de azúcar dentro de los rangos deseados ayuda a prevenir la aparición de problemas graves en el corazón, los ojos, los riñones, los nervios y los pies. Estas mediciones posibilitan establecer un equilibrio entre los alimentos que se consumen, los ejercicios que se llevan a cabo y los fármacos que se utilizan para tratar esta afección, además de saber cómo responde el cuerpo ante cada situación.

3. ¿Cómo se realiza un automonitoreo?

Para el mismo se utiliza un medidor electrónico portátil llamado glucómetro. Tras lavarse las manos, se usa un elemento de punción para pinchar la yema de un dedo y obtener una gota de sangre. Esta se coloca en una tira reactiva cubierta de una sustancia química en el dispositivo, el cual marca el nivel de glucosa en la pantalla.

Para que el médico pueda hacer comparaciones y análisis de los resultados, es importante llevar a cabo las mediciones en los mismos horarios cada día y registrar también los alimentos ingeridos, la dosis de medicación utilizada y el ejercicio realizado.

4. ¿Qué valores se consideran normales?

Los niveles de glucosa aconsejables dependerán de cada paciente, de su edad y de su estado de salud. Se consideran normales los valores entre 70 y 100 miligramos por decilitro (mg/dL) cuando se realiza la medición en ayunas; entre 80 y 130 mg/dL antes de las comidas; y menos de 170 mg/dL dos horas después de las mismas.

5. ¿Cuántos controles diarios son recomendables?

La cantidad de mediciones dependerá de cada paciente en función de la recomendación médica. En casos de personas que utilizan inyecciones de insulina por lo general se aconsejan 6 controles diarios. Estos suelen realizarse antes de las 3 comidas principales (desayuno, almuerzo y cena), y dos horas después de cada una de ellas, el último antes de acostarse.

Para quienes usan insulina de acción prolongada, se les suele recomendar dos monitoreos al día, uno por la mañana y otro por la noche. En tanto, los pacientes con diabetes tipo 2 que no utilizan insulina y que tratan la enfermedad con dieta y ejercicio en general no precisan mediciones diarias.

En situaciones de estrés, enfermedad o de cambios en la dosis de los medicamentos, se precisan de controles más frecuentes.

6. ¿Qué es la glucemia postprandial?

Es el nivel de azúcar en sangre tras haber comido. Por lo general, después de las comidas esta se eleva durante las dos primeras horas y crece la producción de insulina en el organismo.

7. ¿Qué valores son esperables luego de las comidas?

El nivel de glucosa no debería superar los 170 mg/dL luego de trascurridos más de 90 minutos después de haber ingerido alimentos. Además, estos valores deben volver a la normalidad a las 3 horas de la ingesta.

8. ¿Qué son los monitores de glucosa continuos?

Son dispositivos que miden la glucosa en forma frecuente, a través de un sensor colocado debajo de la piel. Los mismos reflejan los niveles de azúcar en todo momento y cuentan con una alarma que se activa cuando los valores son muy altos o muy bajos. Suelen recomendarse para pacientes con Diabetes tipo 1 que utilizan insulina.

9. ¿Qué cuidados se deben seguir durante estas mediciones?

Para garantizar la eficacia de estos controles es importante verificar que el glucómetro y el resto de los elementos utilizados estén limpios y que se encuentren a temperatura ambiente. También hay que asegurarse de que las tiras reactivas no estén vencidas ni dañadas, que el medidor esté bien calibrado y que el tamaño de la gota de sangre sea el indicado.

10. ¿Cómo son los controles de glucosa en orina?

Estas mediciones son similares a las sanguíneas. En estos casos, el color al cual cambia la tira reactiva indica el nivel de glucosa. No obstante, los controles de orina no son tan precisos como los de sangre, por lo que no son muy recomendables salvo que no haya otra opción.

Este monitoreo sirve para detectar cetonas, unos ácidos que aparecen cuando no hay suficiente insulina en el organismo. La presencia de las mismas es un indicio de que el cuerpo está utilizando grasas como fuente energía en lugar de azúcar, algo que suele ocurrir más frecuentemente en pacientes con diabetes tipo 1.

11. ¿Qué es la prueba de hemoglobina glicosilada o HbA1c?

Es un examen que mide el nivel promedio de glucosa en sangre adherida a la hemoglobina, la parte de los glóbulos rojos que transporta el oxígeno, durante los últimos tres meses. El mismo se utiliza para detectar diabetes o prediabetes en adultos, o para controlar el avance de la enfermedad y los resultados de su tratamiento. A los diabéticos se les recomienda realizar esta prueba al menos dos veces al año.

12. ¿Cómo se realiza este estudio y cuáles son los valores esperables?

Para este análisis se extrae una muestra de sangre de una vena de un brazo mediante una aguja. Los resultados se dan en porcentajes y generalmente son normales por debajo del 5,7%, indican prediabetes entre el 5,7 y el 6,4%, y diabetes si son mayores a ese valor. Para las personas que ya tienen la enfermedad, se recomienda mantener este valor por debajo del 6,5%.

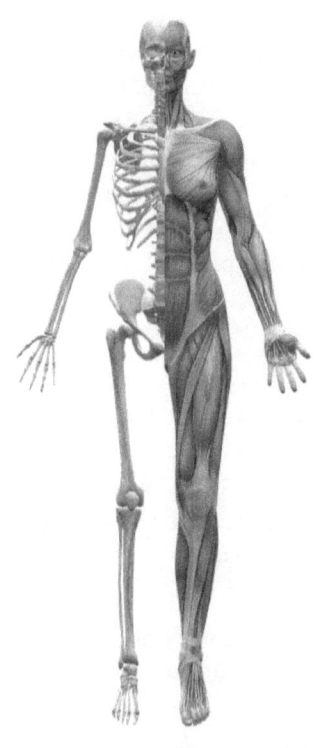

SECCIÓN II. ENDOCRINOLOGÍA

La segunda sección de este libro de entrevistas se adentra un poco más en temas propios de la disciplina **Endocrinología** clínica. En cada uno de sus partes y capítulos invitamos al lector a identificar cuáles son las principales glándulas del sistema endocrino, cómo funcionan y que situaciones derivan de sus enfermedades.

Comenzamos hablando de la *tiroides*, una glándula que funciona como "una gran máquina iniciadora de todos los procesos metabólicos en el cuerpo". Aclararemos sus dudas sobre enfermedades como hipotiroidismo, hipertiroidismo, sus complicaciones, los medicamentos para su tratamiento, y hablaremos sobre otras enfermedades menos conocidas, como el síndrome del eutiroideo enfermo, hasta condiciones más graves como el cáncer de tiroides y los métodos para su diagnóstico y tratamiento.

Igualmente, la glándula tiroides participa en la regulación y *metabolismo del calcio*, la cual es la segunda parte de esta sección. Comprenderá como el calcio es utilizado en el cuerpo en los diferentes procesos celulares, cuales hormonas controlan sus niveles sanguíneos, y las enfermedades que derivan de sus alteraciones. Estudiaremos la glándula paratiroides, y los procesos de regulación de su hormona paratiroidea.

La tercera parte de esta segunda sección trata sobre las *glándulas suprarrenales*, un par de glándulas en estrecha relación con los riñones, que son verdaderos reguladores endocrinos, puesto que sus hormonas controlan los procesos relacionados con el metabolismo de los hidratos de carbono, los niveles de electrolitos (sodio, potasio) y son fuente de producción de hormonas sexuales (andrógenos). Trataremos sobre algunas patologías dadas por su hipo o hiperfunción, factores que alteran esta función y su manejo.

En la cuarta parte de esta sección hablamos sobre el centro controlador de todos los órganos endocrinos del cuerpo, la glándula pituitaria o *hipófisis*. La misma se ubica en el cráneo, siendo la responsable por liberar hormonas que son estimulantes de la acción del resto de las glándulas endocrinas del cuerpo, además interviene el proceso de regulación de dicha secreción hormonal. Aclararemos las dudas sobre enfermedades que comprometen la función de la hipófisis, los síntomas, el diagnóstico y el tratamiento.

A continuación, profundice sus conocimientos en ***Endocrinología***.

Parte IV. Tiroides

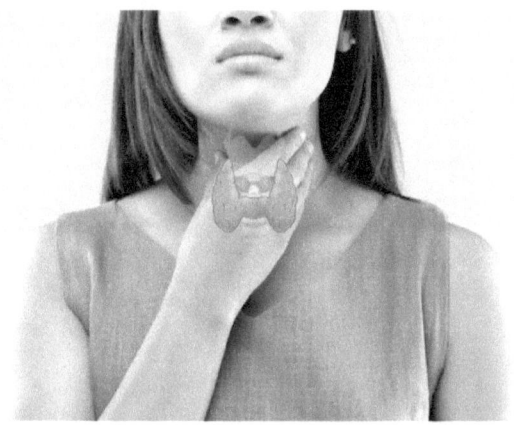

Capítulo 61. Tiroides Ectópica

La Tiroides Ectópica es una anomalía congénita poco común, en la que la glándula no se encuentra en su ubicación normal. Esto ocurre por un desplazamiento defectuoso del órgano desde el agujero ciego hasta su posición final pretraqueal. En la mayoría de los casos, la localización más frecuente del tejido tiroideo es en la base de la lengua y sublingual.

Este trastorno puede ser asintomático o presentar diferentes complicaciones, como hipotiroidismo. Su incidencia clínica se estima en 1 caso cada 200 mil personas, siendo más común en las mujeres.

Para hablar sobre este tema entrevistamos al doctor Mario Vega Carbó, especialista en endocrinología, quién en la actualidad se desempeña como endocrinólogo en el Consultorio Vega & Vado.

Doctor Mario,
1. ¿Cómo se genera la Tiroides Ectópica?

Esta glándula aparece como una proliferación epitelial en el suelo de la faringe y posteriormente migra hasta alcanzar su ubicación pretraqueal en la séptima semana de gestación. Durante este proceso se mantiene unida a la base de la lengua por medio de un conducto que luego desaparece.

Cuando ocurren alteraciones en el curso de este desplazamiento, la tiroides se desarrolla en otra ubicación. Si el descenso no llega a iniciarse, la glándula se mantiene en su posición de origen en la base de la lengua. Si consigue moverse, puede quedar alojada en la región sublingual, submandibular, prelaríngea o traqueal, e incluso aparecer en áreas alejadas del cuello.

Se cree que esta anomalía se debe a la alteración en la función de diversos genes que regulan el desarrollo tiroideo.

2. ¿Cuáles son sus principales síntomas?

En muchos casos la Tiroides Ectópica es asintomática. En otras puede presentar dificultad o imposibilidad de tragar, disfonía, ahogo y problemas para respirar, sensación de un cuerpo extraño en la boca o la faringe, tos y expectoración de sangre.

En bebés suele haber una disminución de la actividad y un aumento del sueño, además de dificultad en la alimentación y estreñimiento.

3. ¿Cómo se detecta la Tiroides Ectópica?

Frente a sus síntomas generalmente se realiza un examen físico y palpación de cuello, análisis de los niveles hormonales, gammagrafía y pruebas radiológicas para determinar con mayor precisión el tamaño del tejido tiroideo ectópico y diferenciarlo de otras causas de masa cervical.

4. ¿En qué consiste su tratamiento?

En los casos de tiroides lingual sin síntomas y de tamaño pequeño, se recomienda una conducta conservadora con controles regulares y pruebas de la función tiroidea. Si la glándula presenta un tamaño moderado, suele realizarse un tratamiento a base de supresión con T3 y T4 para que disminuya su dimensión de forma paulatina.

Si los signos empeoran, hay obstrucción severa, sospecha de malignidad, ulceración o sangrado, puede ser necesaria una cirugía.

5. ¿Qué otras complicaciones puede traer esta dolencia?

La hormona tiroidea es fundamental para el desarrollo del cerebro y el crecimiento. En casos en que la Tiroides Ectópica derive en Hipotiroidismo Congénito, si el paciente no recibe tratamiento a tiempo, puede padecer discapacidades intelectuales y un retraso madurativo.

En cuanto a los carcinomas derivados de tejido tiroideo ectópico, suelen ser poco frecuentes.

Capítulo 62. Bocio

El Bocio es una hinchazón en el cuello que se produce por un agrandamiento anormal de la glándula tiroides. Por lo general no es doloroso, pero puede provocar tos y dificultades para deglutir y respirar.

La causa más frecuente de esta afección es la falta de yodo en la dieta, aunque también puede aparecer como consecuencia de la producción excesiva o escasa de ciertas hormonas o a nódulos en la tiroides. La mayoría de estos bultos son no cancerosos.

La glándula tiroides se encarga de controlar el metabolismo y su tarea es indispensable para un crecimiento y desarrollo normal en la infancia, y para el funcionamiento del cerebro durante toda la vida.

Para conocer más sobre este tema, entrevistamos a Mario Vega Carbó, médico endocrinólogo con más de 20 años de experiencia.

Doctor Mario,
1. ¿Cuáles son los síntomas del Bocio?

Su signo más común es un bulto visible en la base del cuello. Además, la tiroides hinchada puede ejercer presión sobre la tráquea y el esófago y provocar tos, ronquera, sequedad y dificultades para deglutir y respirar. Sin embargo, en algunos casos el bocio no presenta síntomas.

2. ¿Quiénes son más propensos a padecerlo?

El bocio puede afectar a cualquier persona, ser congénito o aparecer con el tiempo. Las mujeres, sobre todo las embarazadas, los mayores de 40 años y los que tienen antecedentes familiares de enfermedades autoinmunes tienen más riesgos de padecerlo.

También las personas con enfermedad de Graves, hipotiroidismo o tiroiditis, los que consumen ciertos medicamentos como el litio, los fumadores y los que recibieron radiación en el cuello o en el pecho.

3. ¿Cómo se detecta esta enfermedad?

Para confirmar el diagnóstico, por lo general se realizan exámenes físicos y análisis de sangre para controlar los niveles de las hormonas producidas por la tiroides y la hipófisis. Puede ser necesaria una ecografía de cuello y una gammagrafía y biopsia tiroidea.

4. ¿En qué consiste su tratamiento?

La terapia dependerá del tamaño del bocio y de sus síntomas. Si el mismo es pequeño y no causa problemas, generalmente sólo se precisa de controles periódicos. Si la causa es la falta de yodo, se recomendará una dieta rica en este mineral, junto con suplementos de yoduro de potasio.

Si el problema es Hipotiroidismo, se realizará un reemplazo de la hormona tiroidea con Levotiroxina, mientras que si se trata de hipertiroidismo, se bloquearán sus efectos con propiltiouracilo o metimazol.

Para la inflamación de la glándula, se puede ingerir aspirina o algún corticosteroide. En casos graves puede ser necesaria una cirugía para extirpar el órgano o su reducción con la ingesta de yodo radiactivo. Si eso ocurre, el paciente deberá tomar pastillas sustitutivas de la hormona de por vida.

5. ¿Qué otros aspectos se recomiendan tener en cuenta?

Para las personas con bocio es aconsejable ingerir alimentos ricos en yodo, como pescados, camarones y mariscos. También evitar algunos vegetales, como la coliflor, la col, el brócoli y el repollo, que dificultan el accionar de este mineral. En muchos países se agrega yodo a la sal.

Capítulo 63. Ultrasonido o ecografía de la tiroides

El Ultrasonido o ecografía de la tiroides es una prueba de imágenes que se realiza con el objetivo de observar en detalle esta glándula, encargada de producir las hormonas que controlan el metabolismo, el equilibrio cardiovascular, el consumo de energía y el crecimiento.

Se trata de un estudio que utiliza ondas sonoras de alta frecuencia que permiten ver órganos y estructuras interiores del cuerpo en tiempo real. A diferencia de las radiografías, este examen no expone a la radiación.

Entre otras posibilidades, el ultrasonido de la tiroides posibilita observar si la glándula está agrandada o hinchada, o si padece nódulos e incluso cáncer. Además, permite guiar la aguja en caso de biopsia.

Para conocer más sobre esta prueba, consultamos al doctor Mario Vega Carbó, especialista en endocrinología a cargo del Consultorio Vega & Vado.

Doctor Mario,
1. ¿Cuándo es necesario realizar un ultrasonido de la tiroides?

Si el paciente muestra síntomas de anormalidad en el funcionamiento de la glándula o si la misma presenta una hinchazón o un crecimiento extraño, es posible que el médico quiera revisar su estructura y tamaño y corroborar si existen nódulos.

2. ¿Cómo es la preparación previa al examen?

Para realizar un ultrasonido no hace falta ninguna preparación previa ni estar en ayunas. El paciente deberá utiliza ropas cómodas y sueltas, sacarse collares y cadenas, y acostarse en una camilla.

3. ¿Cómo se realiza el ultrasonido?

Al paciente se le aplica un gel conductor a base de agua, que permite la adaptación del transductor de ultrasonidos. Este es un dispositivo portátil pequeño, que se encuentra conectado a una computadora por medio de un cable. El transductor se desliza sobre la piel para enviar ondas acústicas de alta frecuencia y obtener imágenes en tiempo real en un monitor. Habitualmente el examen durante entre 15 y 30 minutos, y es totalmente indoloro.

4. ¿Qué puede verse en el estudio?

El ultrasonido permite observar la forma y estructura interna de la tiroides, y comprobar si está agrandada o tiene menor volumen; ver si existen nódulos y cuáles son sus tamaños, localización y características, para poder determinar si son benignos o malignos.

En caso de realizar Doppler, un tipo de ecografía que además muestra el flujo sanguíneo, se puede observar la vascularización de la glándula, lo que ayuda en el diagnóstico de tiroiditis o de enfermedad de Graves-Basedow.

Los resultados obtenidos en el estudio son fundamentales para determinar los pasos a seguir en el tratamiento.

5. ¿Qué otros usos tiene esta prueba?

El ultrasonido también posibilita detectar tumores en las glándulas paratiroides, ubicadas detrás de la tiroides y muy importantes para regular los niveles de calcio en el organismo. Además, es muy útil para realizar controles luego de intervenciones quirúrgicas en la zona, para valorar la función de las cuerdas vocales y para observar ganglios linfáticos y otros tumores y quistes que pueden aparecer en el cuello.

Por otro lado, también se utiliza como guía para llevar a cabo una biopsia de tiroides por aspiración. En ese caso, el ultrasonido permite dirigir la aguja hacia el interior del quise o hematoma con el fin de extraer una pequeña cantidad de tejido, drenarlo, analizar su contenido o infiltrar un medicamento. Este procedimiento permite diferenciar con mayor certeza si la lesión tiroidea es benigna o maligna.

Capítulo 64. Biopsia por aguja fina para estudio de Nódulos Tiroideos

La mayoría de los nódulos que aparecen en la tiroides, 90 – 95%, son de naturaleza benigna. Sin embargo, existen varios tipos de cáncer que pueden afectarla. Cuando es necesario obtener una muestra de sus células para detectar o descartar alguna enfermedad, es posible realizar una biopsia por agua fina.

Durante este procedimiento, la misma se inserta en la glándula para extraer líquido y tejidos, los cuales se envían al laboratorio para ser analizados.

Con el objetivo de conocer más sobre este tema, entrevistamos a Mario Vega Carbó, especialista en endocrinología con más de 20 años de experiencia.

Doctor Mario,
1. ¿Cómo se realiza este estudio?

Esta biopsia es muy sencilla y puede llevarse a cabo con o sin anestesia. Una vez extraída la muestra, se aplica presión en la zona para detener cualquier sangrado y luego se la cubre con un vendaje.

En los casos en que no es posible sentir el área, se utiliza un ultrasonido o escáner para guiar la aguja hacia el interior del quiste o hematoma. Usualmente el examen durante entre 15 y 30 minutos.

2. ¿Cómo funciona el ultrasonido?

Al paciente se le aplica un gel conductor a base de agua, que permite la adaptación del transductor de ultrasonidos. Este es un dispositivo portátil pequeño, que se encuentra conectado a una computadora por medio de un cable. El transductor se desliza sobre la piel para enviar ondas acústicas de alta frecuencia y obtener imágenes en tiempo real en un monitor.

3. ¿Cómo es la preparación para este examen?

Este tipo de estudio no requiere de mucha preparación previa. Sólo se debe informar al médico sobre todos los medicamentos que se están tomando, si se sufre algún tipo de alergia o enfermedad, o si se está embarazada.

En caso de tomar remedios anticoagulantes, como aspirina e ibuprofeno, es posible que el paciente deba suspenderlos de forma temporaria por unos días previos a la intervención.

4. ¿Cuáles son los beneficios de este procedimiento?

La biopsia con aguja fina permite diferenciar con mayor certeza si la lesión tiroidea es benigna o maligna. Se trata de un examen menos invasivo que el quirúrgico, casi no deja cicatriz y no involucra la exposición a la radiación ionizante.

5. ¿Qué anormalidades se pueden encontrar en la biopsia?

Los resultados pueden mostrar algún tipo de enfermedad tiroidea, como bocio o tiroiditis, tumores benignos o cáncer.

6. ¿Qué efectos secundarios tiene?

En algunos casos puede sentirse una ligera molestia en el cuello o presentar un pequeño hematoma que desaparece en uno o dos días. Generalmente el paciente puede retomar sus actividades sin problemas luego del procedimiento y el vendaje que se coloca se remueve en unas pocas horas.

7. ¿La biopsia con aguja fina tiene algún tipo riesgo?

El procedimiento es muy seguro y los riesgos son muy bajos. En algunos muy pocos casos el paciente puede presentar sangrado en el sitio del examen, infección o daño en alguna de las estructuras adyacentes a la tiroides.

Capítulo 65. Cáncer de Tiroides

El Cáncer Tiroideo es aquel que se produce en la tiroides, glándula responsable de la producción de hormonas que influyen en el metabolismo, el crecimiento y la mayor parte de las funciones corporales, como la frecuencia cardíaca y la presión arterial.

Ubicada en el cuello, justo debajo de la nuez de Adán, este órgano tiene forma de mariposa, con dos lóbulos unidos por una zona central. La mayoría de los nódulos que aparecen en ella, entre el 90 - 95 %, son de naturaleza benigna. Sin embargo, existen varios tipos de cáncer que pueden afectarla. El más común y menos peligroso es el Carcinoma Papilar, que suele presentare en mujeres en edad reproductiva y se disemina en forma lenta. Otros son el Carcinoma Anaplásico, el más dañino pero poco frecuente; el Tumor Folicular, que tiene muchas probabilidades de reaparecer; y el Carcinoma Medular, que afecta a células no tiroideas que se encuentran en la glándula y tiende a ser hereditario.

Con el objetivo de conocer más sobre este tema, entrevistamos a Mario Vega Carbó, especialista en endocrinología con más de 20 años de experiencia.

Doctor Mario,
1. ¿Cuáles son los síntomas del Cáncer Tiroideo?

Sus signos pueden variar dependiendo del tipo de cáncer, pero generalmente presentan un bulto o hinchazón en el cuello, tos, dificultad para tragar, agrandamiento de la glándula tiroides, cambios en la voz con aumento de la ronquera, dolor de garganta, problemas para respirar y ganglios linfáticos inflamados.

2. ¿Quiénes son más propensos a padecerlo?

El Cáncer Tiroideo puede aparecer a cualquier edad, aunque es más frecuente en los adultos y en las mujeres. Las personas que han recibido radiación en la zona del cuello o la cabeza, y los que tienen antecedentes familiares presentan más posibilidades de padecerlo.

3. ¿Cómo se produce?

El Cáncer Tiroideo se origina cuando las células allí ubicadas sufren cambios genéticos que les permiten crecer y multiplicarse con rapidez. Además, esta mutación hace que pierdan la capacidad de morir, como lo harían las células normales. Su acumulación en la glándula forma un tumor, que puede invadir los tejidos cercanos y propagarse por todo el organismo.

4. ¿Cómo se detecta el Cáncer Tiroideo?

Frente a sus síntomas, por lo general se realiza un examen físico en busca de protuberancias en la glándula e inflamación de los ganglios linfáticos del cuello. Para confirmar el diagnóstico se llevan a cabo estudios de calcitonina en la sangre, laringoscopia, biopsia y ultrasonido de tiroides, tomografía computarizada del cuello y pruebas de la función tiroidea.

5. ¿En qué consiste su tratamiento?

La terapia depende del tipo de Cáncer Tiroideo. Por lo general se realiza una cirugía en la que se extirpa toda la glándula. En caso de haberse diseminado, también puede ser necesario sacarlos ganglios linfáticos del cuello. Tras el tratamiento, el paciente debe tomar pastillas de hormona tiroidea durante toda su vida.

Este proceso puede ser acompañado de radioterapia externa o con yodo, el cual viene en forma de cápsulas o líquido para beber. El mismo puede producir efectos secundarios como náuseas, sequedad en la boca y los ojos, fatiga y alteraciones en el gusto y el olfato.

Si el cáncer no responde ni a la cirugía ni a la radioterapia, se puede probar con quimioterapia o con una terapia dirigida, con sustancias que atacan a las células cancerígenas sin dañar a las normales.

6. ¿Cuál es el pronóstico?

El tratamiento de la mayoría de los tipos de cáncer tiroideo suele ser efectivo si se diagnostica oportunamente.

7. ¿Qué otras complicaciones puede traer esta enfermedad?

Esta afección puede provocar lesión en la laringe, daños en las cuerdas vocales y ronquera después de la cirugía, niveles bajos de calcio por la extirpación accidental de las glándulas paratiroides y diseminación del cáncer al pulmón, a los huesos o a otras partes del cuerpo.

8. ¿Qué otros aspectos se recomiendan tener en cuenta para enfrentar esta enfermedad?

Debido al estrés y la preocupación que puede causar esta dolencia se recomienda el apoyo psicológico y la participación en grupos terapéuticos con personas que estén padeciendo esta misma enfermedad.

Capítulo 66. Cirugía de tiroides y sus complicaciones

La cirugía de la tiroides es la operación endócrina más común. La misma se realiza para tratar distintos problemas de la glándula, como cáncer, bocio o hipertiroidismo.

Si en la intervención se extrae sólo una parte, es posible que la tiroides pueda seguir funcionando normalmente. En cambio, si la extirpación es total, el paciente deberá tomar medicamentos sustitutivos de la hormona de por vida.

La tiroidectomía suele ser un procedimiento seguro. Sin embargo, como en cualquier cirugía, pueden surgir complicaciones.

Para conocer más sobre este tema, consultamos al doctor Mario Vega Carbó, especialista en endocrinología, quién en la actualidad se desempeña en el Consultorio Vega & Vado.

Doctor Mario,
1. ¿Cuáles son los motivos más frecuentes para una cirugía de tiroides?

El cáncer es la causa más usual para la tiroidectomía. También el bocio, una hinchazón en el cuello que se produce por un agrandamiento anormal de la glándula y que puede generar dificultades para respirar o tragar. Otros posibles motivos son el hipertiroidismo, una enfermedad en que la tiroides produce demasiada hormona tiroxina; y la aparición de ciertos nódulos sospechosos que presentan un riesgo de ser malignos.

2. ¿En qué consiste esta intervención?

Hay varias formas de llevar adelante una tiroidectomía. En el método convencional se realiza un corte en el centro del cuello para tener acceso directo a la glándula. En la transoral se evita esta incisión al hacerla dentro de la boca. En la endoscópica se efectúan pequeños cortes en el cuello a través de los cuales se insertan una pequeña cámara de video que guía al médico durante la intervención. Otra opción es realizar la cirugía desde la axila.

3. ¿Qué complicaciones pueden ocurrir durante la operación?

La tiroides está altamente vascularizada lo que puede provocar hemorragia y riesgo de infección. Además, el sangrado puede causar la obstrucción de las vías respiratorias

Por otro lado, durante la cirugía se puede producir una lesión involuntaria de las glándulas paratiroides, que se encuentran detrás de la tiroides. Esto puede derivar en hipoparatiroidismo, un trastorno en el cual se produce poca hormona paratiroidea, encargada de controlar el uso y la eliminación del calcio, el fosfato y la Vitamina D del cuerpo.

A su vez, después de una tiroidectomía algunas personas presentan dolor en el cuello o una voz ronca o débil, como consecuencia de una lesión en los nervios de las cuerdas vocales y la laringe.

Por último, en casos graves de hipertiroidismo no tratado puede ocurrir un agravamiento súbito de sus síntomas y causar lo que se conoce como Tormenta Tiroidea.

4. ¿Por qué se pueden producir alteraciones en la voz tras la operación?

Cuando se lleva a cabo una tiroidectomía hay riesgos de daños en el nervio laríngeo recurrente, que pasa por la parte interna y posterior de la glándula. Por ello, algunos pacientes pueden presentar ronquera o voz débil. Estos síntomas son temporales y se deben al tubo para mantener la ventilación pulmonar que se inserta en la tráquea durante la operación o a una irritación a los nervios causada por la cirugía.

Usualmente en 2 o 3 semanas estos signos desaparecen, sin necesidad de tratamiento. En pocos casos, una intubación traumática, un estiramiento excesivo del nervio o su corte accidental pueden provocar una alteración definitiva de la voz y de la respiración.

5. ¿Qué daños puede causar la cirugía en la piel?

Los efectos en la piel son los propios a la incisión que se necesita realizar para practicar la intervención. Cuando se efectúa un corte en el cuello es inevitable que después de la operación quede una cicatriz.

En las primeras semanas en la herida puede haber cierta tirantez y un poco de dolor e incluso insensibilidad a su alrededor. Estos signos son normales y transitorios. Por su parte, las infecciones y los hematomas en la piel son muy poco probables.

6. ¿Qué es la Tormenta Tiroidea?

Se llama Tormenta Tiroidea al aumento agudo de los síntomas del hipertiroidismo, que pone en peligro el funcionamiento de los órganos y la vida del paciente. Se trata de una crisis poco frecuente que puede desencadenarse por una infección o una cirugía, y causar fiebre alta, diarrea, taquicardia, shock y muerte.

Suele ocurrir en pacientes en los que la hiperactividad de la tiroides está mal controlada o incluso no diagnosticada.

Capítulo 67. El Hipotiroidismo o Tiroides Hipoactiva

El Hipotiroidismo es una enfermedad en la cual la tiroides no produce suficiente hormona tiroidea. Esta glándula es una de las más importantes del organismo y su actividad influye en el metabolismo y la mayor parte de las funciones corporales, como la frecuencia cardíaca y la presión arterial.

Que haya niveles usuales de esta hormona en el cuerpo es indispensable para un crecimiento y desarrollo normal en la infancia, y para el funcionamiento del cerebro durante toda la vida. Si no se trata correctamente, el hipotiroidismo puede causar numerosos problemas de salud, como obesidad, dolor en las articulaciones, infertilidad o enfermedad cardíaca.

Para hablar sobre este tema entrevistamos al doctor Mario Vega Carbó, especialista en endocrinología, quién se desempeña como endocrinólogo en el Consultorio Vega & Vado.

Doctor Mario,
1. ¿Cuál es la causa del Hipotiroidismo?

La causa más común es la Enfermedad de Hashimoto o Tiroiditis Crónica. La misma es ocasionada por una reacción del sistema inmunitario, en el cual anticuerpos dirigidos contra la tiroides llevan a una inflamación de la glándula. No se sabe con seguridad por qué esto ocurre, pero se cree que está relacionado con un virus, una bacteria o una falla genética. El daño crónico que provoca esta dolencia suele provocar una disminución de los niveles de hormona tiroidea en la sangre.

Además, el Hipotiroidismo también puede ser causado por infecciones virales o respiratorias, el embarazo, ciertos medicamentos como el litio, algunos tipos de quimioterapia, enfermedades congénitas y el Síndrome de Sheehan.

Otros motivos son los tratamientos con yodo radioactivo o fármacos contra el Hipertiroidismo, la radioterapia, o un tumor o cirugía de la tiroides o de la hipófisis.

2. ¿Quiénes tienen más riesgos de padecerla?

El Hipotiroidismo puede presentarse en cualquier persona de cualquier edad. Sin embargo, es más común en mujeres de mediana edad y mayores de 60 años. Los que tienen enfermedades autoinmunes o familiares con antecedentes de problemas en la tiroides, los que realizaron tratamiento contra el Hipertiroidismo y los expuestos a niveles altos de radiación son más propensos a padecerla. También mujeres que estuvieron embarazadas o dieron a luz en los últimos 6 meses.

3. ¿Cuáles son sus principales síntomas?

La enfermedad suele desarrollarse lentamente y en un comienzo no presenta signos. Con el tiempo, el paciente puede presentar estreñimiento, dificultad para concentrarse, piel pálida y seca, hinchazón en la parte frontal de la garganta, fatiga, cabellos y uñas quebradizas, menstruación irregular, mayor sensibilidad al frío, aumento de peso, depresión, dolor en las articulaciones y debilidad muscular.

Si no se trata, en casos más graves puede aparecer una disminución del sentido del gusto y del olfato, ronquera, engrosamiento de la piel, frecuencia cardíaca lenta e hinchazón de la cara, las manos y los pies.

4. ¿Cómo se detecta esta enfermedad?

Cuando se presentan sus síntomas, por lo general se realiza un examen físico y distintos estudios para medir los niveles de la hormona tiroidea, la hormona estimulante de la tiroides, el colesterol y la glucosa, y un análisis de anticuerpos. También pueden ser necesarias otras pruebas especializadas de la glándula.

5. ¿En qué consiste su tratamiento?

La terapia consiste en reponer la hormona tiroidea que está faltando en el cuerpo con Levotiroxina, que generalmente debe tomarse de por vida. Este medicamento oral restaura los niveles adecuados de la hormona y revierte los signos y los síntomas de la enfermedad. Durante el tratamiento son fundamentales los controles periódicos, ya que en la dosis adecuada este fármaco no tiene efectos secundarios. En caso de ingerir una cantidad mayor a la necesaria, el paciente puede presentar pulso acelerado, temblores, pérdida de peso, cansancio e hiperactividad.

6. ¿Qué otras complicaciones puede traer el Hipotiroidismo?

Si no se trata adecuadamente puede provocar infecciones, Bocio, problemas de corazón, neuropatía periférica, depresión, reducción de la libido, infertilidad y aborto espontáneo. También mixedema, la forma más grave de Hipotiroidismo, que causa una urgencia médica que debe tratarse en el hospital. Sus síntomas son temperatura baja, disminución de la respiración, presión arterial y glucemia baja, letargo y pérdida de la conciencia.

Por otro lado, los bebes de mujeres con Hipotiroidismo no tratado pueden nacer con defectos congénitos.

Capítulo 68. Medicamentos para el Hipotiroidismo: Levotiroxina y Liotironina

El Hipotiroidismo es una enfermedad en la cual la tiroides no produce suficiente hormona tiroidea. Los niveles usuales de la misma es indispensable para un crecimiento y desarrollo normal en la infancia, y para el funcionamiento del cerebro durante toda la vida.

El tratamiento para esta dolencia consiste en reponer la hormona que está faltando en el cuerpo, para lo cual se utilizan Levotiroxina y Liotironina, que generalmente deben tomarse de por vida.

Para conocer más sobre este tema, entrevistamos a Mario Vega Carbó, médico endocrinólogo con más de 20 años de experiencia.

Doctor Mario,
1. ¿Cómo funcionan la Levotiroxina y la Liotironina?

Estos medicamentos reemplazan la hormona tiroidea que normalmente produce el cuerpo. Vienen en tabletas y en cápsulas, y en general se toman una vez al día, con el estómago vacío, media hora antes del desayuno. Se suele comenzar con una dosis baja, que se va aumentando en forma gradual.

En el caso de los bebés, se deben triturar y administrar mezcladas con agua o leche materna, utilizando un gotero o una jeringa.

2. ¿En qué se diferencian entre sí?

Usualmente en el tratamiento del Hipotiroidismo se utiliza sólo Levotiroxina. Sin embargo, en algunos casos en que los síntomas persisten, la terapia combinada con Liotironina puede ser más efectiva. La Liotironina tiene un inicio de acción más rápido y una semivida más corta en relación a la Levotiroxina.

3. ¿Qué se debe hacer en caso de olvidar tomar una dosis de estos medicamentos?

Se debe ingerir la misma apenas se recuerde. No obstante, si ya es casi la hora de la siguiente dosis, es mejor omitirla y continuar con la dosificación regular. En ningún caso se debe tomar una dosis doble para compensar la que se olvidó.

4. ¿Qué efectos secundarios tienen estos fármacos?

Cuando se administran en la dosis adecuada no suelen presentar efectos secundarios, por lo que son importantes los controles periódicos para ajustar la dosis. Algunas veces, los pacientes pueden subir o bajar de peso, sentir dolor de cabeza o padecer vómitos, diarrea, cambios en el apetito y en el ciclo menstrual, fiebre, sensibilidad al calor y calambres en las piernas.

En casos más graves puede haber dificultad para respirar, erupción cutánea, enrojecimiento, e hinchazón de las manos, pies, tobillos o parte inferior de las piernas.

5. ¿Qué sucede si se suministra una dosis mayor a la adecuada?

En caso de ingerir una cantidad mayor a la necesaria, el paciente puede presentar pulso acelerado, dolor en el pecho, irritabilidad, dificultad para respirar, cansancio, hiperactividad y pérdida del conocimiento. Cuando se toma en grandes cantidades junto a anfetaminas y metanfetaminas puede causar problemas graves, potencialmente mortales.

6. ¿Qué otros aspectos se deben tener en cuenta durante su uso?

Antes de iniciar el tratamiento es importante informar al médico sobre cualquier otro medicamento, vitamina o suplemento que se esté utilizando, para que este evalúe si la combinación puede ser perjudicial.

También se debe notificar si se padecen otras afecciones, como problemas renales o del corazón; si se está embarazada o planeando concebir en el corto plazo, o si se está amamantado. La Levotiroxina y la Liotironina no deben ser usadas en tratamientos para la obesidad o para causar la pérdida de peso.

Por otro lado, algunos alimentos y bebidas, especialmente aquellos que contienen soya y fibra dietética, pueden interferir en la absorción de estos medicamentos. Es importante que el paciente entienda que estos fármacos controlan el Hipotiroidismo, pero no lo curan. Por ello, los mismos se deben seguir utilizando aun cuando el paciente se sienta bien.

Por último, estos medicamentos deben conservarse en un lugar adecuado, a temperatura ambiente y fuera del alcance de los niños.

Capítulo 69. Coma Mixedematoso

El Coma Mixedematoso es una complicación grave del hipotiroidismo que pone en riesgo la vida del paciente. Se trata de un trastorno raro en el que la falta de producción de hormonas de la tiroides está mal controlada o incluso no diagnosticada.

Entre sus principales síntomas se encuentran la intolerancia intensa al frío y la somnolencia, seguida de un letargo profundo y la pérdida de la consciencia. El Coma Mixedematoso debe ser tratado de manera urgente.

Para hablar sobre este tema entrevistamos al doctor Mario Vega Carbó, especialista en endocrinología quién se desempeña como endocrinólogo en el Consultorio Vega & Vado.

Doctor Mario,
1. ¿Cuál es la causa del Coma Mixedematoso?

Esta afección se presenta en pacientes con Hipotiroidismo mal controlado durante años. Cuando esta enfermedad no se trata, una situación de estrés grave, un traumatismo, un ataque cardíaco, una cirugía, una infección, la exposición al frio, la fractura de cadera, una hemorragia gastrointestinal o el uso de anestésicos, sedantes o narcóticos, pueden generar un agravamiento súbito de sus síntomas y provocar una crisis.

2. ¿Quiénes tienen más riesgos de padecerlo?

Este trastorno es más común en mujeres ancianas y ocurre con más frecuencia en los meses de invierno, ya que la exposición al frío es un factor precipitante.

3. ¿Cuáles son sus principales síntomas?

Sus signos más comunes incluyen la intolerancia intensa al frío, insuficiencia respiratoria, hipotermia, estreñimiento, fatiga, dolor en las articulaciones, frecuencia cardíaca lenta, piel seca, alopecia, voz ronca e hinchazón de la cara, las manos y los pies.

Por otro lado, el estado mental suele progresar desde la alteración de la conciencia a desorientación, letargo profundo y finalmente coma, que puede ser acompañado de convulsiones.

4. ¿Cómo se detecta el Coma Mixedematoso?

Para su diagnóstico se tienen en cuenta signos tales como el descenso involuntario de la temperatura corporal; el bajo nivel de glucemia y sodio y el aumento de creatina-fosfocinasa y de la hormona estimulante de la tiroides; la ausencia de oxígeno suficiente en los tejidos para mantener las funciones corporales; el ritmo cardíaco lento y las alteraciones en el estado de conciencia. También se analizan la orina y el sistema respiratorio en busca de infecciones.

5. ¿En qué consiste su tratamiento?

La terapia debe ser precoz y multidisciplinaria. La misma incluirá el calentamiento gradual del paciente, la corrección de las alteraciones de glucemia, la monitorización de la función cardiovascular y la ventilación mecánica e hidratación adecuada. Además se controlará el Hipotiroidismo con altas dosis de Levotiroxina, vía oral o intravenosa, y se administrarán glucocorticoides y antibióticos de amplio espectro para combatir las infecciones. También, se tratará la hipotensión arterial, los trastornos hidroelectrolíticos y los factores desencadenantes de la crisis.

6. ¿Cuáles son los resultados esperados?

La evolución dependerá de la edad, las enfermedades asociadas y, fundamentalmente, el control de la hipotermia. En todos los casos el diagnóstico temprano es vital, pues el retraso en el tratamiento empeora el pronóstico.

Capítulo 70. La Tiroiditis Crónica de Hashimoto y el Hipotiroidismo

La Tiroiditis Crónica o Enfermedad de Hashimoto es un trastorno causado por una reacción del sistema inmunitario contra la glándula tiroides. Provoca una disminución de la función tiroidea, lo que deriva en Hipotiroidismo.

Esta dolencia afecta principalmente a mujeres de mediana edad, aunque también puede presentarse en hombres y niños. La enfermedad de Hashimoto se desarrolla en forma lenta y puede pasar un largo tiempo hasta ser detectada. Su tratamiento con reemplazo hormonal suele dar buenos resultados.

Para hablar sobre este tema entrevistamos al doctor Mario Vega Carbó, especialista en endocrinología a cargo del Consultorio Vega & Vado de Managua, Nicaragua.

Doctor Mario,
1. ¿Cuál es la causa de la Tiroiditis Crónica?

La enfermedad de Hashimoto es ocasionada por una reacción del sistema inmunitario, en el cual anticuerpos dirigidos contra la tiroides llevan a una inflamación de la glándula. No se sabe con certeza por qué esto ocurre, pero se cree que está relacionado con un virus, una bacteria o una falla genética.

El daño crónico que provoca esta dolencia suele provocar una disminución de los niveles de hormona tiroidea en la sangre. En algunos pocos casos, la enfermedad puede estar relacionada con otros trastornos endocrinos, como la insuficiencia suprarrenal y la Diabetes tipo 1.

2. ¿Quiénes tienen más riesgos de padecerla?

La Tiroiditis Crónica puede presentarse en cualquier persona de cualquier edad. Sin embargo, es más frecuente en mujeres de mediana edad.

244

Quienes padecen enfermedades inmunitarias o familiares con antecedentes de problemas en la tiroides y los expuestos a niveles altos de radiación son más propensos a padecerla.

3. ¿Cuáles son sus principales síntomas?

El paciente suele presentar estreñimiento, dificultad para concentrarse, piel pálida y seca, hinchazón en la parte frontal de la garganta, fatiga, pérdida de cabello, uñas quebradizas, menstruación irregular, mayor sensibilidad al frío, aumento del tamaño de la lengua y de peso, depresión, dolor en las articulaciones y debilidad muscular.

4. ¿Cómo se detecta esta enfermedad?

Cuando se presentan sus síntomas, por lo general se realiza un examen físico y distintos estudios para medir los niveles de la hormona tiroidea, la hormona estimulante de la tiroides, el colesterol y la glucosa, y un análisis de anticuerpos. También pueden ser necesarias otras pruebas especializadas de la glándula.

5. ¿En qué consiste su tratamiento?

En caso de presentar hipotiroidismo, el mismo se trata con Levotiroxina, una píldora que contiene la hormona tiroidea. En esta terapia es necesario realizar controles periódicos para ajustar la dosis y probablemente el medicamento deberá ser tomado de por vida. Si no existe deficiencia hormonal y la tiroides está funcionando normalmente, sólo se deberá monitorear su evolución.

6. ¿Qué sucede si se suministra una dosis mayor de hormonas a la adecuada?

En caso de ingerir una cantidad mayor a la necesaria, el paciente puede presentar pulso acelerado, pérdida de peso, cansancio e hiperactividad. Por eso son fundamentales los controles periódicos para su administración en forma correcta, ya que en la dosis adecuada no tiene efectos secundarios.

7. ¿Qué otras complicaciones puede traer la Tiroiditis Crónica?

La Enfermedad de Hashimoto se puede presentar junto con otros trastornos autoinmunes, como la insuficiencia suprarrenal y la Diabetes tipo 1. Si no se trata también puede provocar bocio, problemas de corazón, depresión, reducción de la libido y mixedema. Además, en raras ocasiones puede desarrollar linfoma o cáncer de la tiroides. Por otro lado, los bebes de mujeres con hipotiroidismo no tratado pueden nacer con defectos congénitos.

Capítulo 71. Tiroiditis Subaguda y las infecciones virales

La Tiroiditis Subaguda es una inflamación de la glándula tiroides que generalmente se presenta luego de una infección viral. Se trata de una enfermedad poco frecuente que ocurre al poco tiempo de haber padecido un cuadro infeccioso de las vías respiratorias superiores, como parotiditis (paperas), gripe o un resfriado común. Sus síntomas incluyen fiebre y dolor en el cuello.

En las primeras semanas cerca de la mitad de los pacientes registran una producción excesiva de la hormona tiroidea (Hipertiroidismo) que luego se normaliza. Esta dolencia ataca principalmente a mujeres de mediana edad y suele desaparecer a los pocos meses.

Para conocer más sobre este tema, entrevistamos a Mario Vega Carbó, médico endocrinólogo con más de 20 años de experiencia.

Doctor Mario,
1. ¿Cuáles son los síntomas de la Tiroiditis Subaguda?

Por lo general el paciente presenta fiebre y dolor en la cara anterior del cuello, aunque este malestar puede extenderse al maxilar y los oídos. Por eso muchas veces sus signos se confunden con un problema odontológico, faringitis u otitis. En estos casos la glándula suele aumentar de tamaño en forma asimétrica y estar hinchada y ser sensible al tacto. Además, el dolor puede aumentar cuando se traga o cuando se gira la cabeza. Otros síntomas frecuentes son ronquera, fatiga y sensación de debilidad.

Al comienzo de la enfermedad también suelen presentarse signos asociados al hipertiroidismo, como ansiedad, nerviosismo, dificultad para concentrarse, diarrea, vómitos, aumento del apetito, sudoración, palpitaciones, pérdida del cabello y de peso, y problemas para dormir.

2. ¿Cómo se detecta esta enfermedad?

Cuando se presentan sus síntomas, por lo general se realiza un examen físico y distintos estudios para medir los niveles de las hormonas tiroideas. Para confirmar el diagnóstico, pueden ser necesarias pruebas especializadas con ultrasonido y gammagrafía, incluyendo captación de yodo radioactivo y biopsia por aspiración con aguja fina.

3. ¿En qué consiste su tratamiento?

La terapia buscará reducir el dolor y la inflamación, y tratar el hipertiroidismo si este se presenta. El malestar que provoca la Tiroiditis Subaguda puede solucionarse con antiinflamatorios no esteroides, como el ibuprofeno, o corticoides, como la prednisona.

Además, para resolver los síntomas del Hipertiroidismo, también se pueden recetar beta-bloqueadores, que ayudan a mejorar los trastornos del ritmo cardíaco, los temblores y la ansiedad.

Si la tiroides se vuelve hipoactiva durante la fase de recuperación, es posible que se necesiten hormonas tiroideas de reemplazo.

4. ¿Qué se puede esperar de esta terapia?

El tratamiento es efectivo y la Tiroiditis Subaguda suele curarse en forma espontánea en unos pocos meses. Sin embargo, en algunos casos la enfermedad puede volver a aparecer y, con el tiempo, puede causar un Hipotiroidismo permanente.

Capítulo 72. Síndrome del Enfermo Eutiroideo

El Síndrome del Enfermo Eutiroideo es un trastorno en el que los resultados de las pruebas tiroideas son anormales, aunque la glándula funciona correctamente. Por lo general esto ocurre cuando el paciente tiene otra enfermedad grave, está desnutrido o fue sometido a una intervención quirúrgica, lo que provoca que algunas hormonas no actúen de forma regular.

La tiroides es una de las glándulas más importantes del organismo y su actividad influye en el metabolismo y la mayor parte de las funciones corporales, como la frecuencia cardíaca y la presión arterial.

Para hablar sobre este tema entrevistamos al doctor Mario Vega Carbó, especialista en endocrinología quien actualmente está a cargo del Consultorio Vega & Vado.

Doctor Mario,
1. ¿Qué es el Síndrome del Enfermo Eutiroideo?

Se trata de una patología poco conocida que aparece en pacientes hospitalizados, en los cuales los valores séricos de las hormonas tiroideas están alterados, sin que haya una enfermedad en la glándula, pero sí otra dolencia sistémica.

2. ¿Qué enfermedades pueden provocar estas alteraciones?

Ciertos trastornos gastrointestinales, pulmonares, cardiovasculares, inflamatorios y metabólicos pueden ocasionar el Síndrome del Enfermo Eutiroideo. También, la insuficiencia renal crónica, un infarto agudo de miocardio, la desnutrición severa, el ayuno, las quemaduras, los traumatismos graves, la cetoacidosis diabética, la anorexia nerviosa, una intervención quirúrgica, la cirrosis, la sepsis, un cáncer o un trasplante de médula.

249

3. ¿A qué se deben las alteraciones en los resultados de las pruebas tiroideas?

Las variaciones pueden deberse a cambios en la producción de hormonas tiroideas, en el eje hipotálamo-hipófisis-tiroides o en el metabolismo periférico de las hormonas. También puede ocurrir por una combinación de estos tres factores.

4. ¿Cuáles son los resultados alterados más frecuentes que aparecen en los exámenes?

Las variaciones que generalmente aparecen son niveles bajos de triyodotironina (T3), aumento de la T3 inversa y reducción de tiroxina (T4). Además, la hormona estimulante de la tiroides (THS) y la T4 libre también pueden verse afectadas.

5. ¿Cómo se detecta este síndrome?

Frente a sus síntomas, el objetivo es definir si el paciente tiene Hipotiroidismo o Síndrome del Enfermo Eutiroideo. Para ello se realiza un examen físico y distintos estudios para medir los niveles hormonales. La prueba más segura es la de la hormona estimulante de la tiroides, que en el Hipotiroidismo es bien alta, mientras que en el síndrome suele ser baja, normal o levemente elevada.

Del mismo modo, la concentración sérica de cortisol suele incrementarse en el síndrome y ser baja o normal en el Hipotiroidismo.

Algunos medicamentos que afectan a las hormonas tiroideas, como los medios de contraste ricos en yodo, la amiodarona, la dopamina y los corticoesteroides, pueden dificultar la interpretación de los resultados.

6. ¿En qué consiste su tratamiento?

Dado que no se trata de un inconveniente en la glándula tiroides, no es necesario ningún tratamiento específico ni la reposición de hormonas. La terapia estará centrada en la enfermedad subyacente y, cuando la misma se resuelva, los resultados de laboratorio volverán a la normalidad.

Capítulo 73. El Hipertiroidismo o tiroides hiperactiva

El Hipertiroidismo es una afección en la cual la tiroides produce demasiada hormona tiroidea. Esta glándula es una de las más importantes del organismo y su actividad influye en el metabolismo, el crecimiento y la mayor parte de las funciones corporales, como la frecuencia cardíaca y la presión arterial.

El motivo más frecuente de la secreción excesiva de la tiroides es la enfermedad de Graves, un padecimiento en el que el sistema inmunitario produce anticuerpos que la atacan y la dañan. Otras causas pueden ser una inflamación de la glándula debido a infecciones virales, algunos medicamentos o a la tiroiditis posparto; un adenoma hiperactivo; tumores; la ingesta de grandes cantidades de hormona tiroidea sintética; y el consumo exagerado de yodo.

El Hipertiroidismo puede acelerar el metabolismo del cuerpo, lo cual causa una pérdida de peso involuntaria, arritmia y taquicardia.

Para hablar sobre este tema entrevistamos al doctor Mario Vega Carbó, especialista en endocrinología, con más de 20 años de experiencia.

Doctor Mario,
1. ¿Cuáles son los síntomas más comunes del Hipertiroidismo?

Sus signos más comunes son ansiedad, nerviosismo, fatiga, dificultad para concentrarse, diarrea, cabellos finos y frágiles, temblor en las manos, intolerancia al calor, aumento del apetito, sudoración, irregularidades menstruales, palpitaciones, problemas para dormir y pérdida de peso. Otros síntomas son la hinchazón o el crecimiento anormal de la tiroides, el desarrollo de las mamas en los hombres, presión arterial alta, irritación en los ojos, náuseas, vómitos, piel caliente y enrojecimiento, cambios en las uñas, depresión y erupciones cutáneas.

2. ¿Cómo se detecta esta enfermedad?

Cuando se presentan sus síntomas, por lo general se realiza un examen físico y distintos estudios para medir los niveles de las hormonas tiroideas, el colesterol y la glucosa. También pueden ser necesarias pruebas especializadas de la glándula, con ultrasonido y gammagrafía, o una captación de yodo radioactivo.

3. ¿Quiénes son más propensos a padecerla?

Esta afección es más común en las mujeres, en las personas con otros problemas de tiroides y en los mayores de 60 años. También se da con más frecuencia en aquellos que tengan antecedentes familiares con enfermedad de Graves.

4. ¿En qué consiste su tratamiento?

La terapia va a depender de la causa del Hipertiroidismo y de la gravedad de sus síntomas. Por lo general, se trata con medicamentos antitiroideos, como propiltiouracilo o metimazol, que disminuyen o bloquean los efectos de la hormona. Ambas drogas causan un serio daño al hígado, por lo que deben tomarse con precaución y cuidado médico.

En casos más graves puede ser necesaria una cirugía para extirpar la glándula o su reducción con la ingesta de yodo radiactivo. Si eso ocurre, el paciente deberá tomar pastillas sustitutivas de la hormona de por vida. Se pueden recetar fármacos para paliar los síntomas del Hipertiroidismo, como los beta-bloqueadores, que ayudan a mejorar los trastornos del ritmo cardíaco, los temblores y la ansiedad.

5. ¿Qué se puede esperar de esta terapia?

Los pacientes suelen responder bien y mejorar con el tratamiento. Algunas de sus causas incluso pueden desaparecer sin realizar ninguna terapia. Sin embargo, el Hipertiroidismo generado por la enfermedad de

Graves puede empeorar con el tiempo y afectar la calidad de vida del paciente.

6. ¿Qué otras complicaciones puede traer esta afección?

El estrés o una infección pueden causar un empeoramiento súbito de los síntomas del Hipertiroidismo y generar fiebre, un cambio en el estado de conciencia y un fuerte dolor abdominal, lo que requiere de atención médica urgente. Esta dolencia puede provocar problemas cardíacos y osteoporosis.

En algunos casos poco comunes, también puede afectar la os ojos y hacer que se hinchen y se sequen. Además, la cirugía para tirarla tiroides puede generar una lesión en la laringe, daños en las cuerdas vocales, ronquera y niveles bajos de calcio por daño o la extirpación accidental de las glándulas paratiroides.

7. ¿Qué otras recomendaciones deben tener en cuenta estos pacientes?

Las personas con Hipertiroidismo deben controlar la ingesta de yodo, que puede estar presente en alimentos, suplementos vitamínicos y en jarabes para la tos, ya que su consumo puede empeorar los síntomas. También se recomienda que eviten el tabaco, que está asociado al desarrollo de problemas en los ojos en pacientes con la enfermedad de Graves.

Por otro lado, hacer ejercicio en forma regular puede ayudarlos a mantener la densidad ósea y el aparato cardiovascular, y la práctica de técnicas de relajación aleja el estrés, que es un factor de riesgo importante en esta afección.

Capítulo 74. Orbitopatía Tiroidea

La Orbitopatía Tiroidea es una enfermedad de origen autoinmune que afecta el funcionamiento de la glándula tiroides y a los órganos relacionados con la vista, en conjunto o aisladamente. Estos pacientes suelen presentar Hipertiroidismo y una serie de cambios que afligen a los párpados, a la órbita y a los músculos que mueven los ojos, provocando la hinchazón de los mismos. Esto hace que se salgan de la cavidad y causen la apariencia de ojos saltones.

Por otro lado, la Orbitopatía Tiroidea también puede generar estrabismo, irritación, problemas para cerrar los ojos, lagrimeo, sensación de arenilla, visión doble y daños en el nervios óptico.

Para conocer más sobre este tema, entrevistamos a Mario Vega Carbó, médico endocrinólogo, con más de 20 años de experiencia.

Doctor Mario,
1. ¿Qué causa la Orbitopatía Tiroidea?

Usualmente esta dolencia es ocasionada por una reacción del sistema inmunitario, el cual genera anticuerpos que atacan y dañan a la tiroides. Esto provoca que la glándula produzca un exceso de hormonas, dando lugar a un Hipertiroidismo.

Por otro lado, estos mismos anticuerpos pueden afectar a los órganos relacionados con la vista, causando su hinchazón.

2. ¿A quiénes afecta esta dolencia?

La Orbitopatía Tiroidea es más frecuente en mujeres fumadoras de entre 40 y 60 años, y generalmente afecta a ambos ojos.

3. ¿Cuáles son sus principales síntomas?

Por lo general esta afección se presenta meses o años después de la enfermedad tiroidea. Sin embargo, en raras ocasiones puede precederla. Sus signos iniciales son la presión alrededor del globo ocular, irritación, estrabismo, lagrimeo, dificultad para cerrar los ojos y sensación de arenilla.

Por otro lado, si los músculos o tejidos se encuentran muy hinchados, pueden comprimir el nervio óptico y causar la pérdida de la visión. Con el tiempo, el paciente puede quedar con secuelas como ojos saltones, bolsas en los párpados y visión doble.

4. ¿Cómo se trata la Orbitopatía Tiroidea?

La terapia depende de la gravedad de la enfermedad y de los síntomas presentados. En casos leves, la administración de lágrimas artificiales, las compresas frías y el uso de gafas de sol suelen ser suficientes para aliviar sus signos.

Durante la fase activa de la dolencia, se pueden recetar corticoides por vía intravenosa o utilizar radioterapia. Si la afección es seria y existen riesgos para la visión, se realiza una intervención quirúrgica que elimina parte de los huesos que rodean al globo ocular, para descomprimir la órbita. Si causa problemas estéticos severos, puede llevarse a cabo una cirugía rehabilitadora o palpebral.

5. ¿Cuáles son los resultados esperados de esta terapia?

Por lo general los tratamientos quirúrgicos suelen ser seguros y efectivos. En algunos pocos casos pueden presentarse inflamaciones, sangrados e infecciones que se tratan con antibióticos.

Capítulo 75. Tormenta Tiroidea o crisis tirotóxica

Se conoce como Tormenta Tiroidea al aumento agudo de los síntomas del Hipertiroidismo, que pone en peligro el funcionamiento de los órganos y la vida del paciente. Se trata de una crisis poco frecuente, pero que tiene una tasa elevada de mortalidad, por lo que debe ser controlada con urgencia.

Este empeoramiento súbito generalmente es desencadenado por una situación de estrés, una infección, una cirugía o un trabajo de parto, y puede causar fiebre alta, diarrea, taquicardia, shock y muerte. Suele ocurrir en pacientes en los que la hiperactividad de la tiroides está mal controlada o incluso no diagnosticada.

Para hablar sobre este tema entrevistamos al doctor Mario Vega Carbó, especialista en endocrinología, quién se desempeña como endocrinólogo en el Consultorio Vega & Vado.

Doctor Mario,
1. ¿Cuándo ocurre una Tormenta Tiroidea?

El Hipertiroidismo es una afección en la cual la tiroides produce demasiada hormona tiroidea. Esta glándula es una de las más importantes del organismo y su actividad influye en el metabolismo, el crecimiento y la mayor parte de las funciones corporales, como la frecuencia cardíaca y la presión arterial.

Cuando esta enfermedad no se trata, una situación de estrés grave, como un traumatismo, un ataque cardíaco, una cirugía, el trabajo de parto o una infección, pueden generar un agravamiento súbito de sus síntomas y provocar una crisis.

En algunos pocos casos, esto también puede ser causado por el suministro inadecuado de yodo o de hormona tiroidea, en los tratamientos para la enfermedad de Graves o la obesidad.

2. ¿Cuáles son sus principales síntomas?

Los signos más comunes son agitación, reducción del nivel de conciencia, confusión, delirio, diarrea, fiebre, aceleración del ritmo cardíaco, hipertensión, aspecto amarillo de ojos y piel, inquietud, temblores, sudoración, nauseas, vómitos y dolor abdominal.

3. ¿Cómo se detecta una Tormenta Tiroidea?

No existen pruebas de diagnóstico específicas para esta afección, así que su detección se basa en las observaciones clínicas relacionada con sus síntomas. Para ello se miden la presión arterial, la frecuencia cardíaca y los niveles de las hormonas tiroideas; se revisan las funciones renal y cardíaca y se buscan infecciones. También pueden realizarse ecografías de la tiroides y otros estudios.

4. ¿En qué consiste su tratamiento?

El manejo de la Tormenta Tiroidea implica la reducción de la fiebre y el suministro de oxígeno y líquidos en caso de dificultad para respirar y deshidratación. Se busca reducir los niveles de hormona tiroidea en sangre, ya sea suministrando altas dosis de yodo o con medicamentos antitiroideos, como metimazol o propiltiouracilo.

Además, puede ser necesaria la aplicación de beta-bloqueadores vía intravenosa para bajar el ritmo cardíaco, la presión sanguínea, los temblores y la ansiedad. En caso de infección, también se suministra antibióticos.

5. ¿Qué complicaciones puede traer este trastorno?

La insuficiencia cardíaca y el edema pulmonar se pueden desarrollar rápidamente, provocar un shock y llevar a la muerte.

6. ¿Cómo se previene la Tormenta Tiroidea?

La mejor forma de prevenirla es tratando y controlando el Hipertiroidismo. El hacer ejercicio en forma regular puede ayudar a mantener la densidad ósea y el aparato cardiovascular, y la práctica de técnicas de relajación aleja el estrés, que es un factor de riesgo importante en esta afección.

Capítulo 76. Tratamientos para el Hipertiroidismo: radioyodo y antitiroideos

El Hipertiroidismo es una afección en la cual la tiroides produce demasiada hormona tiroidea. Por lo general esta dolencia se trata con medicamentos antitiroideos, como propiltiouracilo o metimazol, que disminuyen o bloquean sus efectos.

En casos más graves puede ser necesaria una cirugía para extirpar la glándula o su reducción con la ingesta de yodo radiactivo. Si eso ocurre, el paciente deberá tomar pastillas sustitutivas de la hormona de por vida.

Para conocer más sobre este tema, entrevistamos a Mario Vega Carbó, médico endocrinólogo con más de 20 años de experiencia.

Doctor Mario,
1. ¿Cómo funcionan los medicamentos antitiroideos?

Estos fármacos inhiben la síntesis, la liberación, la conversión periférica y los efectos en los órganos de las hormonas tiroideas. Tanto el propiltiouracilo como el metimazol vienen en tabletas y se toman 3 veces al día, cada 8 horas, con alimentos.

2. ¿Qué efectos secundarios tienen?

En algunos casos puede haber erupciones en la piel, picazón, caída anormal del pelo, vómitos, dolor en las articulaciones, somnolencia, mareos y disminución en el número de leucocitos y plaquetas.

En situaciones más graves, puede haber cefalea, fiebre, sangrado, dolor abdominal y color amarillento de los ojos o la piel. El propiltiouracilo puede provocar daños graves en el hígado. Por ello sólo se recomienda su uso en pacientes que no pueden recibir otros tratamientos, como cirugía o yodo radiactivo.

Por su parte, el metimazol no debe usarse durante el embarazo o en el período de lactancia, ya que puede causar defectos congénitos. En estos casos, el propiltiouracilo se puede utilizar durante los primeros meses de la concepción.

3. ¿Qué se debe hacer en caso de olvidar tomar una dosis de estos medicamentos?

Se debe ingerir la misma apenas se recuerde. No obstante, si ya es casi la hora de la siguiente dosis, es mejor omitirla y continuar con la dosificación regular. En ningún caso se debe tomar una dosis doble para compensar la que se olvidó.

4. ¿Qué otros aspectos se deben tener en cuenta durante el uso de los antitiroideos?

Antes de iniciar el tratamiento es importante informar al médico sobre cualquier otro medicamento, vitamina o suplemento que se esté utilizando, para que este evalúe si la combinación puede ser perjudicial. Se debe notificar si se padecen otras afecciones, como problemas renales o del corazón, o alguna enfermedad que afecte a la sangre; si se está embarazada o planeando concebir en el corto plazo, o si se está en lactancia.

Por último, estos medicamentos deben conservarse en un lugar adecuado, a temperatura ambiente y fuera del alcance de los niños.

5. ¿Para qué se utiliza la terapia con yodo radiactivo?

El yodo radiactivo se administra en forma de píldoras o líquido para reducir o matar las células de la tiroides, con el fin de controlar algunas enfermedades. En el caso de Hipertiroidismo, este tratamiento mata las células hiperactivas o disminuye el tamaño de la glándula, lo que detiene la producción hormonal.

Para el cáncer, tras una cirugía para extirpar la tiroides, el yodo destruye las células cancerosas restantes y las que se han diseminado en otras partes del cuerpo. Tras estas terapias, es muy posible que los pacientes tengan que tomar pastillas sustitutivas de la hormona de por vida.

6. ¿Qué efectos secundarios tiene esta terapia?

Además de la posibilidad de Hipotiroidismo, si se abusa de su uso, el paciente se expone a un nivel muy bajo de radiación que tal vez podría ser perjudicial. Por eso no se recomienda para mujeres embarazadas o que estén amamantando.

En algunos pocos casos, los pacientes pueden presentar un bajo conteo de esperma e infertilidad por hasta 2 años en los hombres y períodos irregulares por hasta un año en las mujeres.

Por otro lado, tras el tratamiento puede haber hinchazón y sensibilidad en el cuello y en las glándulas salivales, boca y ojos secos, gastritis y cambios en el sentido del gusto. Además, las dosis muy altas pueden disminuir la producción de saliva o lesionar el colon o la médula ósea.

7. ¿Qué cuidados se deben tomar luego de este tratamiento?

El paciente deberá evitar en lo posible, el contacto con otras personas, especialmente niños y embarazadas, por al menos cuatro días. Eso incluye dormir en una cama separa. Durante al menos 6 meses, también se deberá evitar concebir o quedar embarazada.

Por otro lado, cada vez que vaya al baño, se recomienda dar descarga dos veces o más para hacer correr el agua. También se aconseja bañarse y lavarse las manos con frecuencia, utilizar cubiertos descartables o lavarlos en forma separada a la de los demás, y no cocinar alimentos para otros.

Capítulo 77. Tiroiditis post yodo radiactivo

La Tiroiditis post yodo radiactivo es una inflamación en la tiroides que aparece luego de un tratamiento realizado con yodo radiactivo, generalmente para combatir casos de Hipertiroidismo.

La tiroides es una de las glándulas más importantes del organismo y su actividad influye en el metabolismo, el crecimiento y la mayor parte de las funciones corporales, como la frecuencia cardíaca y la presión arterial. Cuando la misma por algún motivo produce hormonas en exceso, debe ser tratada. Una de las terapias que se utiliza es la reducción de la glándula mediante la ingesta de yodo radiactivo.

En algunos pocos casos, los efectos de la radiación leve pueden provocar una inflamación en la tiroides, conocido como Tiroiditis post yodo radiactivo.

Para conocer más sobre este tema, entrevistamos a Mario Vega Carbó, médico endocrinólogo con más de 20 años de experiencia.

Doctor Mario,
1. ¿En qué casos se produce este trastorno?

La Tiroiditis post yodo radiactivo es un fenómeno raro que se presenta en menos del 1 por ciento de los pacientes a los que se les aplica este tratamiento. Generalmente sus síntomas aparecen dentro de las dos semanas de su realización y se caracteriza por un aumento del tamaño de la glándula, dolor en el cuello y fiebre.

2. ¿Quiénes tienen más riesgo de padecerla?

Esta afección es más frecuente en las mujeres y hay más riesgos cuando la dosis de yodo radiactivo administrada es bastante mayor de 15 mCi.

3. ¿En qué consiste su tratamiento?

263

Si la Tiroiditis es leve, no precisa de tratamiento. Si es moderada, el dolor y la inflamación se pueden solucionarse con antiinflamatorios no esteroides, como el ibuprofeno. En casos severos, se trata con esteroides.

En ocasiones, como consecuencia de esta enfermedad los pacientes registran una producción excesiva de la hormona tiroidea que luego se normaliza. Para tratar los síntomas del Hipertiroidismo se pueden recetar beta-bloqueadores.

Por otro lado, si la tiroides se vuelve hipoactiva durante la fase de recuperación, es posible que se necesiten hormonas tiroideas de reemplazo.

4. ¿Qué se puede esperar de esta terapia?

El tratamiento suele ser efectivo y la tiroiditis por lo general desaparece al poco tiempo.

5. ¿Qué otros aspectos se deben tener en cuenta?

En los pacientes que reciben tratamiento con yodo radiactivo siempre se debe analizar la posibilidad de tirotoxicosis posterior a la aplicación. Esto puede provocar problemas cardíacos como fibrilación auricular, taquicardia supraventricular y arritmias ventriculares.

Capítulo 78. Medicina Nuclear para la tiroides

La Medicina Nuclear es una especialidad de la medicina que se utiliza para el diagnóstico y el tratamiento de enfermedades. La misma usa un fármaco transportador y un isótopo radiactivo que se aplican dentro del organismo, generalmente vía intravenosa u oral. Desde allí emiten señales, que son detectadas por una cámara especial, conocida como gamma cámara.

Este aparato se encarga de almacenar digitalmente la información, que luego se procesa en imágenes. A diferencia de las obtenidas en radiología, estas muestran cómo funcionan los órganos y tejidos explorados y revelan alteraciones de los mismos a un nivel molecular. Por lo general, los exámenes de Medicina Nuclear no son invasivos y carecen de efectos secundarios graves.

Para conocer más sobre este tema, entrevistamos al doctor Mario Vega Carbó, especialista en endocrinología, a cargo del Consultorio Vega & Vado.

Doctor Mario,
1. ¿En qué casos se utiliza la Medicina Nuclear para el tratamiento de la tiroides?

Por lo general esta especialidad se utiliza para realizar una Gammagrafía, en la cual se analiza y evalúa la anatomía de la glándula, y se buscan restos quirúrgicos, tejido tiroideo ectópico, quistes o nódulos.
En casos de enfermedad grave, también se emplea el tratamiento con yodo radiactivo para destruir las células hiperactivas o cancerosas.

2. ¿Cuál es la preparación para estos estudios?

265

Por lo general se le pide al paciente que no ingiera alimentos después de la medianoche del día previo al examen. Además, si está tomando algún fármaco para la tiroides, deberá dejarlo al menos tres días antes de la prueba. La persona deberá avisar si está consumiendo cualquier medicamento que contenga yodo o si está con diarrea, ya que pueden interferir en los resultados.

A su vez, antes de comenzar el estudio, deberá quitarse joyas, dentadura postiza y otros metales.

3. ¿Cómo se realiza la Gammagrafía tiroidea?

Para este procedimiento se administra una píldora que contiene una pequeña cantidad de yodo radiactivo. Luego se esperan entre 4 y 6 horas para que este químico se acumule en la tiroides y se realiza la primera Gammagrafía. Para ello, se coloca la cámara sobre el cuello, para que tome imágenes de la glándula desde distintos ángulos. Durante ese proceso, el paciente debe permanecer completamente inmóvil.

Pasadas las 24 horas, es posible que se necesite efectuar otra medición. Más tarde, el yodo radiactivo se expulsa del cuerpo a través de la orina.

4. ¿Qué resultados ofrece esta prueba?

Entre otras posibilidades la Gammagrafía permite ver si hay nódulos, bocio o cáncer en la tiroides y encontrar la causa del Hipertiroidismo. Si la glándula está agrandada o desplazada hacia un lado, puede ser un signo de tumor.

Si acumuló demasiado yodo, puede deberse a una tiroides hiperactiva. En cambio, sí lo hizo poco, puede haber una inflamación. Si los nódulos están oscuros, quiere decir que han absorbido mucho yodo, que son muy activos y la posible causa de la producción excesiva de hormonas.

5. ¿En qué consiste el tratamiento con yodo radiactivo?

Esta terapia de Medicina Nuclear permite tratar el Hipertiroidismo y el cáncer de tiroides. La misma implica la ingesta de una pequeña dosis de yodo radiactivo, a través de cápsulas o líquido, el cual se acumula en la glándula y destruye sus células.

El Hipertiroidismo ocurre cuando la tiroides produce un exceso de hormonas. El yodo radioactivo trata esta afección matando las células hiperactivas o disminuyendo el tamaño de la glándula, lo que detiene la producción. En el caso de cáncer, tras una cirugía para extirpar la tiroides, el yodo destruye las células cancerosas restantes y las que se han diseminado en otras partes del cuerpo.

Tras estas terapias, es muy posible que los pacientes tengan que tomar pastillas sustitutivas de la hormona de por vida.

6. ¿Qué efectos secundarios tiene la Medicina Nuclear?

Esta técnica no es invasiva, exceptuando las inyecciones intravenosas, y por lo general es indolora y no tiene grandes efectos secundarios. Sin embargo, si se abusa de su uso, el paciente se expone a un nivel muy bajo de radiación que tal vez podría ser perjudicial. Por eso no se recomienda para mujeres embarazadas o que estén amamantando.

En algunos pocos casos, los pacientes también pueden experimentar hinchazón y sensibilidad en el cuello y en las glándulas salivales, boca y ojos secos, y cambios en el sentido del gusto.

7. ¿Qué cuidados se deben tomar luego de este tratamiento?

El paciente deberá evitar en lo posible los contactos con otras personas, especialmente niños y embarazados, por al menos cuatro días. Eso incluye dormir en una cama separa. Por otro lado, cada vez que vaya al baño, se recomienda dar descarga dos veces o más para hacer correr el agua. También se aconseja bañarse y lavarse las manos con frecuencia, utilizar cubiertos descartables o lavarlos en forma separada a la de los demás, y no cocinar alimentos para otros.

Durante al menos 6 meses, también se deberá evitar concebir o quedar embarazada.

Parte V. Metabolismo del Calcio

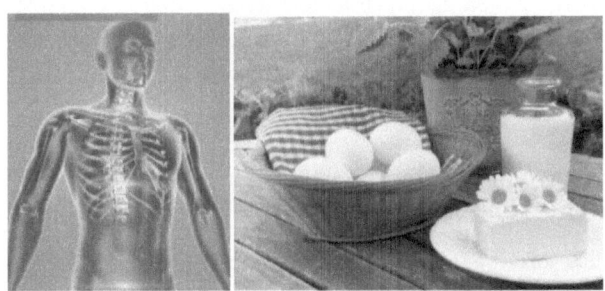

Capítulo 79. Hipocalcemia

La Hipocalcemia es un trastorno en el que los niveles de calcio en la sangre son bajos. Este mineral cumple una importante función estructural en el organismo al formar parte de los dientes y los huesos, y contribuir a su desarrollo y mantenimiento.

Además, participa en la coagulación de la sangre, la transmisión del impulso nervioso, la contracción y relajación de los músculos, la estimulación de la secreción hormonal y el ritmo cardíaco, entre otras tareas. Un déficit prolongado de los niveles de calcio puede llevar a la malformación de los huesos o volverlos quebradizos y con tendencia a fracturas.

Para conocer más sobre este tema, entrevistamos a Mario Vega Carbó, especialista en endocrinología, quién se desempeña como endocrinólogo en el Consultorio Vega & Vado.

Doctor Mario,
1. ¿Cuál es la causa de la Hipocalcemia?

La Hipocalcemia puede deberse a distintos factores, como una dieta baja en calcio, trastornos sanguíneos o el déficit de vitamina D y de magnesio, que son fundamentales para su fijación en el sistema óseo. Otras posibles causas son el alcoholismo; insuficiencia renal crónica; problemas en la hormona paratiroidea y el intestino; ciertos medicamentos como los diuréticos; la quimioterapia; la inflamación del páncreas; el síndrome de huesos hambrientos y el consumo de café o té.

2. ¿Cuáles son sus principales síntomas?

Algunos signos frecuentes son los espasmos musculares, especialmente en manos, pies y rostro; los calambres; las contracturas; la sensación de hormigueo; los entumecimientos y los problemas de artritis en los dedos.

Además, el paciente puede presentar cansancio excesivo, sudoración, palpitaciones, contracciones irregulares, falta de aire, irritabilidad, vómitos, fiebre, náuseas, diarrea, ataques de ansiedad y depresión.

3. ¿Cómo se detecta este trastorno?

Frente a sus síntomas, generalmente se realiza un hemograma para controlar los niveles de calcio en sangre. Cuando los valores son inferiores a 8.5 mg/dl, se considera que el paciente padece Hipocalcemia. Además, también se controlan los niveles de albúmina, creatinina, magnesio y fósforo.

Por otro lado, para completar el diagnóstico puede ser necesario un electrocardiograma, radiografías y ecografías.

4. ¿En qué consiste su tratamiento?

La terapia depende de cuál es la causa de la Hipocalcemia. No obstante, como primera medida generalmente se busca agregar más calcio, magnesio, fósforo y vitamina D a la dieta.

Entre los alimentos ricos en calcio se encuentran los productos lácteos, como la leche, el queso y el yogurt; vegetales con hojas verdes, como el brócoli; pescados de huesos blandos, como sardinas en lata y salmón; cereales; almendras; las nueces de Brasil y los jugos de frutas.

De ser necesario, se pueden recetar suplementos o infusiones de calcio y vitamina D. En casos graves, se puede administrar el mineral por vía intravenosa. Si la Hipocalcemia es consecuencia de otra enfermedad, la misma debe ser tratada.

5. ¿Qué otras recomendaciones se les puede dar a estos pacientes?

A las personas con Hipocalcemia se les recomienda mantener hábitos de vida saludable, como una dieta equilibrada y la práctica diaria de ejercicio, con control para evitar golpes y caídas. Se aconseja mantener un peso corporal adecuado y evitar el tabaco y el consumo excesivo de alcohol.

Capítulo 80. Crisis Hipocalcémica

La hipocalcemia es un trastorno en el que los niveles de calcio en la sangre son inferiores a 8.5 mg/dl. Algunos signos frecuentes de esta afección son los espasmos musculares, especialmente en manos, pies y rostro; los calambres; las contracturas; la sensación de hormigueo; los entumecimientos y los problemas de artritis en los dedos.

Además, el paciente puede presentar cansancio excesivo, sudoración, palpitaciones, contracciones irregulares, falta de aire, irritabilidad, vómitos, fiebre, náuseas, diarrea, ataques de ansiedad y depresión.

En muchas ocasiones, la hipocalcemia puede generar una situación de gravedad que requiere de medidas terapéuticas urgentes.

Para conocer más sobre este tema, entrevistamos a Mario Vega Carbó, especialista en endocrinología, quien está a cargo del Consultorio Vega & Vado.

Doctor Mario,
1. ¿Cuáles son los síntomas de una crisis hipocalcémica?

En casos graves, el paciente puede presentar espasmos musculares, laringoespasmo, alteración de la función renal, hipotensión, insuficiencia cardíaca, arritmias y desmayos, convulsiones y disminución del estado de conciencia.

Las crisis hipercalcémicas, en general, se producen por tumores grandes en las glándulas paratiroides, que producen mayores concentraciones plasmáticas de calcio y de la hormona paratiroidea. También pueden deberse a un fallo renal, la inflamación del páncreas, a la administración de fosfatos o al exceso de daño tisular.

2. ¿Cómo se tratan estas crisis?

273

La hipocalcemia grave, por debajo de 7 mg/dl, requieren tratamiento inmediato con calcio y vitamina D por vía intravenosa. Por lo general se aplica 100-200 mg de calcio elemental en forma de gluconato de calcio, seguido de una perfusión continua de 0,5-1,5 mg/kg/h. La perfusión debe ser lenta para evitar complicaciones cardiovasculares.

Otra opción es utilizar cloruro cálcico, aunque este se emplea menos que el gluconato por ser más irritante localmente. Esta terapia debe mantenerse hasta que el paciente sea capaz de recibir calcio oral.

En cuanto a los sustitutos de la vitamina D, se puede utilizar calcitriol, un medicamento que actúa en pocas horas.

3. ¿Qué contraindicaciones tiene el gluconato de calcio?

Este medicamento no se debe utilizar en casos de patología renal severa o en pacientes en tratamiento con digitálicos. Entre otros efectos secundarios, el gluconato de calcio puede causar picazón, sofocos, vértigo y necrosis tisular.

Por otro lado, cuando se aplica demasiado rápido o en dosis muy elevadas, puede provocar hipercalcemia. Esto aumenta los riesgos de hipotensión, bradicardia, arritmia, síncope y paro cardíaco.

4. ¿Qué otros aspectos se deben tener en cuenta durante una crisis hipocalcémica?

En estos casos también se deben prevenir las convulsiones y los espasmos de la laringe, y controlar el ritmo del corazón. Es común que los pacientes con hipocalcemia presenten también hipomagnesemia, sobre todo si son alcohólicos o sufren malnutrición o malabsorción grave.

Por ello, durante una crisis también es importante tratar los niveles bajos de magnesio en sangre, ya que esto causa resistencia a la hormona paratiroidea y reduce su secreción. La dosis habitual es de 2 g de sulfato de magnesio al 10%, seguido de una perfusión de 1 g/100 ml/h.

Por último, si también hay hiperfosfatemia, un aumento del contenido en fosfato inorgánico de la sangre, sus valores se corrigen mediante hemodiálisis en la insuficiencia renal terminal, o administrando antiácidos fijadores de fosfato.

Capítulo 81. Suplementación: calcio, vitamina D y magnesio

El calcio, la vitamina D y el magnesio son indispensables para el cuerpo humano. Los mismos ayudan a formar los dientes y los huesos, y contribuyen a su desarrollo y mantenimiento. Además, participan en la coagulación de la sangre, la transmisión del impulso nervioso, la contracción y relajación de los músculos, la estimulación de la secreción hormonal y el ritmo cardíaco, entre otras tareas.

Un déficit prolongado de estas sustancias puede llevar a la malformación de los huesos o volverlos quebradizos y con tendencia a fracturas.

Para conocer más sobre este tema, entrevistamos al médico cubano Mario Vega Carbó, especialista en endocrinología clínica.

Doctor Mario,
1. ¿Qué es la Hipocalcemia y cuáles son sus causas?

La Hipocalcemia es un trastorno en el que los niveles de calcio en la sangre son bajos. La misma puede deberse a distintos factores, como una dieta pobre en este mineral, trastornos sanguíneos o el déficit de vitamina D y de magnesio, que son fundamentales para su fijación en el sistema óseo.

Otros posibles motivos son el alcoholismo; la insuficiencia renal crónica; problemas en la hormona paratiroidea y el intestino; ciertos medicamentos como los diuréticos; la quimioterapia; la inflamación del páncreas; el síndrome de huesos hambrientos y el consumo de café o té. En promedio, los adultos deben ingerir entre 1.000 y 1.200 mg de calcio al día.

2. ¿En qué consiste su tratamiento?

La terapia dependerá de cuál es la causa de la Hipocalcemia. No obstante, como primera medida generalmente se busca agregar más calcio, magnesio, fósforo y vitamina D a la dieta.

Entre los alimentos ricos en calcio se encuentran los productos lácteos, como la leche, el queso y el yogurt; vegetales con hojas verdes, como el brócoli; pescados de huesos blandos, como sardinas en lata y salmón; cereales; almendras; las nueces de Brasil y los jugos de frutas.

De ser necesario, se pueden recetar suplementos o infusiones de calcio y vitamina D. En casos graves, se puede administrar el mineral por vía intravenosa.

3. ¿Quiénes deben evaluar tomar suplementos de calcio?

Las personas que siguen una dieta vegana, los que consumen grandes cantidades de proteínas o sodio, los que reciben tratamiento a largo plazo con corticoesteroides y los que tienen intolerancia a la lactosa, osteoporosis o alguna enfermedad digestiva o intestinal que disminuya la absorción de calcio pueden necesitar consumir suplementos de este mineral.

4. ¿Cómo se toman los suplementos de calcio?

Estos se venden en tabletas, cápsulas, líquidos o en polvo, y generalmente se absorben mejor si se ingieren en pequeñas dosis (menos de 500 mg) repartidos en las comidas.

Sin embargo, es importante tener en cuenta que estos suplementos pueden cambiar la manera como el cuerpo absorbe ciertos medicamentos, como los utilizados para controlar la presión arterial, las hormonas sintéticas para la tiroides, los antibióticos y las pastillas de hierro.

Dependiendo de los fármacos que se utilicen, el médico recomendará si es mejor tomarlos con las comidas o entre ellas.

5. ¿Estos suplementos presentan algún riesgo o efectos secundarios?

Por lo general los mismos son muy bien tolerados. En raras ocasiones el paciente puede presentar flatulencias, estreñimiento e hinchazón. Si se toman en grandes cantidades pueden provocar Hipercalcemia y generar un aumento en el riesgo de fracturas óseas, hipertensión arterial, problemas cardíacos, cálculos renales o una dolencia renal grave.

Por otro lado, si bien los estudios no son concluyentes, podría existir una relación entre estos suplementos y el aumento de las probabilidades de padecer cáncer de próstata.

6. ¿Cuál es la función de la vitamina D?

Esta sustancia es fundamental para la formación normal de los huesos y de los dientes, para la absorción del calcio y el fósforo a nivel intestinal, y para el funcionamiento del sistema nervioso, muscular e inmunitario.

Cuando no se recibe la cantidad adecuada de vitamina D, o cuando el cuerpo tiene problemas para utilizarla, esto puede causar pérdida de densidad ósea, osteoporosis, osteomalacia y raquitismo.

7. ¿Cómo se obtiene la vitamina D?

Esta sustancia puede obtenerse de dos maneras: mediante la exposición a la luz solar o consumiendo alimentos que la contengan, como leche, huevos, pescados grasos, cereales, carnes, pan y jugo de naranja.

8. ¿Por qué algunas personas tienen inconvenientes para absorber esta sustancia?

Esto pude ser consecuencia de distintas afecciones como la Celiaquía; enfermedades intestinales, cardíacas o inmunológicas; algunos tipos de cáncer; problemas renales; artritis reumatoide; y tuberculosis.

Además, las cirugías que extirpan el estómago o el intestino pueden provocar problemas para absorber la vitamina D.

9. ¿Quiénes pueden necesitar suplementos de vitamina D?

Las personas con piel oscura, los que viven en zonas geográficas con poca exposición a la luz solar, los que permanecen en lugares cerrados y los que usan protector solar muy potente pueden necesitar consumir suplementos de esta sustancia. También los que tienen intolerancia a la lactosa, los que no comen o beben productos lácteos, los vegetarianos y los que consumen ciertos medicamentos anticonvulsivos y antirretrovirales.

Lo mismo los que padecen cáncer, insuficiencia renal y enfermedades hepáticas.

10. ¿Consumir mucha vitamina D puede ser dañino?

Sí, el exceso de esta sustancia también puede ser perjudicial y dañar los riñones y elevar los niveles de calcio en la sangre. Esto puede provocar problemas en el ritmo cardíaco, náuseas, vómitos, falta de apetito, estreñimiento y pérdida de peso. Por lo general el exceso de vitamina D se da por el consumo exagerado de suplementos de esta sustancia.

11. ¿Cuál es la función del magnesio?

Este mineral interviene en el mantenimiento de dientes, corazón y huesos sanos, participa en el metabolismo energético y en la activación de enzimas que liberan glucosa, ayuda en la producción de energía y proteína, y actúa en la transmisión nerviosa, entre otras funciones importantes del organismo.

12. ¿En qué alimentos está presente?

El mismo se puede obtener de hortalizas, vegetales verdes, frutos secos, leguminosas, cereales, maíz blanco, frutas como la banana o los damascos, productos de soja, chocolate, pescado, mariscos, granos enteros y leche, entre otros alimentos.

13. ¿Quiénes pueden presentar un déficit de magnesio?

Si bien no es habitual, las personas alcohólicas, las recién operadas, las que padecen diabetes, y las que sufrieron quemaduras o la extirpación de gran parte del intestino pueden tener un déficit de magnesio importante. Sus síntomas más comunes son excesiva excitabilidad, debilidad muscular y somnolencia.

De todos modos, el uso de suplementos de este mineral sólo está recomendado para casos muy especiales y siempre es mejor obtenerlo de manera natural.

14. ¿Qué efectos secundarios pueden provocar los suplementos de magnesio?

El cuerpo generalmente elimina el exceso de magnesio. Sin embargo, su uso indiscriminado puede causar diarrea, alteración nerviosa y de la contracción muscular e insuficiencia renal.

Capítulo 82. El Raquitismo y la falta de vitamina D

El Raquitismo es un trastorno propio de la infancia, que causa ablandamiento y debilidad en los huesos de los niños. Generalmente esto se debe a la falta prolongada de vitamina D, encargada de promover los niveles adecuados de calcio y fósforo en el cuerpo. Esto suele provocar retraso en el crecimiento, piernas arqueadas, muñecas y tobillos engrosados, y dolor en la columna vertebral, la pelvis y las piernas.

Su tratamiento consiste en el agregado de suplementos de vitamina D o calcio a la dieta, medicamentos y, en algunos casos, cirugía correctiva.

Para conocer más sobre este tema, entrevistamos a Mario Vega Carbó, especialista en endocrinología, quién se desempeña como endocrinólogo en el Consultorio Vega & Vado.

Doctor Mario,
1. ¿Cuál es la causa del Raquitismo?

La vitamina D es fundamental para la formación normal de los huesos y de los dientes y para la absorción del calcio y el fósforo a nivel intestinal. Cuando no se recibe la cantidad adecuada de esta sustancia, o cuando el cuerpo tiene problemas para utilizarla, esto puede causar Raquitismo.

2. ¿Cómo se obtiene la vitamina D?

Esta sustancia puede obtenerse de dos maneras: mediante la exposición a la luz solar o consumiendo alimentos que la contengan, como leche, huevos, pescados grasos, cereales, carnes, pan y jugo de naranja.

3. ¿Por qué algunas personas tienen inconvenientes para absorber esta sustancia?

Esto pude ser consecuencia de distintas afecciones como la Celiaquía; enfermedades intestinales, cardíacas o inmunológicas; algunos tipos de cáncer; problemas renales; artritis reumatoide; y tuberculosis.

4. ¿Quiénes son más propensos a padecer Raquitismo?

Las personas con piel oscura, los bebes prematuros y los hijos de madres con deficiencia de vitamina D durante el embarazo tienen más riesgos de sufrirlo. También los niños que viven en zonas geográficas con poca exposición a la luz solar, los que permanecen en lugares cerrados y los que consumen ciertos medicamentos anticonvulsivos y antirretrovirales.

Por otro lado, los niños con intolerancia a la lactosa, los bebes alimentados exclusivamente con leche materna y los que tienen antecedentes familiares también son más propensos a desarrollarlo.

5. ¿Qué complicaciones puede traer esta enfermedad?
Si no se trata el Raquitismo puede provocar problemas de crecimiento, curvatura anómala de la columna vertebral, deformidades esqueléticas, anomalías dentales y convulsiones. También puede generar calambres, dolores, fracturas óseas sin causa y una disminución del tono muscular.

6. ¿Cómo se detecta el Raquitismo?

Para confirmar sus síntomas se suelen realizar exámenes físicos y de sangre, radiografías de los huesos y gasometría arterial, entre otros estudios.

7. ¿En qué consiste su tratamiento?

La terapia para el Raquitismo tiene por objetivo remediar las causas que lo provocan y aliviar sus síntomas. En la mayoría de los casos, agregar calcio, fósforo y vitamina D a la dieta soluciona el problema. Los niños con trastornos gastrointestinales u otras enfermedades pueden necesitar suplementos recetados.

Por otro lado, algunas deformidades esqueléticas pueden requerir cirugía correctiva, mientras que otras pueden solucionarse con el uso de dispositivos ortopédicos.

8. ¿Consumir mucha vitamina D puede ser dañino?

Sí, el exceso de esta sustancia también puede ser perjudicial y dañar los riñones y elevar los niveles de calcio en la sangre. Esto puede provocar problemas en el ritmo cardíaco, náuseas, vómitos, falta de apetito, estreñimiento y pérdida de peso. Por lo general el exceso de vitamina D se da por el consumo exagerado de suplementos de esta sustancia.

Capítulo 83. La Densitometría Ósea y el diagnóstico de la Osteoporosis

La Densitometría Ósea es un estudio médico que mide la densidad de los huesos de una persona. Por lo general se la utiliza para el diagnóstico de la Osteoporosis, para evaluar las probabilidades de sufrir fracturas y para analizar si un tratamiento para esta enfermedad está siendo efectivo.

Se trata de un examen indoloro que permite estimar cuántos gramos de calcio y otros minerales óseos hay en el hueso. La prueba suele durar entre 10 y 30 minutos, y expone al paciente a una muy pequeña cantidad de radiación.

Para conocer más sobre este estudio, consultamos al doctor Mario Vega Carbó, especialista en endocrinología, a cargo del Consultorio Vega & Vado.

Doctor Mario,
1. ¿En qué consiste la Densitometría Ósea?

Se trata de un examen también conocido como absorciometría de rayos X de energía dual (DXA), que mide la densidad ósea de los huesos. Para ello utiliza una dosis muy pequeña de radiación ionizante para producir imágenes del interior del cuerpo. El estudio es simple, rápido y no invasivo.

2. ¿En qué casos se utiliza este estudio?

La Densitometría Ósea se recomienda para pacientes que han perdido altura, se han fracturado un hueso, han consumido medicamentos esteroides por un tiempo prolongado, recibieron un trasplante de órganos o de médula, o han sufrido una disminución de sus niveles hormonales. También en aquellos que presentan dolor dorsal y en los miembros inferiores, postura encorvada o cualquier signo relacionado con la Osteoporosis.

284

Además, se aconseja para mujeres post menopausia que no ingieren estrógeno, y para personas con antecedentes da tabaquismo, artritis reumatoide, Diabetes tipo 1, enfermedad hepática o renal, Hipertiroidismo o Hiperparatiroidismo.

3. ¿Cómo es la preparación para una Densitometría Ósea?

Estos exámenes no requieren de ninguna preparación especial y no hace falta estar en ayunas. Sólo se recomienda vestir ropa suelta y cómoda y evitar tomar suplementos de calcio durante al menos 24 horas antes de realizar el estudio.

En caso de embarazo, de haber realizado una prueba reciente con bario o recibido una inyección de material de contraste para una tomografía computarizada o radioisotopía, se debe informar al médico.

Antes de comenzar, el paciente debe quitar todos los objetos metálicos de los bolsillos, como llaves, billeteras o monedas, además de joyas, dentaduras postizas y lentes de metal.

4. ¿En qué parte del cuerpo se realizan las pruebas?

Usualmente los exámenes de Densidad Ósea se llevan a cabo en los huesos que tienen mayores probabilidades de quebrarse por Osteoporosis. Ellos son las vértebras lumbares ubicadas en la parte baja de la columna, el fémur junto a la articulación de la cadera y los huesos del antebrazo.

5. ¿Qué resultados son esperables?

La Densitometría Ósea permite estimar cuántos gramos de calcio y otros minerales óseos hay en los huesos. Cuanto más alto sea el contenido mineral, mayor será la densidad y la fuerza de los mismos, y menores las chances de sufrir fracturas.

El estudio ofrece dos números como resultado: la calificación T, que compara la densidad ósea con la media de un adulto joven y sano del mismo sexo, y la calificación Z, que lo hace con otras personas del mismo grupo etario, tamaño y género.

Si bien esta prueba permite saber si hay una baja densidad ósea, no brinda información sobre cuál es la causa, por lo que en esos casos serán necesarios exámenes más completos.

6. ¿La exposición a la radiación durante la Densitometría Ósea es peligrosa?

No. La exposición es muy baja, incluso menor a la emitida durante una radiografía de tórax.

7. ¿La Densitometría y la Gammagrafía son lo mismo?

No, los estudios son diferentes. La Gammagrafía ósea requiere de una inyección previa y generalmente se utiliza para detectar fracturas, cáncer, infecciones y otras anomalías del hueso.

Capítulo 84. La Osteoporosis y la debilidad de los huesos

La Osteoporosis es una enfermedad que adelgaza y debilita los huesos, haciendo que se vuelven frágiles y se quiebren fácilmente. Esta disminución de la densidad de masa ósea afecta especialmente a la cadera, la columna vertebral y la muñeca. Si bien cualquier persona puede sufrirla, es más común en las mujeres, a partir de los 50 años.

El alcoholismo, ciertos medicamentos, la insuficiencia renal y las enfermedades inflamatorias, reumáticas, hepáticas y endocrinas pueden causar Osteoporosis. En algunos casos, la pérdida ósea y los huesos delgados son hereditarios.

Para conocer más sobre este tema, consultamos al doctor Mario Vega Carbó, especialista en endocrinología con más de 20 años de experiencia clínica.

Doctor Mario,
1. ¿Cuándo ocurre la Osteoporosis?

Los huesos son tejidos vivos que se rompen y se renuevan constantemente. La Osteoporosis ocurre cuando la formación de huesos nuevos no es suficiente para reemplazar al que se eliminó.

2. ¿Cómo se detecta esta dolencia?

La Osteoporosis es una enfermedad silenciosa, es decir, que no presenta síntomas hasta que los daños son importantes y ocurre, por ejemplo, una fractura. Cuando está avanzada puede provocar dolor dorsal y en los miembros inferiores, pérdida de estatura, postura encorvada y huesos frágiles.

Para controlar la salud del tejido óseo, se recomienda realizar un examen de densidad mineral para ver y analizar en qué estado se encuentra y poder prevenir cualquier complicación.

3. ¿Qué aspectos aumentan los riesgos de sufrir fracturas?

La posibilidad de fracturarse aumenta si no se consume suficiente calcio y vitamina D o si estos no son absorbidos correctamente por el cuerpo. Los riegos también crecen a medida que pasan los años y con el consumo de alcohol, el tabaquismo, la falta de ejercicio y de peso corporal, la desnutrición, ciertos medicamentos como prednisona y cortisona y los trastornos alimentarios.

4. ¿Cuál es la relación de esta dolencia con las hormonas?

La Osteoporosis suele ser más frecuente en personas con niveles hormonales más altos o bajos que lo normal. Por ejemplo, la disminución del estrógeno en las mujeres menopáusicas y de la testosterona en los hombres con el paso de los años aumentan los riesgos de padecerla.

Lo mismo ocurre con los problemas hormonales relacionados con la tiroides, la hipófisis, la paratiroides y las glándulas suprarrenales.

5. ¿Qué otras enfermedades pueden influir en el desarrollo de la Osteoporosis?

Afecciones como la celiaquía, lupus, cáncer, mieloma múltiple, artritis reumatoide y enfermedades intestinales, renales, hepáticas, endocrinas, reumáticas e inflamatorias pueden aumentar los riegos de padecerla.

6. ¿En qué consiste el tratamiento?

Como primer paso para tratar la Osteoporosis se recomienda mantener hábitos de vida saludable, como una dieta equilibrada rica en calcio y la práctica diaria de ejercicio, con control para evitar golpes y caídas. Además, se aconseja evitar el tabaco y el consumo excesivo de alcohol.

Por otro lado, algunas personas pueden necesitar suplementos de calcio y vitamina D, y medicamentos para fortalecer los huesos. Entre estos últimos se encuentran los bifosfonatos, estrógeno y moduladores receptores de estrógeno, que evitan la pérdida de masa ósea. Por su parte, la teriparatida estimula la formación de nuevo tejido.

En caso de haber un problema endocrino, hepático o de otro tipo que causa la Osteoporosis, este también deberá ser tratado. La terapia de reemplazo hormonal puede ser necesaria si los niveles están demasiado altos o bajos.

7. ¿Qué se puede hacer para mantener los huesos sanos?

Como te comentaba, lo ideal es consumir una dieta rica en calcio y vitamina D, hacer ejercicio diario, mantener un peso corporal adecuado y no fumar. En personas mayores, es importante evitar las caídas, que son la principal causa de fracturas.

Las fracturas de cadera y la columna vertebral tienen especial importancia ya que requieren intervención quirúrgica, ingreso hospitalario y afectan la calidad de vida del paciente.

Capítulo 85. Hipoparatiroidismo, calcio y vitamina D

El Hipoparatiroidismo es un trastorno en el cual las glándulas paratiroides producen poca hormona paratiroidea, encargada de controlar el uso y la eliminación del calcio, el fosfato y la Vitamina D del cuerpo. Cuando esto ocurre, los niveles de calcio en la sangre bajan y los de fósforo se elevan.

En los niños, esta dolencia puede causar un crecimiento deficiente, dientes anormales y desarrollo mental lento. En los adultos, malformación de los huesos y con tendencia a fracturas.

Para conocer más sobre este tema, entrevistamos a Mario Vega Carbó, especialista en endocrinología clínica.

Doctor Mario,
1. ¿Cuál es la causa del Hipoparatiroidismo?

Generalmente este se debe a una lesión involuntaria de las glándulas paratiroides durante una cirugía de la tiroides o del cuello. Además, también puede ser causado por el tratamiento con radiación, el nivel muy bajo de magnesio en la sangre o una reacción autoinmune.

Por otro lado, en algunos casos los bebes nacen directamente sin las glándulas paratiroides. Esto se conoce como el Síndrome de Di George y es un trastorno cromosómico que ocasiona un desarrollo deficiente en varios de los sistemas del cuerpo.

2. ¿Cuáles son sus principales síntomas?

Este trastorno suele desarrollarse en forma lenta y, en muchos casos, no presenta signos o los mismos son muy leves. A medida que la dolencia avanza puede haber dolor abdominal, uñas quebradizas, cataratas, depósitos de calcio en algunos tejidos, cabellos y piel secos, calambres y espasmos musculares, sensación de hormigueo o ardor, fatiga y menstruación dolorosa.

290

También alteración de la función renal, arritmias y desmayos, depresión, ansiedad, convulsiones y disminución del estado de conciencia.

3. ¿Cómo se detecta esta enfermedad?

Frente a sus síntomas, se realizan exámenes físicos, de orina y de sangre para verificar los niveles de la hormona paratiroidea, calcio, fósforo y magnesio. Por otro lado, para completar el diagnóstico puede ser necesario un electrocardiograma, para comprobar el ritmo cardíaco, y una tomografía computarizada, para ver si hay depósitos de calcio en el cerebro.

4. ¿En qué consiste su tratamiento?

La terapia buscará reducir los signos del Hipoparatiroidismo y restaurar el equilibrio de calcio y minerales en el cuerpo. Por lo general será necesaria la administración de suplementos de calcio y vitamina D, que en muchos casos se tendrán que tomar de por vida. Para ello se deberán realizar controles periódicos, para regular la dosis. Además, se recomienda una dieta rica en calcio y baja en fósforo.

Entre los alimentos con calcio se encuentran los productos lácteos, como la leche, el queso y el yogurt; vegetales con hojas verdes, como el brócoli; pescados de huesos blandos, como sardinas en lata y salmón; almendras; las nueces de Brasil y los jugos de frutas. A su vez, se deberán evitar las bebidas gaseosas, las carnes, los quesos duros y los cereales integrales.

En casos graves, se podrán administrar calcio y vitamina D por vía intravenosa. También se deberán prevenir las convulsiones, los espasmos de la laringe y se controlará el ritmo del corazón.

5. ¿Qué otras complicaciones puede traer esta enfermedad?

Si no se trata a tiempo, el Hipoparatiroidismo puede causar un crecimiento deficiente en niños, dientes anormales, cataratas y calcificaciones cerebrales que son irreversibles. Además, el tratamiento excesivo con calcio y vitamina D puede generar Hipercalcemia e insuficiencia renal.

Por otro lado, esta afección incrementa los riesgos de enfermedad de Addison, anemia perniciosa y Mal de Parkinson.

Capítulo 86. Hiperparatiroidismo: causas, síntomas y consecuencias

El Hiperparatiroidismo es un trastorno en el cual las glándulas paratiroides producen demasiada hormona paratiroidea, encargada de controlar el uso y la eliminación del calcio, el fosfato y la Vitamina D del cuerpo. Esta enfermedad es más común en personas mayores de 60 años, pero también puede manifestarse en adultos jóvenes. Su aparición en la niñez es muy inusual y las mujeres son más propensas a padecerla que los hombres.

En la mayoría de los casos se desconoce cuál es la causa subyacente que la provoca. Sin embargo, se sabe que recibir radiación ionizante en la cabeza, el uso crónico de litio y algunos síndromes genéticos aumentan el riesgo de sufrirla.

Del mismo modo, la insuficiencia renal o de calcio en la dieta, las afecciones que dificultan la descomposición del fosfato, problemas para absorber los nutrientes de los alimentos y trastornos de la vitamina D también pueden generarla.

Para conocer más sobre este tema, entrevistamos al médico cubano Mario Vega Carbó, especialista en endocrinología clínica.

Doctor Mario,
1. ¿Qué son las glándulas paratiroides?

Estas son cuatro glándulas que tienen el tamaño aproximado de un grano de arroz y se encuentran en el cuello. Su función principal es la de producir la hormona paratiroidea, que junto con la Vitamina D son las que se encargar de controlar la cantidad de calcio que hay en el cuerpo, sobre todo en los huesos y en la sangre.

El calcio y el fósforo que circulan por el organismo ayudan en la transmisión de señales en las células nerviosas, participan en la

293

contracción muscular y afectan a varios sistemas. Por ello su regulación es muy importante.

2. ¿Cuáles son las causas del Hiperparatiroidismo?

La producción excesiva de la hormona paratiroidea puede deberse a un crecimiento de alguna de las glándulas paratiroides y, en mucha menor medida, a un tumor canceroso en las mismas. El Hiperparatiroidismo también puede ser consecuencia de una deficiencia grave de calcio o de vitamina D, o a una insuficiencia renal crónica.

3. ¿Cuáles son los síntomas principales de esta enfermedad?

Por lo general sus síntomas están relacionados con daños en los órganos o tejidos provocados por un nivel elevado de calcio en la sangre, o por su pérdida en los huesos. Estos pueden incluir dolor óseo o abdominal, depresión, falta de memoria, fatiga y debilidad física, huesos frágiles que se fracturan con facilidad (osteoporosis), cálculos renales, náuseas, vómitos, pérdida del apetito, orina excesiva y micción frecuente.

4. ¿Cómo se confirma el Hiperparatiroidismo?

En caso de presentarse sus signos, se realizan exámenes de sangre para verificar los niveles de la hormona paratiroidea, de calcio y de fósforo; y de orina para confirmar el diagnóstico. Además, mediante radiografías y un estudio de la densidad mineral ósea se puede establecer el estado de los huesos y encontrar posibles fracturas.

Por otro lado, a través de pruebas en los riñones y vías urinarias es posible saber si hay depósitos de calcio o una obstrucción, y también es necesario analizar el cuello en busca de tumores o cambios en las glándulas paratiroides.

5. ¿En qué consiste el tratamiento del Hiperparatiroidismo?

La terapia dependerá de la causa que está provocando esta dolencia. Si los niveles de calcio están muy altos, puede ser necesaria una cirugía para extirpar la glándula paratiroidea que produce el exceso de hormona. Si el problema está en el riñón, tal vez el paciente precise diálisis o un trasplante.

Por otro lado, algunos medicamentos como el calcio mimético imitan el calcio que circula en sangre y puede hacer que las glándulas paratiroides liberen menos hormona. En casos más leves, algunos cambios de hábito pueden ayudar a mejorar el trastorno, como realizar más ejercicio, seguir una dieta adecuada, no fumar e ingerir más líquido para evitar la formación de cálculos renales.

Por su parte, las mujeres que han llegado a la menopausia y presentan signos de osteoporosis, pueden precisar un tratamiento de reemplazo hormonal con la aplicación de estrógenos, para ayudar a la retención de calcio en los huesos.

6. ¿Qué trastornos puede traer esta enfermedad?

Si no está controlado, el Hiperparatiroidismo puede provocar un aumento del riesgo de fracturas óseas, presión arterial alta, enfermedades cardíacas, cálculos renales o una dolencia renal grave. Por otro lado, una cirugía de las glándulas paratiroides puede dañar los nervios que controlan las cuerdas vocales.

Capítulo 87. Cirugía de paratiroides

Las paratiroides son cuatro glándulas localizadas alrededor de la tiroides, las cuales secretan la hormona paratiroidea. Esta sustancia es la encargada, junto a la vitamina D, de balancear el calcio, el magnesio y el fósforo en el cuerpo, manteniendo un equilibrio de sus niveles en la sangre y en los huesos.

Estos minerales que circulan por el organismo ayudan en la transmisión de señales en las células nerviosas, participan en la contracción muscular y afectan a varios sistemas. Por ello su regulación es muy importante. La paratiroidectomía o cirugía de paratiroides se realiza para extirpar la glándula o un tumor de ella.

Para conocer más sobre este tema, entrevistamos al médico cubano Mario Vega Carbó, especialista en endocrinología clínica.

Doctor Mario,
1. ¿En qué casos se realiza una cirugía de tiroides?

Generalmente esta intervención se realiza en casos de hiperparatiroidismo, un trastorno en el cual las paratiroides producen demasiada hormona paratiroidea. Cuando esta afección se debe a un crecimiento de alguna de las glándulas o a un tumor canceroso en las mismas, se suele llevar a cabo una cirugía de extirpación.

2. ¿En qué consiste este procedimiento?

Hay varias maneras de efectuar una paratiroidectomía. En la cirugía tradicional se inyecta una pequeña cantidad de marcador radiactivo, para que las glándulas afectadas resalten. Luego, utilizando una sonda, se localizan las mismas y se realiza un corte en el cuello por el cual se lleva a cabo la extirpación.

En la cirugía asistida por video se efectúan dos cortos pequeños en el cuello, uno para introducir la cámara que permite ver la zona y el otro para los instrumentos con los que se extraen las glándulas afectadas.

En tanto, la intervención endoscópica es similar. En este caso se realizan pequeños cortes en la parte frontal del cuello y otro en la parte superior del esternón, por los que se inserta el endoscopio, un tubo delgado con una luz y una cámara en su extremo. Esto reduce la cicatrización visible, el dolor y el tiempo de recuperación. En situaciones raras en las que se precisen extirpar las cuatro glándulas, parte de una de ellas se puede trasplantar hacia el antebrazo para garantizar que el nivel de calcio permanezca en un nivel saludable.

3. ¿Cómo es la preparación para esta cirugía?

Antes de la operación es importante informar al médico sobre todos los medicamentos que se están tomando, si se sufre algún tipo de alergia o enfermedad, o si se está embarazada. Por otro lado, como las paratiroides son muy pequeñas, es posible que antes de la cirugía sea necesario realizar una tomografía computarizada o ultrasonido para que el cirujano pueda encontrar las glándulas con más facilidad.

En caso de tomar remedios anticoagulantes, como aspirina e ibuprofeno, es posible que el paciente deba suspenderlos de forma temporaria previo a la intervención.

4. ¿Qué complicaciones pueden ocurrir durante la paratiroidectomía?

Durante la cirugía se puede producir una lesión involuntaria en la glándula tiroides o tener la necesidad de extirpar parte de ella. Esto puede derivar en hipotiroidismo, un trastorno en el cual se produce poca hormona tiroidea. Por otro lado, la operación también puede causar hipoparatiroidismo y generar que los niveles de calcio en la sangre bajen y los de fósforo se eleven. Esto se suele manejar con suplementos de calcio.

A su vez, después de una paratiroidectomía algunas personas presentan dolor en el cuello o una voz ronca o débil, como consecuencia de una lesión en los nervios de las cuerdas vocales y la laringe. Además, como en toda cirugía, puede haber reacciones anormales a medicamentos, problemas para respirar, coágulos de sangre o infecciones.

5. ¿Qué cuidados debe seguir el paciente luego de la intervención?

Tras la cirugía, la zona donde se realizó la incisión debe mantenerse limpia y seca. Durante las primeras semanas puede haber hinchazón y enrojecimiento, que irán desapareciendo progresivamente. Además, es posible que el paciente deba tomar líquidos y comer alimentos blandos por un día.

Por otro lado, el calcio en sangre puede ser inferior a lo normal y tal vez necesite tomar tabletas por un tiempo. Entre los síntomas de hipocalcemia puede haber hormigueos en los labios y en las puntas de los dedos de manos y pies. Luego de la intervención serán necesarios controles periódicos para medir los niveles de los distintos minerales en el cuerpo para detectar deficiencias.

6. ¿Cómo quedan las cicatrices tras la operación?

Las pequeñas incisiones laterales se pueden cerrar con cirugía plástica y quedar prácticamente invisibles en pocos meses. Las cicatrices centrales son más notorias pero también pueden pasar casi desapercibidas al año de la operación.

Capítulo 88. La Hipercalcemia y el exceso de calcio

La Hipercalcemia es una afección en la que los niveles de calcio en la sangre están por encima de lo normal. Entre otros trastornos, esto puede debilitar los huesos, formar cálculos renales e interferir en el funcionamiento del corazón y el cerebro.

Por lo general, esta dolencia se da cuando las glándulas paratiroides producen demasiada hormona paratiroidea, encargada de controlar el uso y la eliminación del calcio, el fosfato y la Vitamina D del cuerpo. Esto se conoce como Hiperparatiroidismo. Si bien puede presentarse en personas de cualquier sexo y edad, la Hipercalcemia es más común en mujeres de más de 50 años.

Para conocer más sobre este tema, entrevistamos al médico cubano Mario Vega Carbó, especialista en endocrinología con más de 20 años de experiencia.

Doctor Mario,
1. ¿Qué son las paratiroides y qué causa el Hiperparatiroidismo?

Las paratiroides son cuatro glándulas que se encuentran en el cuello. Su función principal es la de producir la hormona paratiroidea, que junto con la Vitamina D son las que se encargan de controlar la cantidad de calcio que hay en el cuerpo, sobre todo en los huesos y en la sangre.

La producción excesiva de esta hormona puede deberse a un crecimiento de alguna de las glándulas paratiroides y, en mucha menor medida, a un pequeño tumor no canceroso en las mismas. También puede ser consecuencia de una deficiencia grave de calcio o de vitamina D, o a una insuficiencia renal crónica.

2. Además del Hiperparatiroidismo, ¿qué puede provocar la Hipercalcemia?

Esta también puede deberse a la deshidratación grave; ciertos tipos de cáncer, como el de mama y de pulmón; el exceso de vitamina D y de calcio en la dieta; y a permanecer postrado por muchos días. Por otro lado, el Hipertiroidismo; los problemas renales; ciertos medicamentos, como el litio y los diuréticos; algunas enfermedades infeccionas e inflamatorias, como la tuberculosis y la sarcoidosis; y algunos factores hereditarios también pueden causarla.

3. ¿Cuáles son sus principales síntomas?

Si la Hipercalcemia es leve generalmente no presenta ningún signo. En casos más graves, puede haber dolor óseo o abdominal, depresión, falta de memoria, desorientación, fatiga y debilidad física, espasmos, huesos frágiles que se fracturan con facilidad (osteoporosis), cálculos renales, náuseas, vómitos, estreñimiento, pérdida del apetito, orina excesiva y micción frecuente. Además, en raras ocasiones puede causar palpitaciones y desmayos.

4. ¿Cómo se detecta esta enfermedad?

En caso de presentarse sus signos, se realizan exámenes de sangre para verificar los niveles de la hormona paratiroidea, de calcio y de vitamina D; y de orina para confirmar el diagnóstico. Además, mediante radiografías y un estudio de la densidad mineral ósea se puede establecer el estado de los huesos y encontrar posibles fracturas.

Por otro lado, a través de pruebas en los riñones y vías urinarias es posible saber si hay depósitos de calcio o una obstrucción, y también es necesario analizar el cuello en busca de tumores o cambios en las glándulas paratiroides.

5. ¿En qué consiste el tratamiento de la Hipercalcemia?

La terapia depende de la causa que está provocando este trastorno. Si los niveles de calcio elevados se deben al Hiperparatiroidismo, puede ser necesaria una cirugía para extirpar la glándula paratiroidea. Si el problema está en los riñones, tal vez el paciente precise de diálisis o un trasplante.

Por otro lado, algunos medicamentos como el calcio mimético imitan el calcio que circula en sangre y puede hacer que las glándulas paratiroides liberen menos hormona. Además, la calcitonina, los bifosfonatos y la prednisona también pueden ayudar a controlar la Hipercalcemia.

Por su parte, las mujeres que han llegado a la menopausia y presentan signos de osteoporosis, pueden precisar un tratamiento de reemplazo hormonal con la aplicación de estrógenos, para mejorar la retención de calcio en los huesos.

6. ¿Qué otras complicaciones puede causar la Hipercalcemia?

Si no está controlado, este trastorno puede provocar un aumento en el riesgo de fracturas óseas, hipertensión arterial, problemas cardíacos, cálculos renales o una dolencia renal grave. También pancreatitis, enfermedad de la úlcera péptica, quistes óseos, deshidratación, osteoporosis, depresión, demencia y dificultad para concentrarse y pensar.

Capítulo 89. Litiasis renal: causas, consecuencias y tratamiento de las famosas "piedras" en los riñones

La litiasis renal, también conocida como "piedras" en los riñones, es un padecimiento causado por la presencia de cálculos en la vía urinaria. Se trata de una de las enfermedades más dolorosas que existe y se estima que afecta a cerca del 15 por ciento de los hombres y al 8 por ciento de las mujeres.

Sus síntomas más frecuentes son un dolor intenso en la zona lumbar, sangre o la eliminación de arenilla en la orina, sudoración, náuseas y vómitos.

Sin embargo, en muchos casos no presenta señales concretas y suele detectarse por casualidad en radiografías o ecografías que se realizan por otros motivos.

Para conocer más sobre esta dolencia, hablamos con Mario Vega Carbó, especialista en endocrinología quién en la actualidad se desempeña como endocrinólogo en el Consultorio Vega & Vado.

Doctor Mario,
1. ¿Cómo se forman las "piedras" en los riñones?

La litiasis renal se origina cuando la orina presenta una alta concentración de sales minerales que no son diluidas correctamente. Los cálculos más frecuentes, entre un 75 y un 80 por ciento, están formados por oxalato de calcio, mientras que el 20-25 por ciento restante corresponden a ácido úrico, fosfato de amonio magnesiano y cistina.

2. ¿Qué consecuencias tienen estos cálculos? ¿Pueden provocar la muerte?

Sus efectos varían de acuerdo al tamaño y al movimiento que los mismos tengan en el interior de los conductos. Muchas veces los cálculos son bien pequeños y se expulsan de manera natural sin generar dolores ni producir ningún efecto. Otros, por el contrario, son muy dolorosos y deben ser tratados con suero para evitar que la orina se acumule y cause una infección.

Es difícil que la litiasis lleve a la muerte pero sí han ocurrido casos de pacientes en diálisis que han sufrido complicaciones severas en la función renal como consecuencia de ella.

3. ¿Quiénes sufren esta enfermedad y con qué frecuencia?

La incidencia máxima ocurre entre los 15 y los 44 años de edad y se presenta más en los hombres que en las mujeres, aunque la diferencia es leve. También existe un componente genético importante que hace que los hijos de personas que han sufrido esta dolencia tengan más probabilidades de padecerla.

Por otro lado, los pacientes que han tenido cálculos en los riñones suelen reincidir a lo largo de su vida, con mayor probabilidad a medida que pasan los años.

4. ¿Qué se puede hacer para prevenir la litiasis renal?

Lo más importante es mantener siempre el cuerpo bien hidratado. En ese sentido, es aconsejable beber por lo menos 2,5 litros de agua por día. Por otro lado, también se recomienda llevar una vida sana y hacer deportes, ya que la obesidad y el sedentarismo aumentan la posibilidad de generar cálculos.

En cuanto a la dieta, es importante evitar la sal y el sodio, los azúcares, el alcohol y el exceso de carnes y proteínas animales.

5. ¿Qué ocurre cuando las piedras no son expulsadas de manera natural?

En los últimos años se han producido avances importantes en los tratamientos y hoy es posible removerlos cálculos mediante técnicas cada vez menos invasivas, como la litotricia y la cirugía endoscópica. En el primer caso, se trata de un procedimiento que utiliza ondas de choque para romper las piedras en pedazos pequeños, que luego son expulsados a través de la orina.

En cuanto a la extracción endoscópica, el cálculo se divide de manera mecánica o a través de láser y a continuación se retiran sus restos.

6. ¿Qué recomendaciones le daría a un paciente que sufrió de litiasis renal?

Le aconsejaría que no suspenda la medicación ni los cuidados preventivos, como hidratación constante, vida sana, buena alimentación, práctica de ejercicios, ya que, como te comentaba anteriormente, los estudios demuestran que la mayoría de los pacientes que tuvieron este problema vuelven a generar piedras con el paso del tiempo.

Capítulo 90. Enfermedad de Paget Ósea

La Enfermedad de Paget, también conocida como Osteítis Deformante, es una dolencia que interfiere en el proceso de renovación gradual del tejido óseo. Con el tiempo, esto provoca que los huesos se vuelvan frágiles y se deformen. Por lo general afecta a la pelvis, el cráneo, la columna vertebral, los brazos, las clavículas y las piernas.

Se trata de la segunda afección ósea más frecuente, detrás de la Osteoporosis, y el riesgo de contraerla aumenta con la edad. Entre otras complicaciones puede generar fracturas, pérdida de la audición y compresión de los nervios de la columna vertebral.

Para conocer más sobre este tema, entrevistamos a Mario Vega Carbó, médico endocrinólogo con más de 20 años de experiencia.

Doctor Mario,
1. ¿Cuál es la causa de la Enfermedad de Paget Ósea?

Si bien su origen exacto se desconoce, se cree que podría estar relacionada con alguna infección viral, como el sarampión o la rubeola. Por otro lado, también existe un componente genético, ya que es muy común que varios miembros de la misma familia la padezcan, y ambiental, debido a que es más frecuente en Europa y Oceanía.

2. ¿Cuáles son sus síntomas?
En la mayoría de los casos esta enfermedad no presenta signos y generalmente se detecta cuando se toma una radiografía o se realizan exámenes de sangre por otra causa. Algunas personas pueden sentir dolor óseo, rigidez articular, pérdida de la audición, disminución de la estatura, hormigueo y huesos frágiles que se fracturan fácilmente. Además, en casos graves puede haber un arqueamiento de las piernas, un agrandamiento de la cabeza y otras deformaciones.

3. ¿Quiénes son más propensos a padecerla?

Las personas mayores de 40 años, los varones, los que viven en Europa y Oceanía y los que tienen antecedentes familiares con esta enfermedad tienen más riesgos.

4. ¿En qué consiste su tratamiento?

En algunos casos en que la enfermedad no presenta síntomas, no hace falta seguir ningún tratamiento. Por el contrario, si hay dolor, cambios óseos notorios o deformidades, el mismo será necesario. Ciertos medicamentos, como los bifosfonatos y la hormona calcitonina, ayudan a prevenir la formación y descomposición mayor del hueso. Por su parte, el paracetamol y los antiinflamatorios no esteroides sirven para aliviar el dolor. Además, algunas deformidades, articulaciones dañadas y fracturas pueden requerir de cirugía ortopédica. En general los resultados de la terapia son positivos.

5. ¿Qué complicaciones puede traer esta enfermedad?

Las personas que sufren este trastorno tienen más riesgos de sufrir problemas neurológicos, cardiovasculares y ortopédicos. El crecimiento anormal de los huesos puede afectar a ciertos nervios, como por ejemplo los auditivos cuando la dolencia se da en el cráneo. Las complicaciones también pueden incluir artrosis, fisuras, fracturas, hipercalcemia e insuficiencia cardíaca, paraplejia y estrechamiento de la columna. En algunos pocos casos, puede llegar a cáncer de hueso, conocido como osteosarcoma.

6. ¿Qué otras recomendaciones se deben tener en cuenta?

A las personas con Enfermedad de Paget se les aconseja seguir una dieta rica en calcio y vitamina D, hacer ejercicio diario, mantener un peso corporal adecuado y no fumar. En personas mayores, es importante evitar las caídas, que son la principal causa de fracturas. En algunos casos puede ser necesario que utilicen bastón o un andador.

Capítulo 91. La Osteomalacia y el reblandecimiento de los huesos

La Osteomalacia es un trastorno que causa un reblandecimiento marcado de los huesos. Generalmente esto se debe a la falta prolongada de vitamina D, encargada de promover los niveles adecuados de calcio y fósforo en el cuerpo. Esto puede provocar piernas arqueadas durante el crecimiento, dolor óseo y más posibilidades de sufrir fracturas de huesos, sobre todo los de las costillas, la columna vertebral y las piernas. En los niños, esta afección se llama Raquitismo.

Para conocer más sobre este tema, entrevistamos a Mario Vega Carbó, especialista en endocrinología, nutrición y medicina familiar, quién se desempeña como endocrinólogo en el Centro Médico Santa Fe y en el Consultorio Vega & Vado.

Doctor Mario,
1. ¿Cuál es la causa de la Osteomalacia?

La vitamina D es fundamental para la formación normal de los huesos y de los dientes y para la absorción del calcio y el fósforo a nivel intestinal. Cuando no se recibe la cantidad adecuada de esta sustancia, o cuando el cuerpo tiene problemas para utilizarla, esto puede causar Osteomalacia.

Por ejemplo, las cirugías que extirpan el estómago o el intestino pueden provocar problemas para absorber la vitamina D. Lo mismo la Celiaquía, algunos problemas renales y hepáticos, la artritis reumatoide, la tuberculosis y ciertos medicamentos para tratar las convulsiones.

2. ¿Cómo se obtiene la vitamina D?

Esta sustancia puede obtenerse de dos maneras: mediante la exposición a la luz solar o consumiendo alimentos que la contengan, como leche, huevos, pescados grasos, cereales, carnes, pan, yogurt y jugo de naranja.

3. ¿Quiénes son más propensos a padecer Osteomalacia?

Las personas con piel oscura, los que viven en zonas geográficas con poca exposición a la luz solar, los que permanecen en lugares cerrados y los que usan protector solar muy potente tienen más riesgos de sufrirla. También los que tienen intolerancia a la lactosa, los que no comen o beben productos lácteos, los vegetarianos y los que consumen ciertos medicamentos anticonvulsivos y antirretrovirales. Lo mismo los que padecen cáncer, insuficiencia renal y enfermedades hepáticas.

4. ¿Cuáles son sus principales síntomas?

Las personas con Osteomalacia suelen sufrir fracturas sin causa determinada, debilidad muscular, hormigueo de brazos y piernas, y calambres en manos y pies. También dolor óseo, especialmente en la espalda, la pelvis, las caderas, las piernas y las costillas.

5. ¿Cómo se detecta la Osteomalacia?
Para confirmar sus síntomas se suelen realizar exámenes físicos y de sangre para verificar los niveles de vitamina D, creatinina, calcio, fosfato, electrólitos, fosfatasa alcalina y hormona paratiroidea. También pueden ser necesarias radiografías para detectar posibles fracturas y pérdida ósea, y una biopsia para ver si hay un reblandecimiento de los huesos.

6. ¿En qué consiste su tratamiento?

La terapia tendrá por objetivo remediar las causas que la provocan y aliviar sus síntomas. Por lo general se buscará agregar calcio, fósforo y vitamina D a la dieta y, de ser necesario, se administrarán suplementos orales. Por otro lado, las enfermedades renales o hepáticas que afecten al metabolismo deberán ser tratadas.

Parte VI. Glándulas Suprarrenales

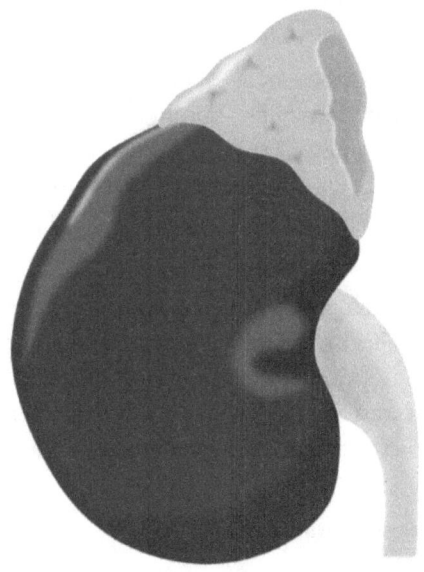

Capítulo 92. Lipotimias y Desmayos

Se conoce como lipotimia a la pérdida súbita de la conciencia debido a una disminución del flujo sanguíneo cerebral. Esto incluye al síncope, las crisis convulsivas y algunos ataques epilépticos.

Durante el síncope se produce un desmayo pasajero, con recuperación espontánea y sin secuelas posteriores. Si bien puede ser alarmante, generalmente no tiene mayores consecuencias. En muchos casos no hay signos premonitorios y la pérdida de la conciencia es repentina. En otros puede haber náuseas, sensación de desvanecimiento, visión borrosa, palidez en la piel y frialdad.

Para conocer más sobre este tema, entrevistamos a Mario Vega Carbó, médico endocrinólogo con más de 20 años de experiencia.

Doctor Mario,
1. ¿Qué causa una lipotimia?

La misma se produce por una disminución del flujo sanguíneo del cerebro. Esta pude deberse al cansancio; la fatiga; la falta de alimentos; una impresión, alegría o emoción repentina; la ansiedad; el miedo; la fiebre; la deshidratación o el exceso de calor.

Otras causas posibles son las extracciones de sangre, la baja de la presión arterial, el dolor fuerte, la falta de aire, las fobias y el consumo de alcohol o drogas. En casos más bruscos, puede ser consecuencia de un problema de corazón, como las arritmias.

2. ¿Cuáles son sus principales síntomas?

En algunos casos no se presentan signos previos. En otros puede haber una sensación de debilidad, palidez, sudoración fría, visión borrosa, pulso débil, respiración superficial, náuseas y caída repentina.

En las convulsiones epilépticas, las mismas pueden estar precedidas de adormecimientos y sacudidas anormales de algunas partes del cuerpo, alucinaciones visuales y cambios en el comportamiento.

3. ¿Qué complicaciones puede traer una lipotimia?

El desmayo en sí generalmente no tiene consecuencias. Los inconvenientes pueden surgir del ámbito en el que se producen, por ejemplo debido al golpe contra el suelo u otros objetos, o porque ocurren mientras la persona está manejando o subiendo una escalera.

4. ¿Qué hacer frente a un desmayo?

Ante una lipotimia es importante acostar a la persona en un lugar fresco con las piernas para arriba, para facilitar el retorno de la sangre al cerebro. También se le debe aflojar la ropa, pedirle que tosa varias veces y que respire profundamente, tomando aire por la nariz y expulsándolo por la boca.

Cuando se haya recuperado, debe levantarse lentamente, en lo posible con la ayuda de otra persona, y revisar si tiene algún golpe o lesión.

Si la persona no recupera la conciencia, debe ser colocada en un lugar ventilado y de lado, para evitar que se ahogue en caso de vómito. Si hace frío, se le puede colocar una manta encima para que no se enfríe. Si el desmayo dura más de cinco minutos, es recomendable pedir ayuda médica.

5. ¿Se puede prevenir una lipotimia?

Para que la misma no se produzca es importante mantenerse siempre bien hidratado, especialmente en los días de mucho calor. También evitar los lugares cerrados y las emociones fuertes.

6. ¿Qué otros cuidados se deben tener en cuenta?

Las mujeres embarazadas y los mayores de 50 años deben tener especial atención ante un desmayo, ya que puede ser un síntoma de un problema más grave. En el caso de una persona con Diabetes, la causa puede ser una bajada repentina de glucosa, por lo que habrá que darle algún refresco azucarado o una cucharada de miel o azúcar.

Si hay convulsiones, puede ser una crisis epiléptica, un trastorno en el que se interrumpe la actividad de las células nerviosas en el cerebro. Frente a ella se debe colocar a la persona en el piso con una almohada en la cabeza para evitar que se golpee. También se le deben quitar los anteojos, aflojarle las ropas y alejar cualquier elemento cortante o con el que pueda chocarse. En ningún caso hay que introducirle objetos en la boca ni sujetarlo con fuerza para evitar sus movimientos. Cuando la crisis pase, hay que dejarlo descansar de costado para que se recupere.

Capítulo 93. La Enfermedad de Addison y la insuficiencia suprarrenal

La Enfermedad de Addison es una afección que ocurre cuando las glándulas suprarrenales no producen suficientes hormonas. Se trata de un trastorno poco común que puede afectar a cualquier persona de cualquier edad y, si no se trata, puede llevar a ser mortal. Generalmente su causa es un problema con el sistema inmunitario.

Las glándulas suprarrenales están ubicadas arriba de los riñones y se encargan de producir hormonas, como el cortisol y la aldosterona, que son fundamentales para la vida. Entre otras funciones esenciales, estas permiten un crecimiento normal y regulan el metabolismo, los niveles de energía, la presión sanguínea y la respuesta al estrés.

Para conocer más sobre este tema, entrevistamos a Mario Vega Carbó, especialista en endocrinología quién en la actualidad se desempeña como endocrinólogo en el Consultorio Vega & Vado..

Doctor Mario,
1. ¿Qué causa esta dolencia?

Por lo general la Enfermedad de Addison se debe a un problema del sistema inmunitario, que ataca por error a sus propios tejidos y daña a las glándulas suprarrenales. Cuando esto ocurre, se denomina Insuficiencia Suprarrenal Primaria. Otras posibles causas son algunas infecciones como la tuberculosis o el VIH, el cáncer o una hemorragia dentro de las glándulas.

Por otro lado, la hipófisis produce una hormona llamada adrenocorticotropina, que estimula a la corteza suprarrenal a generar sus hormonas. Cuando la misma sufre un tumor, una inflamación o una cirugía, deja de producir hormonas, lo que también termina afectando al trabajo de las glándulas suprarrenales. Esto se conoce como Insuficiencia Suprarrenal Secundaria.

2. ¿Quiénes tienen más riesgos de padecerla Enfermedad de Addison?

Las personas con ciertas enfermedades, como tiroiditis crónica, Hipertiroidismo, enfermedad de Graves, dermatitis herpetiforme, Hipoparatiroidismo, Hipopituitarismo, miastenia grave, anemia perniciosa, disfunción testicular, Diabetes tipo 1, vitíligo y defectos genéticos tienen más posibilidades de sufrirla.

3. ¿Cuáles son sus principales síntomas?

La enfermedad suele avanzar lentamente por lo que en un comienzo no se presentan signos. A medida que la misma avanza, en los casos de Insuficiencia Suprarrenal Primaria puede haber diarrea crónica, náuseas, vómitos, oscurecimiento en algunas zonas de la piel, deshidratación, dolor abdominal y muscular, mareo al pararse, presión arterial baja, debilidad, fatiga extrema, ansias de consumir sal, irritabilidad, depresión, desmayos y pérdida de peso con reducción del apetito.

Los signos de la Insuficiencia Suprarrenal Secundaria son similares, aunque es más probable que tengan un bajo nivel de azúcar en sangre y que no presenten hiperpigmentación, deshidratación grave y presión arterial baja.

4. ¿Cómo se detecta esta enfermedad?

Para realizar su diagnóstico, es necesario llevar a cabo exámenes físicos y analizar la historia clínica y los medicamentos que el paciente está tomando. Generalmente se efectúan estudios de sangre, saliva y orina para medir los niveles hormonales y de los anticuerpos relacionados con la enfermedad, y pruebas de diagnóstico por imágenes para detectar anomalías en la hipófisis y las glándulas suprarrenales.

También pueden ser necesarios exámenes de estimulación con hormona adrenocorticotropina y de hipoglucemia inducida por insulina.

5. ¿En qué consiste su tratamiento?

La terapia usualmente consiste en un reemplazo de las hormonas que no se están produciendo, con corticoesteroides (hidrocortisona, prednisona, acetato de fludrocortisona) y mineralocorticoides. Por lo general estos medicamentos se deben tomar de por vida.

Además, el paciente debe someterse a controles regulares para ajustar la dosis y, en casos de infección, lesión, cirugía o estrés, es posible que haya que aumentar la misma.

6. ¿Qué otras complicaciones puede traer la Enfermedad de Addison?

Las personas con Enfermedad de Addison corren el riesgo de sufrir una crisis suprarrenal, como consecuencia de niveles muy bajos de cortisol en sangre. Esto provoca diarrea, vómitos, deshidratación y una caída del azúcar en el organismo que requieren de una atención inmediata.

Además, las personas con esta dolencia generalmente sufren de enfermedades autoinmunes asociadas, como diabetes, tiroiditis crónica, hipoparatiroidismo, insuficiencia testicular, anemia perniciosa e hipertiroidismo.

7. ¿Qué otros aspectos se deben tener en cuenta durante esta enfermedad?

Es importante que estos pacientes lleven una pulsera o tarjeta especial que señale su condición, para alertar a los demás en situaciones de emergencia. Allí deberá constar el medicamento y la dosis que utilizan.

También se recomienda que tengan fármacos extras en el lugar de trabajo, valija de viaje o en el bolso, ya que no tomar la medicación incluso por un solo día puede ser peligroso. Además, se les aconseja que realicen chequeos regulares y que lleven consigo un kit con una inyección de hidrocortisona de emergencia. La misma deberá ser aplicada de inmediato en casos de producirse una crisis suprarrenal.

Capítulo 94. La Crisis Adrenal o Insuficiencia Suprarrenal Aguda

La Crisis Adrenal es un déficit agudo de las hormonas producidas por las glándulas suprarrenales, lo que produce una situación crítica que requiere de tratamiento urgente. Generalmente ocurre cuando hay insuficiencia de cortisol, la hormona responsable de ajustar los niveles de energía, la presión arterial, la función vascular, las concentraciones de glucosa, el sistema inmune y la respuesta al estrés, entre otros aspectos esenciales para la salud del organismo.

Las personas con enfermedad de Addison, Hiperplasia Adrenal Congénita y otros trastornos de las glándulas tiroides pueden sufrir una crisis de este tipo si no se tratan de forma adecuada, si dejan de tomar los medicamentos de forma abrupta o si enfrentan situaciones de tensión. Cuando esto ocurre, la presión arterial y los niveles de azúcar en sangre bajan, mientras que los de potasio suben, pudiendo causar incluso la muerte.

Para conocer más sobre este tema, entrevistamos a Mario Vega Carbó, especialista en endocrinología con más de 20 años de experiencia.

Doctor Mario,
1. ¿Cómo se produce una crisis adrenal?

Esta situación ocurre cuando hay una reducción brusca de los niveles de las hormonas producidas por las glándulas suprarrenales en el organismo. Esto generalmente se da cuando las personas con Enfermedad de Addison, Hiperplasia Adrenal Congénita y otros trastornos similares dejan de forma súbita el tratamiento de reemplazo hormonal con corticoides.

También puede ser consecuencia de una hemorragia masiva bilateral o un daño repentino en las glándulas suprarrenales, o cuando las enfermedades antes mencionadas no están bien tratadas. En estos casos, una infección, una deshidratación, un traumatismo, una situación de estrés o una cirugía pueden desencadenar la crisis.

318

2. ¿Cuáles son sus principales síntomas?

Las personas con Insuficiencia Suprarrenal Aguda suelen presentar fiebre, taquicardia, deshidratación, tensión arterial extremadamente baja, dificultad respiratoria, caída del azúcar, dolor abdominal, diarrea, náuseas, vómitos, pérdida del apetito, mareo, fatiga, debilidad intensa, confusión y reducción del nivel de conciencia. Los síntomas se manifiestan en forma rápida y progresiva y requieren de atención inmediata.

3. ¿En qué consiste su tratamiento?

La terapia debe ser administrada en forma rápida y consiste en reponer el volumen de líquido en la sangre y administrar hidrocortisona por vía endovenosa para estabilizar al paciente. También se deben corregir las alteraciones de los iones, como el sodio y el potasio, y la presión arterial. Una vez solucionada la emergencia, se deben tratar las causas que provocaron la crisis.

4. ¿Qué trastornos puede causar una Crisis Adrenal?

Si no se trata rápidamente, puede causar un shock en el que el cuerpo no reciba un flujo de sangre suficiente y provocar la muerte.

5. ¿Qué otros aspectos se deben tener en cuenta durante una Insuficiencia Suprarrenal Aguda?

Es importante que los pacientes con problemas suprarrenales lleven una pulsera o tarjeta especial que señale su condición, para alertar a los demás en situaciones de emergencia. Allí deberá constar el medicamento y la dosis que utilizan. Además, se les aconseja que realicen chequeos regulares y que lleven consigo un kit con una inyección de hidrocortisona de emergencia. La misma deberá ser aplicada de inmediato en casos de producirse una crisis suprarrenal.

En casos de enfermedad, antes de afrontar una cirugía o si están con mucho estrés, a los pacientes con Enfermedad de Addison generalmente se les recomienda aumentar la dosis del medicamento glucocorticoide de manera temporal.

Capítulo 95. Reemplazo del cortisol: glucocorticoides

El cortisol es una hormona esteroidea producida por las glándulas suprarrenales, que cumple funciones esenciales dentro del organismo. Entre otras tareas, ajusta los niveles de energía y se encarga de incrementar el nivel de azúcar en la sangre; el metabolismo de las grasas, proteínas y carbohidratos; y la respuesta al estrés.

Varias formas sintéticas del cortisol, conocidas como corticoides o glucocorticoides, se utilizan para tratar una gran variedad de enfermedades diferentes.

Para conocer más sobre este tema, entrevistamos al médico cubano Mario Vega Carbó, especialista en endocrinología clínica.

Doctor Mario,
1. ¿Qué son los glucocorticoides y para qué se utilizan?

Los glucocorticoides son medicamentos que imitan los efectos de las hormonas que el organismo produce naturalmente en las glándulas suprarrenales y se caracterizan por su poder antiinflamatorio, antialérgico e inmunosupresor. En endocrinología son utilizados para suplir el déficit de cortisol en las terapias de reemplazo hormonal, para tratar la enfermedad de Addison y otros casos de insuficiencia suprarrenal.

Debido a su amplio alcance, también se los emplea para el control de distintas dolencias, como la artritis, el asma, el lupus, la esclerosis múltiple, las alergias y otras afecciones cutáneas y algunos tipos de cáncer. Además, también se los usa para prevenir el rechazo de los órganos en los receptores de trasplantes.

Sin embargo, al ser fármacos muy potentes que pueden generar efectos secundarios graves, se los suele indicar por cortos períodos de tiempo.

2. ¿Cuáles son los glucocorticoides más utilizados?

321

Entre ellos se encuentran beclometasona, budesonida, cortisona, deflazacort, dexametasona, hidrocortisona, Metilprednisolona, prednisona, prednisolona y triamcinolona. Por su corta acción, bajo costo y baja incidencia de efectos adversos, la prednisona es el glucocorticoide más prescripto. Sin embargo, para los casos de insuficiencia suprarrenal, es preferible el acetato de cortisona o de hidrocortisona, usando la prednisona sólo cuando estos no están disponibles.

Por otro lado, para perioperatorio y crisis adrenales agudas, se recomienda la utilización de hidrocortisona inyectable de acuerdo a la necesidad del paciente.

3. ¿Cómo se administran estos medicamentos?

Los mismos vienen en diferentes presentaciones. Hay tabletas, cápsulas y jarabes que se ingieren por vía oral y generalmente se utilizan para tratar inflamaciones y dolores asociados con dolencias crónicas, como la artritis reumatoide y el lupus.

En casos de reemplazo hormonal de cortisol, en el tratamiento de enfermedad de Addison y otras insuficiencias suprarrenales, por lo general se administra una tableta a las 7 u 8 de la mañana, y media tableta a las 5 de la tarde. Sin embargo, algunos pacientes pueden requerir dosis o frecuencias mayores, dependiendo de las cifras de presión arterial y de potasio, que deben estar en rangos normales.

Por otro lado, también hay inhaladores y aerosoles nasales, que se emplean para el asma y las alergias nasales, y cremas y ungüentos de uso tópico que ayudan a curar enfermedades de la piel.

En tanto, las inyecciones de glucocorticoides se utilizan para tratar dolores musculares y articulares, y en los casos de perioperatorio y crisis adrenales, como te comentaba anteriormente.

4. ¿Qué efectos secundarios pueden causar estos fármacos?

Los glucocorticoides orales, al afectar a todo el cuerpo y no sólo al área para el que se los toma, son los que pueden causar mayores efectos secundarios. Entre ellos puede haber retención de líquidos, hipertensión, cambios de humor, glaucoma, problemas de memoria y de comportamiento, confusión, aumento de peso, cataratas, hiperglucemia, osteoporosis, mayor riesgo de infecciones, nauseas, debilidad muscular, crisis psicóticas, piel delgada y cicatrización más lenta de las heridas.

Por otro lado, en los niños puede provocar problemas de crecimiento.

Los inhalados, en tanto, pueden causar ronquera e infección micótica en la boca, mientas que los tópicos pueden generar piel delgada, lesiones rojas en la piel y acné.

Por su parte, los inyectables pueden provocar hiperglucemia, enrojecimiento facial, insomnio, dolor intenso y adelgazamiento y pérdida de color en la piel cerca de la zona de la inyección.

5. ¿Cómo se pueden limitar estos efectos secundarios?

El suministro de una dosis única, incluso alta, no suele generar problemas tóxicos. Por su parte, los tratamientos inferiores a una semana por lo general no causan daños.

En tratamientos prolongados de más de dos semanas, para reducirlos efectos secundarios, se pueden probar concentraciones más bajas o dosis intermitentes, y elegir otras presentaciones en lugar de las orales.En estos casos también se recomienda tomar suplementos de calcio y vitamina D para evitar la osteoporosis. Además, se aconsejan los controles periódicos para evaluar los posibles riesgos.

Por otro lado, a la hora de interrumpir su suministro, este se debe realizar en forma gradual y no de golpe ya que puede causar una insuficiencia suprarrenal grave.

6. ¿Qué son los mineralocorticoides?

Los mineralocorticoides son otras hormonas secretadas por las glándulas suprarrenales. La más importante es la aldosterona, que ayuda a mantener la cantidad justa de sodio en el cuerpo, al regular su eliminación por la orina, las glándulas sudoríparas y el intestino. Además, participa en la secreción de potasio y en el incremento de la presión sanguínea.

7. ¿Para qué se utilizan los mineralocorticoides sintéticos?

Estos fármacos, como la fludrocortisona, se emplean para el tratamiento de reemplazo hormonal en casos insuficiencia adrenal o en el síndrome adrenal congénito. Los mismos ayudan a controlar la cantidad de sodio y líquidos en el cuerpo, evitando que se pierdan grandes cantidades en la orina. Además, también se los utiliza para aumentar la presión arterial.

8. ¿Cómo se administra la fludrocortisona?

Este medicamento viene en tabletas para tomar por vía oral.

9. ¿Qué efectos secundarios puede causar?

Su uso puede provocar malestar estomacal, vómitos, dolor de cabeza, mareos, insomnio, agitación, ansiedad, acné, mayor crecimiento del cabello e irregularidades menstruales. En casos graves puede haber erupciones cutáneas, problemas de visión e hinchazón de la cara, piernas o tobillos. También puede causar depresión y aumento de las ideas suicidas.

10. ¿Qué otros aspectos se deben tener en cuenta durante el uso de estos medicamentos?

En los casos de insuficiencia suprarrenal, es importante que estos pacientes lleven una pulsera o tarjeta de identificación que señale su condición, para alertar a los demás en situaciones de emergencia. Allí deberá constar el medicamento y la dosis que utilizan.

También se recomienda que tengan fármacos extras en el lugar de trabajo, valija de viaje o en el bolso, ya que no tomar la medicación incluso por un solo día puede ser peligroso. Además, se les aconseja que realicen chequeos regulares para evitar una crisis.

Capítulo 96. Síndrome Poliglandular Autoinmune

Los Síndromes Poliglandulares Autoinmunes son una serie de trastornos en los que se presentan dos o más enfermedades del sistema endócrino, asociadas a otras patologías de etiología autoinmune.

Las dolencias endócrinas más comunes que aparecen dentro de estos grupos son la Diabetes Mellitus, la Insuficiencia Suprarrenal, el Hipertiroidismo, el Hipotiroidismo, el Hipoparatiroidismo, la Alopecia, el Vitíligo y las enfermedades reumáticas. En tanto, las afecciones autoinmunes generalmente son de índole cutánea.

La asociación entre los diferentes trastornos muestra patrones que se repiten. Esto ha permitido que los Síndromes Poliglandulares Autoinmunes se clasifiquen en tipos I, II y III.

Para conocer más sobre este tema, entrevistamos a Mario Vega Carbó, médico endocrinólogo con más de 20 años de experiencia.

Doctor Mario,
1. ¿En qué consiste el Síndrome Poliglandular Autoinmune tipo I?

Este trastorno por lo general aparece en la infancia y suele presentar Hipoparatiroidismo junto con candidiasis mucocutánea en la boca. Esta infección fúngica usualmente es crónica y resistente a la terapia convencional. Cerca de la adolescencia se suma al diagnóstico una insuficiencia renal.

Este síndrome es hereditario y está causado por la mutación de un único gen autoinmune situado en el cromosoma 21. Entre otros síntomas, puede causar anomalías en los dientes, diarrea crónica y problemas en los huesos, las articulaciones, la piel, las uñas, los ovarios, los testículos, los ojos y otros órganos internos.

Otras dolencias endócrinas que pueden manifestarse son el Hipogonadismo y el Hipotiroidismo. En raras ocasiones también la Diabetes. Por otro lado, más de la mitad de las mujeres menores de 30 con esta enfermedad también desarrollan Insuficiencia Ovárica Primaria.

2. ¿Cómo es el Síndrome Poliglandular Autoinmune tipo II?

Este se inicia en la edad adulta y se caracteriza por la presencia de insuficiencia suprarrenal junto con una enfermedad tiroidea autoinmune. También puede aparecer la Diabetes tipo 1. No se sabe a ciencia cierta que lo provoca, pero se cree que está relacionado con una combinación de factores genéticos y ambientales.

Este síndrome es más frecuente en mujeres que en hombres. Al mismo también pueden sumarse otros problemas endócrinos como Hipogonadismo Primario, Miastenia grave y Enfermedad Celíaca.

3. ¿En qué consiste el Síndrome Poliglandular Autoinmune tipo III?

Este tipo se caracteriza por una tiroiditis autoinmune combinada con otra dolencia, que puede ser Diabetes tipo 1, Anemia Perniciosa, Vitíligo, Miastenia grave o Alopecia, entre otras posibilidades.

Generalmente afecta a las mujeres durante la edad madura. Su causa no se conoce, pero se estima que es provocada por una enfermedad autoinmune derivada de factores ambientales y genéticos. En muchos casos, más de un miembro de la misma familia lo padece.

4. ¿Cómo se tratan estos síndromes?

La terapia para los Síndromes Poliglandulares Autoinmunes se basa en abordar cada una de las afecciones endocrinas que aparecen. Generalmente el reemplazo hormonal es el pilar del tratamiento.

En el tipo I también se suelen utilizar medicamentos para tratar la candidiasis. En esta infección se deben vigilar las recurrencias en el tubo digestivo, ya que puede generar cáncer del epitelio.

Capítulo 97. Vitíligo. Pérdida de color en la piel

El Vitíligo es una enfermedad degenerativa cutánea, que se caracteriza por la despigmentación de zonas de la piel. Esta pérdida de color genera parches blancos de distintos tamaños y formas, que pueden afectar a cualquier parte del cuerpo. Noes contagiosa y sus consecuencias son principalmente estéticas, ya que la textura de la piel no cambia.

Si bien tiene un fuerte componente hereditario, generalmente aparece asociado a otras enfermedades autoinmunes, como la celiaquía, la diabetes, la artritis reumatoide o la anemia perniciosa. Alrededor de un 2% de la población padece de Vitíligo, el cual a menudo ejerce un impacto psicológico y social en el paciente.

Para conocer más sobre este tema, entrevistamos al médico cubano Mario Vega Carbó, especialista en endocrinología clínica.

Doctor Mario,
1. ¿Qué provoca el Vitíligo?

Esta afección aparece cuando las células responsables de la pigmentación, conocidas como melanocitos, mueren o suspenden la producción de melanina. Si bien no se conoce la causa exacta, se cree esto ocurre por un problema inmunitario, donde las células de este sistema destruyen a los melanocitos por error.

Esto también puede suceder como consecuencia de una quemadura solar, estrés o la exposición a productos químicos industriales.

2. ¿Quiénes son más propensos a padecerlo?

El Vitíligo puede aparecer a cualquier edad y hay una mayor propensión en personas con antecedentes familiares. La misma afecta de igual forma tanto a hombres como a mujeres.

Por otro lado, las personas que sufren cambios hormonales (embarazo, menopausia, estrés), o que padecen diabetes, enfermedad de Addison o de tiroides y anemia perniciosa también tienen más posibilidades de padecerla.

3. ¿Cuáles son sus síntomas?

El Vitíligo se caracteriza por la aparición de zonas de un color diferente en el cuerpo. Las personas de piel oscura suelen presentar manchas rosadas, mientras que en los de tez clara son blancas. Estos parches generalmente aparecen en la cara, las manos, los pies, las rodillas y los codos. También pueden darse en la espalda, el torso, los genitales, los brazos y las piernas, aunque con menos frecuencia.

En algunos casos afecta el interior de la boca y la nariz, los ojos y el cabello, que se vuelve blanco o gris en el cuero cabelludo, las pestañas, las cejas o la barba de forma prematura.

4. ¿En qué consiste su tratamiento?

El Vitíligo es difícil de tratar y lleva tiempo para mostrar resultados concretos. El uso de fototerapia y láseres pude ayudar a repigmentar la piel. Por su parte, ciertos medicamentos con corticoesteroides, cremas o ungüentos inmunodepresores o fármacos tópicos como metoxaleno pueden favorecer la producción de melanina.

En algunos casos, se puede realizar un injerto cutáneo de una zona que no esté afectada a otra que lo esté. Además, remedios naturales como el aceite de onagra, el ginkgo biloba y el aloe vera pueden mejorar el aspecto del Vitíligo

Para situaciones extremas en las que la enfermedad se ha extendido a la mayor parte del cuerpo, se puede realizar una despigmentación de las zonas no afectadas. Esta eliminación de color será permanente y la persona será extremadamente sensible a la luz del sol.

5. ¿Qué se puede esperar de esta terapia?

En muchos casos el tratamiento consigue restablecer el color de la piel afectada. Sin embargo, el mismo no previene la pérdida continua de la pigmentación ni evita totalmente su extensión a otras partes del cuerpo.

Por otro lado, ciertos maquillajes especiales pueden disimular sus síntomas.

6. ¿Qué otros aspectos deben tener en cuenta quienes padecen esta enfermedad?

La piel despigmentada no tiene protección natural y está más expuesta a los efectos de los rayos UV. Para evitar quemaduras graves, se recomienda usar bloqueador o protector solar con factor encima de 30, sombreros de ala ancha y ropa que cubra todo el cuerpo. También es importante evitar el estrés, que en muchos casos aumenta los síntomas del Vitíligo, y los tatuajes no relacionados con el tratamiento.

7. ¿Qué otras complicaciones puede generar esta dolencia?

Las personas con Vitíligo son más propensas a sufrir quemaduras de sol y cáncer de piel, y problemas en los ojos y los oídos. Por otro lado, quienes padecen esta facción suelen sufrir de falta de autoestima, vergüenza y depresión debido al cambio de aspecto, por lo que se aconseja acompañar el tratamiento con apoyo psicológico y familiar.

Capítulo 98. Hipertensión Secundaria. Enfermedades que la causan

La Hipertensión Secundaria es la presión arterial alta provocada por otras enfermedades, como las que afectan a los riñones, las arterias, el corazón y el sistema endocrino. La misma difiere de la primaria, que es la más común, y está relacionada a cuestiones hereditarias, mala alimentación, falta de ejercicio y obesidad.

La presión arterial es la fuerza que ejerce la sangre que circula contra las paredes de las arterias. Cuando la misma aumenta, se produce una hipertensión, que es una dolencia que padece un tercio de la población adulta. Si esta no se trata, puede causar complicaciones graves, como infarto de corazón, accidente cerebrovascular y daños renales y visuales.

Para conocer más sobre este tema, entrevistamos a Mario Vega Carbó, médico endocrinólogo con más de 20 años de experiencia.

Doctor Mario,
1. ¿Cuáles son los síntomas de la hipertensión arterial?

Por lo general esta afección no presenta síntomas y se detecta a través de las mediciones. En casos muy graves puede haber dolor de cabeza y en el pecho, náuseas, vómitos, sangrado nasal, sudoración, visión borrosa y confusión.

2. ¿Qué causa la Hipertensión Secundaria?
Hay muchas afecciones que pueden provocarla, especialmente las vinculadas a los riñones, las arterias, el corazón y el sistema endocrino. Las más comunes son Diabetes, quistes en los riñones, Síndrome de Cushing, tumores en las glándulas suprarrenales, problemas de tiroides, Hiperparatiroidismo, estrechamiento aórtico y apnea del sueño.

Además, la Hipertensión Secundaria puede aparecer por obesidad, embarazo o por el consumo de diversos medicamentos, suplementos y drogas ilegales.

3. ¿Quiénes son más propensos a padecerla?

Las personas de edad avanzada, los obesos, los que sufren de estrés, los que beben alcohol en exceso, los fumadores y los que tienen antecedentes familiares son más propensos a sufrir de hipertensión arterial

4. ¿Qué otros trastornos puede ocasionar la Hipertensión Secundaria?

Si no se controla, puede causar el endurecimiento y engrosamiento de las arterias y provocar un ataque cardíaco o un accidente cerebrovascular. También puede generar una aneurisma, trastornos metabólicos, insuficiencia cardíaca o vasos sanguíneos debilitados, engrosados o rotos en los riñones o los ojos.

5. ¿Cómo se diagnostica?

La única manera de detectarla es a través de su medición. Muchas personas pueden padecerla durante años sin saberlo. Cuando el paciente no es obeso, no tiene antecedentes familiares y la presión alta aparece de forma repentina, posiblemente se trate de una Hipertensión Secundaria.

En ese caso, se realizan análisis de sangre y de orina, ecografía de riñones, electrocardiograma y otros estudios para detectar la afección que la está provocando.

6. ¿En qué consiste el tratamiento de la Hipertensión Secundaria?

En primer lugar se debe tratar la enfermedad que la causa. Una vez que esta se resuelva o se controle, la Hipertensión Secundaria puede normalizarse. Por otro lado, existen medicamentos específicos para mantener la presión baja, como los diuréticos tiazídicos, betabloqueantes e inhibidores de la enzima convertidora de la angiotensina.

333

Por lo general, para el tratamiento se utiliza una combinación de fármacos.

7. ¿Qué otras recomendaciones se brindan para estos casos?

Al igual que ocurre con la Hipertensión Primaria, llevar una vida saludable, hacer ejercicio, beber mucho líquido y comer bien pueden ayudar en el tratamiento.

Dentro de los alimentos, se recomienda una dieta rica en frutas, vegetales, cereales integrales y lácteos, y evitar la sal, las grasas saturadas y las grasas totales. El potasio, presente en las papas, las espinacas y las bananas, colabora en el control de la presión. También se aconseja mantener un peso saludable, corregir las deficiencias vitamínicas, evitar el alcohol y dejar de fumar.

Por último, para controlar el estrés, se pueden practicar técnicas de relajación muscular, como el yoga o la meditación.

Capítulo 99. Incidentaloma Suprarrenal benigno y maligno

Un Incidentaloma Suprarrenal es un tumor inesperado que aparece en una o ambas glándulas suprarrenales. Se trata de una afección cada vez más frecuente, que puede ser benigna o maligna (canceroso).

Las glándulas suprarrenales están ubicadas arriba de los riñones y se encargan de producir hormonas, como el cortisol y la aldosterona, que son fundamentales para la vida. Entre otras funciones esenciales, estas permiten un crecimiento normal y regulan el metabolismo, los niveles de energía, la presión arterial y la respuesta al estrés.

El Incidentaloma Suprarrenal pude manifestarse a cualquier edad, aunque es más frecuente en niños menores de 5 años y adultos mayores de 50. Por otro lado, las personas diabéticas, obesas e hipertensas tienen más predisposición a padecerlo.

Para conocer más sobre este tema, entrevistamos a Mario Vega Carbó, médico endocrinólogo con más de 20 años de experiencia.

Doctor Mario,
1. ¿Por qué esta afección está en "auge"?

En la actualidad se han incrementado la cantidad de incidencias descubiertas casualmente durante ecografías, tomografías computadas, resonancias magnéticas y gammagrafías. Esto se debe por un lado al mayor desarrollo y resolución que han alcanzado las pruebas por imágenes y también al envejecimiento progresivo de la población, lo que hace que aumenten las patologías.

2. ¿Qué provoca un Incidentaloma Suprarrenal?

Algunos hacen que las glándulas suprarrenales produzcan demasiada cantidad de hormonas y generen lo que se llama un tumor funcional activo. Esto puede ser provocado por distintas afecciones como el

335

Síndrome de Cushing, el Hiperaldosteronismo, la Hiperplasia Suprarrenal Congénita o un Feocromocitoma.

Por otro lado, cuando el indicentaloma no provoca una producción excesiva de hormonas, se lo llama tumor no funcional. En estos casos puede ser un adenoma, un cáncer o un quiste dentro o fuera de las glándulas.

3. ¿Cómo se diagnostica?

Como te comentaba, generalmente este tipo de tumores se detectan por casualidad durante un examen con imágenes para investigar otro trastorno. Una vez encontrados, se suelen analizar la historia clínica del paciente y realizar exámenes físicos y análisis de sangre y orina para medir los niveles hormonales e identificar sus causas.

4. ¿Cuáles son sus síntomas?

Los síntomas varían dependiendo de si el tumor es funcional o no. Si hay un exceso de hormonas el paciente puede presentar pérdida de peso, obesidad en la parte media y superior del cuerpo, estrías gravídicas de color morado, piel afinada y frágil, acné, debilidad muscular, presión alta y aumento de azúcar en sangre.

Por otro lado, en las mujeres puede generar hirsutismo (desarrollo excesivo del vello corporal) y períodos menstruales irregulares o inexistentes, y en los hombres disminución de la libido y la fertilidad, y difusión eréctil. Además, los pacientes pueden sufrir de depresión, ansiedad, irritabilidad, sudoración y trastornos de sueño.

5. ¿Cuál es el tratamiento para el Incidentaloma Suprarrenal?

Cerca del 85% de estos tumores no son funcionales y puede que no requieran tratamiento. Sólo su control periódico. En algunos casos, será necesario radioterapia, quimioterapia o una cirugía para extirpar el tumor o una o ambas glándulas suprarrenales. También tratamiento para normalizar los niveles hormonales.

El cáncer en las glándulas suprarrenales es muy poco frecuente y su tratamiento puede servir para retrasar su avance. Si bien suele ser muy agresivo, si se detecta a tiempo hay posibilidad de cura.

6. ¿Qué otros aspectos se recomiendan tener en cuenta?

En caso de tratarse de un tumor maligno, se recomienda buscar apoyo psicológico y la participación en grupos terapéuticos con personas que estén padeciendo esta misma enfermedad, para tratar la ansiedad, la angustia y el estrés que la enfermedad puede provocar.

Capítulo 100. Hipercortisolismo o Síndrome de Cushing

El Síndrome de Cushing es un trastorno ocasionado por la exposición prolongada a un exceso de cortisol, producido por las glándulas suprarrenales que se encuentran en la parte superior de los riñones.

Esta hormona es la responsable de ajustar los niveles de energía, la presión arterial, la función vascular, las concentraciones de glucosa, el sistema inmune y la respuesta al estrés, entre otras funciones esenciales para la salud del organismo. La causa de esta afección puede deberse a un tumor benigno en la hipófisis o al uso crónico de glucocorticoides y otras medicaciones para tratar enfermedades inflamatorias, como el asma y la artritis reumatoide. Además, puede ser provocada por anomalías en las glándulas suprarrenales.

También conocido como Hipercortisolismo, el Síndrome de Cushing es una dolencia poco frecuente, que se da en menos de 40 personas cada millón de habitantes.

Para conocer más sobre este tema, entrevistamos a Mario Vega Carbó, especialista en endocrinología con más de 20 años de experiencia.

Doctor Mario,
1. ¿Cuáles son los síntomas de esta afección?

Los signos habituales del Síndrome de Cushing son la obesidad en la parte media y superior del cuerpo, generando una especie de joroba de grasa entre los hombros, y la cara redondeada y roja. Otros síntomas son brazos y piernas delgadas, estrías gravídicas de color morado, piel afinada y frágil, lenta recuperación de cortes y la aparición fácil de hematomas.

2. ¿Cómo se diagnostica?

En general puede ser complicado detectar el Hipercortisolismo, debido a que sus síntomas son similares al de otras enfermedades, como por ejemplo la obesidad y síndromes metabólicos.

Para realizar su diagnóstico, es necesario llevar a cabo exámenes físicos y analizar la historia clínica y los medicamentos que el paciente está tomando. Además, generalmente se efectúan estudios de sangre, saliva y orina para medir los niveles hormonales, y pruebas de diagnóstico por imágenes para detectar anomalías en la hipófisis y las glándulas suprarrenales. También es recomendable medir el grosor del pliegue cutáneo.

3. ¿Cuál es el tratamiento para el Hipercortisolismo?

La terapia dependerá de cuál es la causa que está provocando el exceso de cortisol en el cuerpo. Por ejemplo, si el motivo es un tumor, puede ser necesario una cirugía, radioterapia y otros tratamientos. En cambio, si el problema es ocasionado por algún medicamento, se puede bajar la dosis o cambiar por otro similar que no produzca estos síntomas.

Por otro lado, existen distintos fármacos para controlar la producción excesiva de cortisol, entre los que se encuentran ketoconazol, mitotano, metirapona, pasireotida y mifepristona.

4. ¿Estos medicamentos tienen efectos secundarios?

Sí, estos fármacos pueden provocar fatiga, náuseas, vómitos, diarrea, dolores de cabeza y abdominal, dolores musculares, presión arterial alta, bajo nivel de potasio e hinchazón. Los efectos secundarios son bastante frecuentes.

5. ¿Qué otros problemas de salud puede provocar esta dolencia?

El Síndrome de Cushing puede derivar en una diminución de la masa ósea, presión arterial alta, aumento de azúcar en sangre, micción excesiva, infecciones frecuentes, fracturas vertebrales, acné y obesidad.

Por otro lado, en las mujeres puede generar hirsutismo (desarrollo excesivo del vello corporal) y períodos menstruales irregulares o inexistentes, y en los hombres disminución de la libido y la fertilidad, y difusión eréctil.

Además, los pacientes con esta dolencia pueden sufrir de depresión, ansiedad, irritabilidad, insomnio, dificultades cognitivas, alucinaciones y síntomas paranoides.

6. ¿Qué influencia tienen los medicamentos corticoesteroides?

En muchos casos el Hipercortisolismo puede deberse a la toma de corticoesteroides orales en altas dosis durante un período de tiempo prolongado.

Estos medicamentos, como la prednisona, tienen el mismo efecto en el organismo que el cortisol y son utilizados para tratar afecciones inflamatorias como la artritis reumatoide, el lupus y el asma, o para evitar que el cuerpo rechace un trasplante de órgano. Por lo general, los esteroides que se inhalan o que vienen en cremas son menos propensos a causar el Síndrome de Cushing que los que se administran vía oral.

7. ¿El Síndrome de Cushing es hereditario?

En muy raras ocasiones las personas heredan una tendencia a padecer tumores en sus glándulas endocrinas, lo que afecta los niveles de cortisol y provoca el Hipercortisolismo.

8. ¿Cuáles son los resultados habituales de su tratamiento?

Por lo general, si se consigue normalizar la producción de cortisol en el cuerpo, el pronóstico es bueno. Sin embargo, en algunos casos los pacientes pueden presentar más tendencia a la obesidad, la osteoporosis y la depresión que la población normal.

Capítulo 101. El Feocromocitoma y el aumento de la presión arterial

El Feocromocitoma es un tumor en las glándulas suprarrenales, que por lo general suele ser no canceroso (benigno). El mismo estimula la secreción exagerada de epinefrina y norepinefrina, dos hormonas que controlan la frecuencia cardíaca, el metabolismo y la presión arterial.

Si no se trata, puede provocar daños graves a otros sistemas del cuerpo, especialmente al aparato cardiovascular, el cerebro y los riñones. La extracción del Feocromocitoma mediante cirugía suele hacer que los niveles de la presión arterial vuelvan a la normalidad.

Para conocer más sobre este tema, entrevistamos a Mario Vega Carbó, médico endocrinólogo, nutricionista y máster en longevidad satisfactoria con más de 20 años de experiencia.

Doctor Mario,
1. ¿Qué provoca un Feocromocitoma?

Las causas por las que este tumor aparece no se conocen, pero en general se desarrolla en el centro de una o ambas glándulas suprarrenales, en células denominadas feocromocitos. Estas liberan ciertas hormonas, como la epinefrina y norepinefrina, que ayudan a controlar muchas funciones del cuerpo, como la frecuencia cardíaca, la presión arterial y el azúcar en sangre.

La aparición de un Feocromocitoma provoca una liberación irregular y excesiva de estas hormonas, lo que genera un aumento de la presión arterial.

2. ¿Quiénes tienen más riesgos de padecerlo?

El Feocromocitoma puede presentarse a cualquier edad, pero es más frecuente en personas de entre 20 y 50 años. En pocos casos, la afección aparece en varios miembros de la familia.

Aquellos que tienen trastornos hereditarios como neoplasia endocrina múltiple tipo II, enfermedad de Von Hippel-Lindau, neurofibromatosis 1 y síndromes de paragangliomas tienen más riesgos de desarrollar estos tumores.

3. ¿Cuáles son sus principales síntomas?

Además de un aumento de la presión arterial, la persona puede experimentar dolor de cabeza, sudoración intensa, palpitaciones cardíacas, temblor, dificultad para respirar y palidez extrema. Generalmente estos signos se presentan en forma de episodios cuando el tumor libera hormonas y puede durar unos pocos minutos o extenderse por más tiempo.

También pueden ser desencadenados por situaciones de ansiedad o estrés, un esfuerzo físico o el consumo de ciertos alimentos, medicamentos o estimulantes. A medida que el Feocromocitoma crece, los ataques aumentan en frecuencia, duración y gravedad.

4. ¿Cómo se detecta el Feocromocitoma?

Para su diagnóstico, generalmente se realizan exámenes físicos, de sangre y de orina, y diversas pruebas con imágenes. Estas pueden incluir tomografía computarizada, gammagrafía y resonancia magnética del abdomen; biopsia suprarrenal; y análisis de catecolaminas, glucosa y metanefrina plasmática.

Además, también puede ser necesario un análisis genético para determinar si el tumor está relacionado con un trastorno hereditario.

En muchos casos el Feocromocitoma se encuentra en forma casual durante los estudios que se llevan a cabo por otras razones.

5. ¿En qué consiste su tratamiento?

La terapia más común consiste en la extirpación del Feocromocitoma mediante cirugía. Antes de realizarla, es necesario estabilizar la presión arterial y pulso del paciente con medicamentos. Luego de la intervención, los niveles de las hormonas norepinefrina y epinefrina generalmente vuelven a ser normales.

Otras opciones de tratamiento incluyen radioterapia, quimioterapia y terapia dirigida, donde se utilizan sustancias para identificar y atacar a las células cancerosas, sin dañar a las sanas.

6. ¿Qué otras complicaciones puede generar el Feocromocitoma?

Si no se trata, la presión arterial alta provocada por este tumor puede dañar varios órganos y provocar enfermedades cardíacas, accidentes cerebrovasculares, insuficiencia renal, dificultades respiratorias y lesiones a los nervios oculares.

Por otro lado, en raras ocasiones el Feocromocitoma es maligno y las células cancerosas se diseminan a otras partes del cuerpo causando metástasis.

Capítulo 102. Hiperaldosteronismo Primario y la presión arterial

El Hiperaldosteronismo Primario es un trastorno hormonal en el cual las glándulas suprarrenales producen una cantidad excesiva de aldosterona en la sangre. Se debe a un tumor no canceroso (benigno) en las glándulas.

La aldosterona es una hormona que ayuda a mantener la cantidad justa de sodio y potasio en el cuerpo, al regular su eliminación por la orina, las glándulas sudoríparas y el intestino.

El Hiperaldosteronismo Primario provoca una pérdida de potasio y un exceso de sodio, lo que genera una retención de líquido que aumenta el volumen sanguíneo y la presión arterial.

Para conocer más sobre esta afección, consultamos al doctor Mario Vega Carbó, especialista en endocrinología, quién en la actualidad se desempeña en el Consultorio Vega & Vado.

Doctor Mario,
1. ¿Cuáles son las causas del Hiperaldosteronismo primario?

Usualmente esto se debe a un tumor no canceroso (benigno) en las glándulas suprarrenales, conocido como Síndrome de Conn. También puede ser consecuencia de una hiperactividad de ambas glándulas y, en raras ocasiones, a un bulto canceroso o un aldosteronismo hereditario.

2. ¿Cuáles son sus principales síntomas?

Sus signos más comunes son presión arterial alta, nivel bajo de potasio, cansancio, dolor de cabeza, entumecimiento y debilidad muscular.

3. ¿Quiénes tienen más riesgos de padecerlo?

345

El Hiperaldosteronismo Primario es más común en personas de 30 a 50 años de edad. Quienes tienen antecedentes familiares de presión arterial alta, los obesos, los que llevan una vida sedentaria, los fumadores y los que consumen mucho alcohol tienen más posibilidades de sufrirlo.

4. ¿Cómo se detecta este trastorno?

Por lo general se realiza un examen físico, una tomografía computarizada del abdomen, ultrasonido en los riñones y se miden los niveles de aldosterona, renina, sodio y potasio en la sangre y en la orina. Las mediciones de aldosterona pueden incluir estudios de infusión salina y de supresión fludrocortisona.

En algunos casos también puede ser necesario un muestreo de vena suprarrenal para verificar cuál de las dos glándulas está produciendo demasiada aldosterona.

5. ¿En qué consiste su tratamiento?

La terapia para el Hiperaldosteronismo Primario incluye medicamentos, cambios en el estilo de vida y cirugía. La primera opción es tratar la dolencia con fármacos y con una dieta saludable. Se pueden recetar medicamentos que bloquean la acción de la aldosterona, como la espironolactona, mientras que los diuréticos ayudan a mejorar la acumulación de líquido en el cuerpo.

En algunos casos, la extirpación del tumor o de la glándula puede controlar los síntomas. Si la presión arterial continúa, será necesario tomar algún fármaco para remediarlo.

6. ¿Qué otros aspectos se deben tener en cuenta?

Los medicamentos para la presión arterial son más eficaces cuando se acompañan con un estilo de vida saludable. Esto incluye controlar el peso y consumir una dieta bien balanceada baja en sodio, evitando los condimentos y eliminando la sal, y sumando más frutas, verduras, proteínas magras y cereales integrales.

También realizar actividad física de por lo menos 30 minutos la mayoría de los días, y evitar fumar y consumir alcohol y cafeína en exceso.

7. ¿Qué complicaciones puede causar el Hiperaldosteronismo Primario?

Esta dolencia genera una presión arterial muy elevada, lo que puede dañar muchos órganos, especialmente los riñones, los ojos, el corazón y el cerebro. Algunas de las posibles complicaciones son ataque cardíaco, accidente cerebrovascular, insuficiencia renal y muerte prematura.

Por otro lado, los niveles bajos de sodio pueden causar debilidad, arritmias, calambres musculares y exceso de sed y de micción. Además, el uso prolongado de medicaciones para controlar el Hiperaldosteronismo Primario puede ocasionar problemas de erección y ginecomastia en los hombres.

Capítulo 103. Síndrome Carcinoide

Se denomina Síndrome Carcinoide a una serie de síntomas asociados con los tumores que llevan su mismo nombre y que afectan al intestino delgado, al colon, al apéndice, al recto y a los pulmones. Esta es una afección poco frecuente y por lo general de crecimiento lento.

Los tumores carcinoides secretan una gran cantidad de la hormona serotonina y otras sustancias, lo que ocasiona que los vasos sanguíneos se dilaten y aparezca el síndrome. Sus síntomas suelen manifestarse recién en las etapas finales de la enfermedad. Los más comunes son la diarrea y el enrojecimiento de la piel.

Para conocer más sobre este tema, entrevistamos Mario Vega Carbó, médico endocrinólogo con más de 20 años de experiencia.

Doctor Mario,
1. ¿Cómo se diagnostica esta afección?

En la mayoría de los casos, los tumores carcinoides se detectan cuando se realizan estudios por otras razones, como por ejemplo durante una cirugía abdominal.

Para confirmar el diagnóstico, se efectúan exámenes de sangre y de orina, tomografía computarizada y resonancia magnética de tórax y abdomen, ecografía y gammagrafía. Solo un pequeño porcentaje de los tumores carcinoides secretan las sustancias químicas que causan el síndrome, por eso el mismo se presenta en muy pocos casos (entre un 5 y un 8 %). Cuando esto ocurre, generalmente es porque la enfermedad se ha diseminado al hígado o al pulmón.

2. ¿Cuáles son los signos principales del síndrome?

Su síntoma más común es la dilatación de pequeños vasos sanguíneos en la superficie de la piel, principalmente en la cara, el cuello y la parte superior del tórax. Este enrojecimiento puede aparecer sin razón alguna o producirse debido al estrés, la actividad física o el consumo de alcohol. Puede ser breve o durar horas, generalmente acompañado de palpitaciones.

Otros signos son dificultad para respirar, diarrea, lesiones en el rostro, cólicos abdominales, náuseas, vómitos y problemas en el corazón, como taquicardia o presión arterial alta o baja.

3. ¿Cómo se trata esta dolencia?

El tratamiento para el Síndrome Carcinoide es el mismo que para el cáncer, junto a ciertos medicamentos específicos para controlar sus síntomas. Por lo general, lo primero que se realiza es una cirugía para extirpar el tumor.

Esto puede acompañarse con fármacos que bloquean la secreción de hormonas producidas por las células cancerosas, lo que ayuda a reducir sus signos y a reforzar el sistema inmunológico. La terapia también puede incluir quimioterapia y la eliminación de las células cancerosas en el hígado con frío o calor.

Por otro lado, en los casos avanzados en los que el tumor no se pueda extirpar quirúrgicamente, se aplican inyecciones de octreótido o lanreótido para tratarlo y para disminuir los síntomas del síndrome.

4. ¿Cuál es la expectativa de esta terapia?

El pronóstico depende del lugar en donde se encuentre el tumor y de su grado de avance. Si el mismo se diagnostica de manera temprana, el tratamiento suele ser efectivo.

En los casos de pacientes que presentan el Síndrome Carcinoide, generalmente el tumor está avanzado y se ha diseminado al hígado, lo que reduce la tasa de supervivencia.

5. ¿Qué otras complicaciones puede traer esta enfermedad?

Esta afección puede generar un aumento de las caídas y lesiones como consecuencia de la presión arterial baja, obstrucción y sangrado gastrointestinal, y el engrosamiento de las válvulas cardíacas, lo que provoca una cardiopatía. Esto último puede generar cansancio y dificultad para respirar durante la actividad física.

Por otro lado, la exposición a ciertos desencadenantes, como la anestesia que se utiliza durante las cirugías, puede causar una crisis carcinoide. Esta se caracteriza por graves episodios de enrojecimiento, presión arterial baja que genera hipotensión y dificultad para respirar. La misma puede ser mortal.

6. ¿Qué otros cuidados deben tomar estos pacientes?

Las personas con Síndrome Carcinoide deben evitar el alcohol, las comidas abundantes y los alimentos ricos en tiramina (queso maduro, nueces, hígado de pollo, chocolate, vino tinto y ciertos pescados), ya que pueden desencadenar sus síntomas. Lo mismo ocurre con algunos medicamentos, como el Prozac, que pueden aumentar los niveles de serotonina.

También es conveniente que traten de evitar las situaciones estresantes, que descansen bien y que tomen un suplemento vitamínico para contrarrestar los efectos de la diarrea.

Por último, se recomienda que lleven un estilo de vida saludable y, en caso de ser necesario, que busquen apoyo psicológico para poder sobrellevar mejor la enfermedad.

Capítulo 104. Neoplasia Endocrina Múltiple

La Neoplasia Endócrina Múltiple engloba una serie de trastornos hereditarios poco frecuentes, en los que varias glándulas endocrinas crecen en exceso o presentan tumores benignos o malignos. Los mismos son causados por mutaciones genéticas, que suelen afectar a todo el grupo familiar. Sus síntomas, que varían en función de las glándulas afectadas, pueden presentarse a cualquier edad.

Por lo general la Neoplasia Endócrina Múltiple produce una sobreproducción de hormonas que debe ser tratada. Hay tres clases: tipo 1, tipo 2A y tipo 2B.

Para conocer más sobre este tema, entrevistamos a Mario Vega Carbó, médico endocrinólogo con más de 20 años de experiencia.

Doctor Mario,
1. ¿En qué consiste la Neoplasia Endocrina Múltiple tipo 1?

Esta clase se caracteriza por la presencia de tumores o por la hiperactividad de dos o más glándulas, entre las que generalmente se encuentran el páncreas, las paratiroides y la hipófisis. Los tumores suelen ser benignos y provocan una secreción excesiva de hormonas. Cuando se presenta en las paratiroides puede elevar los niveles de calcio en sangre y ocasionar cálculos renales.

Cuando aparece en el páncreas causa un exceso de gastrina y puede generar una sobreproducción de ácido del estómago y formar úlceras pépticas.

En tanto, si se desarrolla en la hipófisis puede producir un aumento de prolactina o de hormona de crecimiento y provocar anomalías menstruales, galactorrea, falta de libio, acromegalia y disfunción eréctil.

2. ¿Cómo es la Neoplasia Endocrina Múltiple tipo 2A?

351

Esta clase se caracteriza por la presencia de tumores o por la hiperactividad de dos o más glándulas, entre las que generalmente se encuentran la tiroides, las paratiroides y las suprarrenales. En la mayoría de los casos se desarrolla carcinoma medular tiroideo y también es común la aparición de feocromocitomas que causan hipertensión.

En algunos pacientes se observan obstrucciones en el intestino grueso y una enfermedad pruriginosa de la piel conocida como liquen amiloide cutáneo.

3. ¿En qué consiste la Neoplasia Endocrina Múltiple tipo 2B?

Esta clase se caracteriza por la aparición de cáncer medular de tiroides, hiperplasia paratiroidea, adenomas, feocromocitomas y tumores de células nerviosas en las membranas mucosas u otros lugares. En algunas ocasiones, los pacientes que tienen esta enfermedad no presentan antecedentes familiares con esta afección, sino que la misma es el resultado de una nueva mutación genética.

Debido a los tumores benignos en las membranas mucosas, los labios y los párpados pueden parecer gruesos. Los neuromas también pueden aparecer en la lengua, la parte interna de la boca y los ojos.

Estos pacientes a menudo presentan un cuerpo esbelto, con brazos y piernas delgadas. También son comunes las alteraciones en la columna vertebral y las anomalías en los huesos del cráneo.

4. ¿Cómo se diagnostica la Neoplasia Endocrina Múltiple?

Por lo general se realizan pruebas genéticas y se miden los niveles hormonales a través de exámenes de sangre y de orina. En algunos casos también pueden ser necesarios estudios por imágenes para determinar la ubicación de los tumores.

5. ¿En qué consiste su tratamiento?

La Neoplasia en sí no tiene cura, por lo que la terapia apunta a resolver los cambios que se generan en cada una de las glándulas afectadas de manera individual. En caso de tumores, los mismos se pueden extirpar mediante cirugía. Por su parte, los desequilibrios hormonales son tratados con medicamentos.

Si la Neoplasia es de tipo 2A o 2B, en muchas ocasiones se realiza la extirpación preventiva de la glándula tiroidea para evitar la aparición de un carcinoma medula tiroideo, que puede ser mortal. Luego de la cirugía se debe tomar hormona tiroidea de por vida.

6. ¿Qué otras complicaciones puede traer esta enfermedad?

Las complicaciones dependen en gran medida de cuáles son las glándulas que se encuentren afectadas. En muchas ocasiones los tumores pueden seguir reapareciendo. Por ello son fundamentales los controles regulares.

Capítulo 105. Tumores Neuroendocrinos benignos y malignos

Los Tumores Neuroendocrinos son bultos anormales que se originan a partir de las células neuroendocrinas, responsables de producir hormonas. Son poco frecuentes y por lo general se presentan en los pulmones, el apéndice, el intestino delgado, el recto y el páncreas. También pueden aparecer en las glándulas tiroides, paratiroides, suprarrenales y la hipófisis, y otros órganos como el riñón, la vejiga y la próstata.

Los Tumores Neuroendocrinos usualmente son de crecimiento lento, aunque también pueden desarrollarse de manera agresiva y extenderse a otras partes del cuerpo.

Para conocer más sobre esta afección, consultamos al doctor Mario Vega Carbó, especialista en endocrinología, quién en la actualidad se desempeña en el Consultorio Vega & Vado.

Doctor Mario,
1. ¿Cuáles son los principales síntomas de los Tumores Neuroendocrinos?

Muchas personas no presentan signos y la enfermedad puede pasar desapercibida por años o detectarse de forma casual. Cuando sí hay síntomas, los mismos varían dependiendo de la ubicación del tumor. Los más habituales son el enrojecimiento de la piel, diarrea, sudoración, dolor abdominal y variación en los niveles de glucosa en sangre. Por lo general los signos aparecen cuando el tumor genera una elaboración exagerada de ciertas hormonas.

2. ¿Cuáles son los Tumores Neuroendocrinos más frecuentes?

Entre ellos se destacan los tumores carcinoides, el cáncer tiroideo medular, los feocromocitomas, los insulinomas, el carcinoma neuroendocrino de la piel, el cáncer de la glándula suprarrenal, el cáncer de pulmón de células pequeñas y el tumor carcinoide de células grandes.

3. ¿Quiénes tienen más riesgos de padecerlos?

Los Tumores Neuroendocrinos se presentan tanto en hombres como en mujeres, con más frecuencia alrededor de los 50 años.

Si bien por lo general no están asociados a una mutación genética heredada, en algunos pocos casos aparecen junto a otros síndromes familiares, como la Neoplasia Endocrina Múltiple tipo 1.

Además, las personas con Diabetes Mellitus o enfermedades del estómago y los fumadores tienen más riesgos de padecerlos.

4. ¿En qué consiste su tratamiento?

La terapia dependerá del tipo de tumor, su ubicación, si afecta la producción hormonal y si se ha extendido a otras partes del cuerpo. Algunos tratamientos pueden incluir cirugía, radioterapia, quimioterapia y terapia dirigida. También el uso de ciertos medicamentos para evitar el crecimiento y la propagación del tumor o para bloquear la secreción de hormonas producidas por las células cancerosas. Esto ayuda a reducir sus signos y a reforzar el sistema inmunológico.

Para las personas con cáncer que se ha extendido al hígado, el trasplante puede ser una opción.

5. ¿Qué otros cuidados deben tomar estos pacientes?

Estos tumores pueden ser de crecimiento lento y pueden provocar problemas metabólicos y nutricionales relacionados con la superproducción de hormonas, la metástasis o los efectos secundarios del tratamiento. Por ello son importantes los controles regulares.

También es conveniente que estos pacientes traten de evitar las situaciones estresantes, para lo cual se aconseja la práctica de técnicas de relajación, como el yoga o la meditación. Además, se recomienda que lleven una vida sana; que descansen bien; que realicen actividad física ligera, como gimnasia, Pilates o paseos diarios; y que tomen un suplemento vitamínico para contrarrestar los efectos de la diarrea, en caso de existir.

6. ¿Qué otros aspectos se deben tener en cuenta durante la enfermedad?

En caso de tratarse de un tumor maligno, se recomienda buscar apoyo psicológico y la participación en grupos terapéuticos con personas que estén padeciendo esta misma enfermedad, para tratar la ansiedad, la angustia y el estrés que puede provocar.

Parte VII. Hipotálamo e Hipófisis

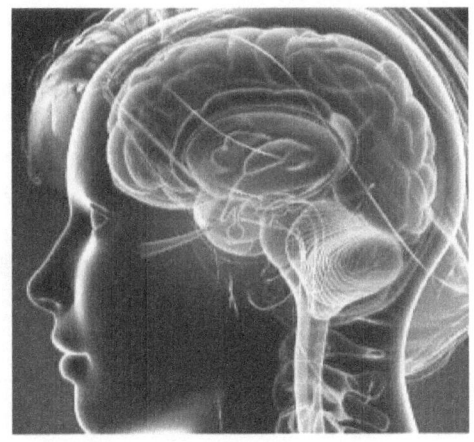

Capítulo 106. Síndrome de Secreción Inadecuada de la Hormona Antidiurética

El Síndrome de Secreción Inadecuada de la Hormona Antidiurética (SSIHA) es un trastorno en la cual el cuerpo produce demasiada cantidad de esta sustancia.

La hormona antidiurética se genera en el hipotálamo y ayuda a que los riñones conserven agua mediante la concentración de orina y la reducción de su volumen.

El SSIHA causa que el organismo retenga líquido en exceso y que el nivel de sodio en la sangre baje, afectando el normal funcionamiento de los órganos.

Para conocer más sobre este tema, entrevistamos al médico cubano Mario Vega Carbó, especialista en endocrinología con más de 20 años de experiencia.

Doctor Mario,

1. ¿Qué causa el Síndrome de Secreción Inadecuada de la Hormona Antidiurética?

Este trastorno puede ser provocado por el consumo de ciertos medicamentos para la diabetes, la presión arterial, el corazón, las convulsiones, la depresión y el cáncer. También puede ser el resultado de un tratamiento hormonal, causas hereditarias, una cirugía con anestesia general, ciertos trastornos cerebrales o una enfermedad pulmonar, en la médula espinal, el hipotálamo o la hipófisis.

2. ¿Cuáles son sus principales síntomas?

Los pacientes con SSIHA suelen presentar cansancio, dolores musculares y de cabeza, orina oscura, disminución del apetito, aumento de la sed, diarrea, nauseas, vómitos, irritabilidad, convulsiones, confusión y problemas de memoria.

3. ¿Cómo se detecta esta enfermedad?

Por lo general se realiza un examen físico y análisis de sangre y orina para medir los niveles de sodio y otros químicos y el funcionamiento de los órganos. En algunos casos también se llevan a cabo radiografía de tórax, tomografía computarizada en la cabeza y pruebas de provocación líquida para comprobar los niveles de retención y de eliminación a través de la orina.

4. ¿En qué consiste el tratamiento del Síndrome de Secreción Inadecuada de la Hormona Antidiurética?

Por lo general lo primero que se hace es limitar la ingesta de líquidos para prevenir su acumulación en el cuerpo. Luego, para aliviar los síntomas se suelen administrar soluciones salinas vía intravenosa, para aumentar el porcentaje de sodio en sangre.

Si la producción excesiva de la hormona antidiurética es causada por un tumor, el mismo puede ser extirpado mediante cirugía. Si la causa es un fármaco determinado, se puede ajustar la dosis o reemplazarlo por otro. Algunos medicamentos como la demeclociclina, el litio, el conivaptán y el tolvaptán, también ayudan a disminuir los niveles de esta hormona.

5. ¿Qué otras complicaciones puede traer el SSIHA?

Cuando el nivel de sodio baja rápidamente en forma grave, puede provocar hernia cerebral, una disminución de la lucidez mental, alucinaciones o coma.

6. ¿Qué otros aspectos se deben tener en cuenta durante la enfermedad?

En algunos casos puede ser necesario seguir una dieta especial con más sal y alto contenido de proteínas, como frijoles, nueces, huevos, pollo y pescado.

Capítulo 107. Poliuria o micción excesiva

La Poliuria es la producción anormal de grandes cantidades de orina, que provoca una excesiva necesidad de ir al baño. Un adulto sano orina un promedio de entre 700 mililitros y 2,5 litros por día, dependiendo de cuánto líquido bebió y de la cantidad total de agua en el organismo. Cuando supera los 3 litros en 24 horas, es muy posible que padezca esta dolencia.

La poliuria debe distinguirse de la polaquiuria, que es la necesidad de micción frecuente, pero manteniendo volúmenes normales. A menudo estos dos síntomas aparecen en forma conjunta. La mayor parte de las personas orinan alrededor de 4 a7 veces por día.

Muchos pacientes descubren que sufren este trastorno cuando tienen que levantarse al baño durante la noche, lo que es conocido como nicturia. Esto también puede ocurrir si se bebe mucho líquido cerca de la hora de dormir.

La poliuria es un síntoma bastante común y puede deberse a distintos factores. Para conocer más sobre esta afección, consultamos al doctor Mario Vega Carbó, especialista en endocrinología, a cargo del Consultorio Vega & Vado.

Doctor Mario,
1. ¿Cuáles son las causas más frecuentes de la Poliuria?

Dos de los motivos más comunes son la diabetes Insípida, una afección por la cual los riñones son incapaces de evitar la eliminación de líquido, y la diabetes mellitus, en la que aumentan los niveles de azúcar o glucosa en la sangre como consecuencia de un déficit en la producción de insulina en el páncreas. Otra causa frecuente es beber grandes cantidades de agua durante el día.

Por otro lado, entre las razones menos habituales están la insuficiencia renal o cardíaca, determinados medicamentos como diuréticos y litio, niveles de calcio altos o bajos, la ingesta de alcohol o cafeína, la anemia drepanocítica y el Síndrome de Sjögren, un trastorno del sistema inmunológico caracterizado por la sequedad de los ojos y la boca.

2. ¿Las causas son las mismas en el caso de la Polaquiuria?

No. El aumento de la frecuencia de ir al baño suele deberse a una cistitis (inflamación de la vejiga), la micción involuntaria, el crecimiento de la próstata o a cálculos en las vías urinarias. El dolor o ardor al orinar, la fiebre y el malestar lumbar o en los flancos pueden indicar una infección.

En cambio, si hay dificultad para iniciar la micción, un chorro de orina débil y goteo al final, puede significar una lesión en la próstata.

3. Volviendo a la Poliuria, ¿cómo se diagnostica esta dolencia?

Antes de acudir al médico es importante que el paciente controle sus niveles de orina diarios, registrando la frecuencia con la que precisa ir al baño, la cantidad que produce cada vez y el total de líquido que bebe. Junto con estos datos, para realizar un diagnóstico serán necesarios conocer la historia clínica de la persona y llevar a cabo exámenes físicos, análisis de orina y de azúcar en sangre, y pruebas de osmolaridad y privación de agua, entre otros estudios.

En mujeres, la exploración por lo general requiere un examen ginecológico y la toma de muestras de líquido cervical y vaginal para detectar enfermedades de transmisión sexual. En los varones, se examina el pene para detectar la presencia de secreción y se realiza un tacto rectal para valorar la próstata.

4. ¿Qué otros asuntos se deben tener en cuenta durante los exámenes?

Entre otros puntos importantes, hay que vigilarlos signos de obesidad o de desnutrición, que pueden reflejar la presencia de algún tipo de cáncer o trastornos de alimentación. Durante el examen de cabeza y cuello, hay que analizar la presencia de ojos o boca secos (Síndrome de Sjögren) y revisar la piel en busca de lesiones hiperpigmentadas o hipopigmentadas, úlceras o nódulos subcutáneos que indiquen sarcoidosis.

Por otro lado, es importante averiguar si la Poliuria apareció de forma abrupta y si el paciente presenta sudoración nocturna, tos, pérdida de peso, si tiene antecedentes de tabaquismo y si sufre de trastornos psiquiátricos.

5. ¿En qué consiste el tratamiento de la Poliuria?

La terapia depende de cuál es la causa del problema. Por ejemplo, si se debe a diabetes Insípida, la misma se puede controlar con desmopresina, un medicamento sintético que favorece la retención de líquidos y previene la deshidratación. En el caso de diabetes mellitus será necesario aplicar un sustitutivo de insulina o antidiabéticos orales, y llevar una dieta especial.

Por otro lado, el exceso de orina se puede reducir disminuyendo el consumo de café o alcohol, y, en el caso de estar en un tratamiento con diuréticos, ajustando la dosis.

6. ¿Qué cuidados especiales hay que tener en cuenta?

Si una persona con Poliuria tiene debilidad en las piernas, debe acudir inmediatamente al hospital, ya que puede tener un trastorno de la médula espinal. Por otro lado, si presenta fiebre y dolor lumbar, debe consultar con urgencia a un médico, porque puede tratarse de una infección en los riñones.

7. ¿Los ancianos son más propensos a sufrir este trastorno?

Sí. Los hombres mayores suelen orinar con más frecuencia debido al aumento de la próstata y, en el caso de las mujeres, ocurre lo mismo por diversos factores, como la debilidad del suelo de la pelvis tras el parto y la pérdida de estrógenos después de la menopausia.

Capítulo 108. Cuidados y tratamiento de la Diabetes Insípida

La Diabetes Insípida (DI) es una afección por la cual los riñones son incapaces de evitar la eliminación de líquido, como consecuencia de una deficiencia de la hormona vasopresina, secretada por la glándula hipófisis, o por una insensibilidad de los riñones para responder a esta hormona.

La mayor parte del agua del cuerpo se reabsorbe y sólo se descarta una pequeña porción. Cuando ocurre esta dolencia, se pierde la capacidad de retención y se produce grandes cantidades de orina diluida.

La DI es una condición poco frecuente, que puede afectar a personas de cualquier edad y sexo. La misma es provocada por enfermedades genéticas o en los riñones, infecciones, cirugías, tumores u otras enfermedades que dañan al hipotálamo o a la hipófisis. Sus principales síntomas son micción y sed excesiva, la necesidad de ingerir una gran cantidad de líquidos, incontinencia urinaria y confusión debido a la deshidratación y a un nivel de sodio más alto de lo normal.

En los casos de niños pequeños, también puede haber una detención del crecimiento, falta de ganancia o pérdida de peso, constipación y fiebre recurrente.

Para hablar sobre este tema, entrevistamos a Mario Vega Carbó, médico endocrinólogo con más de 20 años de experiencia.

Doctor Mario,
1. ¿Cómo se detecta la Diabetes Insípida?

Una vez que se presentan sus signos, es necesario llevar a cabo una serie de exámenes para confirmar el diagnóstico. En general se suelen realizar estudios de osmolaridad y sodio en la sangre, análisis de orina, resonancia magnética y pruebas de privación de agua y de provocación con desmopresina.

2. ¿Cuáles son los niveles de micción normales?

Normalmente, un adulto sano orina un promedio de 2 litros por día. Una persona con DI, si bebe mucho líquido, puede superar los 15 litros, dependiendo de la gravedad de la enfermedad.

3. ¿En qué consiste el tratamiento de Diabetes Insípida?

En primer lugar se debe tratar la causa que provoca esta afección, ya sea una anomalía en la glándula hipófisis o en el hipotálamo. La DI se puede controlar con desmopresina, un medicamento sintético que favorece la retención de líquidos y previene la deshidratación. El mismo se administra como aerosol nasal, tabletas, obleas debajo de la lengua o inyecciones, y debe utilizarse sólo cuando es necesario.

En la mayoría de las personas, la deficiencia de vasopresina no es completa, y la cantidad de hormona que produce el cuerpo varía de un día a otro. En los casos más leves, sólo se necesita beber más agua para garantizar una hidratación apropiada.

Por otro lado, cuando los riñones no responden de manera adecuada a la hormona, se recomienda una dieta baja en sal para ayudar a reducir la cantidad de orina que producen.

4. ¿Qué ocurre si una persona consume más desmopresina de la necesaria?

Esto puede ocasionar retención de líquido y niveles bajos de sodio y sales en la sangre, lo cual es muy peligroso, llegando incluso a generar convulsiones. Los síntomas de una retención excesiva de agua en el cuerpo son aumento de peso, piernas hinchadas, elevación de las cifras de presión arterial y dolor de cabeza.

5. ¿La Diabetes Insípida es igual a la Diabetes Mellitus?

No. En la Diabetes Mellitus, que es más común, aumentan los niveles de azúcar o glucosa en la sangre, como consecuencia de un déficit en la producción de insulina en el páncreas. Las causas y los tratamientos son distintos. Lo que ambas enfermedades tienen en común es que hay mucha sed y se orina gran cantidad de líquido.

6. ¿Qué complicaciones puede traer la DI?

Un consumo inadecuado de líquidos puede causar deshidratación y un desequilibrio de electrólitos. Esto puede generar presión arterial baja, fiebre, alta concentración de sodio en la sangre, dolor de cabeza, frecuencia cardíaca acelerada, fatiga, náuseas, calambres musculares y otros problemas de gravedad.

7. ¿Qué otros cuidados deben tomar las personas con DI?

Se recomienda que estos pacientes lleven una pulsera o tarjeta especial que señale su condición, para alertar a los demás en situaciones de emergencia. También que siempre tengan a mano una botella de agua y un suministro de su medicamento, y lo trasladen con ellos a cualquier lugar que vayan.

Por otro lado, la ingesta de alcohol suele disminuir la secreción de vasopresina, por lo que se recomienda evitarlo.

Capítulo 109. Hipopituitarismo

El Hipopituitarismo, o Deficiencia Hormonal Hipofisaria Múltiple (DHHM), es una afección en la cual la hipófisis no produce la cantidad normal de algunas o de todas sus hormonas. Esta alteración puede estar presente desde el nacimiento o generarse en forma posterior como consecuencia de tumores u otros problemas.

El primer signo de esta afección suele estar relacionado con la disminución de la velocidad de desarrollo óseo y la talla baja, debido a una deficiencia de la hormona de crecimiento. Otros síntomas comunes son el dolor abdominal y de cabeza, la pérdida del apetito, la falta de deseo sexual, mareos o desmayos, cansancio, micción y sed excesivas, infertilidad, pérdida de vello corporal, cambios de peso, sensibilidad al frío, anemia, presión arterial baja y descenso en los niveles de azúcar en la sangre.

Estas señales pueden presentarse de forma paulatina y variar dependiendo de la cantidad de hormonas faltantes y de la gravedad de la dolencia.

Para conocer más sobre este tema, entrevistamos al médico cubano Mario Vega Carbó, especialista en endocrinología clínica.

Doctor Mario,
1. ¿Qué es la hipófisis?

La hipófisis es una glándula de secreción interna ubicada en la base del cráneo, detrás de la nariz y entre las orejas. Se encarga de controlar la actividad de otras glándulas y de regular determinadas funciones del cuerpo, como el crecimiento y la actividad sexual. Las hormonas que produce son indispensables para mantener la salud, el desarrollo y la regulación del metabolismo.

2. ¿Cuáles son las causas del Hipopituitarismo?

La DHHM puede deberse a trastornos hereditarios, pero generalmente es adquirida y suele ser consecuencia de un tumor en la hipófisis. También puede ocasionarse por un traumatismo craneal; un accidente cerebrovascular; un tumor, una inflamación o una infección en el cerebro; una cirugía o radioterapia en la zona de la cabeza; o enfermedades metabólicas, del hipotálamo o del sistema inmunitario.

Por otro lado, ciertos medicamentos, como prednisona y dexametasona, pueden causar una inhibición en el funcionamiento normal de esta glándula.

3. ¿Cómo se detecta la DHHM?

Cuando se presentan sus síntomas, es necesario realizar algunos exámenes para confirmar su diagnóstico. Estos pueden incluir una tomografía computarizada del cerebro, una resonancia magnética de la hipófisis y pruebas para controlar los niveles de distintas hormonas en el organismo.

4. ¿En qué consiste su tratamiento?

Para reponer las hormonas que no son producidas por la hipófisis de manera correcta, el paciente precisará de una terapia hormonal de por vida. Esta puede incluir corticoesteroides (cortisol), Levotiroxina, hormona del crecimiento, hormonas sexuales, hormona tiroidea y desmopresina, entre otras medicaciones.

Si la insuficiencia hipofisaria es causada por un tumor, puede que sea necesario tratarlo con radioterapia o extirparlo con una cirugía.

5. ¿Cómo se administran estas hormonas?

Dependiendo del tipo de hormona, algunas pueden administrarse vía oral a través de pastillas y otras mediante inyecciones, parches cutáneos o cremas.

6. ¿Qué se puede esperar de esta terapia?

Por lo general esta afección es permanente, por lo que deberá seguirse un tratamiento de por vida. De todos modos, con una terapia adecuada y controles periódicos para ajustar las dosis se puede llevar una vida normal.

7. ¿Los adolescentes con Hipopituitarismo pueden tener un desarrollo sexual habitual?

Sí, cuando hay una deficiencia de hormonas sexuales, el uso apropiado de testosterona en varones y de estrógenos en mujeres permite lograr un inicio y progresión normales de la pubertad y un desarrollo sexual completo. Este tratamiento debe continuar durante la vida adulta para asegurar una función genital y una conducta sexual sin problemas.

8. ¿Qué otros cuidados deben tener en cuenta las personas que padecen DHHM?

Se recomienda que estos pacientes lleven una pulsera o tarjeta especial que señale su condición, para alertar a los demás en situaciones de emergencia o de accidentes en la vía pública. Esto es importante sobre todo en personas con deficiencias de cortisol y de hormona de crecimiento, debido al alto riesgo de presentar hipoglucemia o hipotensión arterial severas en situaciones de estrés.

Capítulo 110. El Síndrome de Sheehan y la hemorragia grave durante el parto

El Síndrome de Sheehan es una dolencia que se presenta cuando una mujer tiene una hemorragia grave o la presión arterial demasiado baja durante el parto. Cuando esto ocurre, el tejido de la hipófisis puede morir y generar que la glándula no funcione correctamente, lo que conlleva a que no produzca cantidades normales de una o varias hormonas. Esta afección es un tipo de Hipopituitarismo poco frecuente.

La hipófisis se encarga de controlar la actividad de otras glándulas y de regular determinadas funciones del cuerpo, como el crecimiento, la elaboración de la leche materna y la actividad sexual. Las hormonas que genera son indispensables para mantener la salud, el desarrollo y la regulación del metabolismo, por lo que una falla en su producción puede provocar diversos trastornos.

Para conocer más sobre este tema, entrevistamos al médico cubano Mario Vega Carbó, especialista en endocrinología, con más de 20 años de experiencia.

Doctor Mario,
1. ¿Qué afecciones pueden incrementar el riesgo de sangrado durante el parto?

Los embarazos múltiples (gemelos o trillizos) y los problemas en la placenta pueden aumentar los riesgos. De todos modos, se trata de una afección muy poco frecuente que se da en 1 cada 10.000 partos y la atención médica adecuada disminuye aún más las posibilidades de hemorragias en estos casos.

2. ¿Cuáles son los síntomas del Síndrome de Sheehan?

Entre sus signos más comunes se destacan la incapacidad para amamantar, fatiga, ausencia de períodos menstruales, pérdida del vello

371

púbico y axilar, hipoglucemia, inapetencia, intolerancia al frío, reducción de los pechos y presión arterial baja.

Algunas mujeres también pueden padecer una disminución de la función mental, aumento de peso y dificultad para mantearse alerta como resultado de la poca actividad de la tiroides. Muchas veces estos síntomas se manifiestan tiempo después del parto, pudiendo pasar meses e incluso años.

3. ¿Cómo se detecta esta dolencia?

Como sus síntomas coinciden con los de otras enfermedades, puede ser difícil de diagnosticar. Para ello es necesario realizar algunos estudios, que pueden incluir una tomografía computarizada del cerebro, una resonancia magnética de la hipófisis y exámenes de sangre para controlar los niveles de distintas hormonas en el organismo.

4. ¿En qué consiste su tratamiento?

Para reponer las hormonas que no son producidas por la hipófisis de manera correcta, el paciente precisará de una terapia hormonal. En el caso de estrógenos y progesterona, deberán aplicarse al menos hasta la edad normal de la menopausia. Por su parte, las hormonas tiroideas y suprarrenales tendrán que tomarse de por vida.

Frente a situaciones de enfermedad o estrés grave, embarazo o cambios de peso importantes, se deberá ajustar la dosis de los medicamentos.

5. ¿Qué se puede esperar de esta terapia?

Por lo general, cuando se realiza un diagnóstico temprano, los resultados son muy positivos. Contratamiento y controles periódicos para ajustar las dosis se puede llevar una vida normal.

6. ¿Qué otras complicaciones puede generar el Síndrome de Sheehan?

Algunas mujeres pueden vivir años sin notar que la hipófisis no funciona adecuadamente. Luego, un factor de estrés físico extremo puede desencadenar una crisis suprarrenal que ponga en riesgo su vida. Esto puede ocurrir como consecuencia de una infección grave o una cirugía.

Por otro lado, esta dolencia también puede provocar presión arterial baja y un adelgazamiento no intencional, por lo que es importante estar atento a sus signos.

Capítulo 111. Síndrome de la Silla Turca Vacía

El Síndrome de la Silla Turca Vacía es una afección en la cual la hipófisis se encoge o se vuelve aplanada. Esta glándula es fundamental para el organismo, ya que controla la actividad de las otras y coordina determinadas funciones del cuerpo, como el crecimiento y la actividad sexual.

Además, las hormonas que produce son indispensables para mantener la salud, el desarrollo y la regulación del metabolismo. La hipófisis está ubicada en la base del cráneo, en una depresión del hueso esfenoides que, vista de perfil, se parece a una montura de caballos que usaban los turcos. Por eso se la llama silla turca.

Cuando la glándula se encoge o se vuelve aplanada, no se puede observar en una resonancia magnética. Esto hace que parezca que la silla está vacía.

Para saber más sobre esta afección, consultamos al doctor Mario Vega Carbó, especialista en endocrinología, a cargo del Consultorio Vega & Vado.

Doctor Mario,
1. ¿Qué es lo que causa que la hipófisis se encoja?

Generalmente, cuando la silla turca se ve vacía, en realidad está llena de líquido cefalorraquídeo, el cual rodea al cerebro y a la médula espinal. Cuando se filtra hacia esta zona, ejerce presión sobre la hipófisis y provoca que la misma se encoja o se aplane.

Por otro lado, el daño a la glándula también puede deberse a un tumor, a un traumatismo, a radioterapia o a una cirugía.

2. ¿Qué trastornos provoca el Síndrome de la Silla Turca Vacía?

La hipófisis es la encargada de controlar a las glándulas suprarrenales, la tiroides, los ovarios y los testículos, por lo que cualquier daño que sufra puede generar problemas en estos órganos y niveles hormonales anormales en el cuerpo. No obstante, en muchos casos en que la silla turca se ve vacía, la misma puede estar funcionando normalmente.

3. ¿Cuáles son los principales síntomas de este síndrome?

Cuando la hipófisis no funciona correctamente, los pacientes pueden presentar dolor de cabeza, menstruación irregular o ausente, impotencia, disminución de la libido, hipertensión arterial, zumbido en los oídos, alteraciones visuales, ansiedad, fatiga y decaimiento.

4. ¿Cómo se detecta esta afección?

Por lo general el Síndrome de la Silla Turca Vacía se descubre durante una resonancia magnética o una tomografía computarizada de la cabeza y el cerebro. Para confirmar el diagnóstico, se suelen realizar pruebas para controlar los niveles de distintas hormonas en el organismo.

5. ¿Quiénes tienen más posibilidades de padecerlo?

Usualmente, los pacientes que sufren de este síndrome tienen entre 40 y 50 años, aunque también puede darse en la niñez. Existe un predominio de mujeres, con una alta incidencia de obesidad.

6. ¿En qué consiste el tratamiento?

La terapia dependerá de si la hipófisis presenta algún daño o no. Si la misma funciona con normalidad, no hace falta seguir ningún tratamiento. Si en cambio, este síndrome produce algún déficit hormonal en el cuerpo, será necesario tomar medicamentos que las sustituyan. Esto puede incluir corticoesteroides (cortisol), Levotiroxina, hormona del crecimiento, hormonas sexuales, hormona tiroidea y desmopresina, entre otros fármacos.

Si la insuficiencia hipofisaria es causada por un tumor, puede que sea necesario tratarlo con radioterapia o extirparlo con una cirugía.

7. ¿Qué otros trastornos puede ocasionar esta dolencia?

El Síndrome de la Silla Turca Vacía puede provocar que haya un nivel más alto en el cuerpo de prolactina, la hormona que estimula el desarrollo de los senos y la producción de leche materna.

Las medicaciones que suprimen su elaboración, como la bromocriptina, suelen ser eficaces para resolver este problema. Por otro lado, se cree que esta afección puede ser una de las causas del Hipopituitarismo.

Capítulo 112. La Galactorrea y la secreción anormal de las mamas

La Galactorrea es la secreción de leche a través de los pezones que no está relacionada con la lactancia materna. Generalmente afecta a las mujeres, aunque en algunos casos puede presentarse en los hombres e incluso en los bebés.

Este trastorno no es de por sí una enfermedad, pero puede ser un síntoma de alguna patología no diagnosticada. Las mamas pueden gotear por sí solas o cuando se las toca. La secreción suele ser blanca y, con menos frecuencia, de color amarillo, verde o marrón.

Para conocer más sobre este tema, entrevistamos a Mario Vega Carbó, médico endocrinólogo con más de 20 años de experiencia.

Doctor Mario,
1. ¿Qué causa la Galactorrea?

Existen muchas posibles causas. Usualmente se debe a un exceso de prolactina en el cuerpo, la hormona responsable de la producción de leche cuando se tienen bebés. También puede darse como consecuencia de una estimulación excesiva de las mamas, problemas de la hipófisis o la tiroides, enfermedades renales o autoinmunes, un tumor, estrés, una inflamación o el uso de ropa que irrita los pechos.

Por otro lado, el consumo de determinados medicamentos, como las píldoras anticonceptivas, antidepresivos o sedantes, o de drogas ilegales, como la marihuana, la cocaína y los opiáceos, puede generarla. En algunos casos su origen no está del todo claro.

2. ¿Cómo se da en los hombres y los bebés?

En los varones suele estar relacionada con la falta de testosterona y usualmente viene acompañada de un agrandamiento de las mamas, un trastorno conocido como Ginecomastia.

En los bebés, el agrandamiento del tejido mamario puede ocurrir cuando altos niveles de estrógeno materno atraviesan la placenta y llegan a su sangre. En este caso la secesión suele ser temporaria y se resuelve por sí sola.

3. ¿Cuáles son los síntomas de la Galactorrea?

Además de la secreción persistente por el pezón, otros signos asociados a este trastorno son la ausencia o irregularidades en el período menstrual, dolores de cabeza, problemas de visión, disminución del deseo sexual, acné y aumento del vello. En los hombres puede haber disfunción eréctil.

4. ¿Cómo se diagnostica esta afección?

Frente a sus síntomas, se suele analizar el historial del paciente y realizar un examen físico. También un análisis de sangre para controlar los niveles hormonales y otras pruebas para descartar un embarazo.

En caso de sospecharse de un tumor o de un problema en la hipófisis, puede ser necesaria una resonancia magnética del cerebro, una mamografía y biopsia de las mamas.

5. ¿En qué consiste su tratamiento?

La terapia dependerá de cuál es la causa de la Galactorrea. Si se debe al exceso de producción de prolactina, esta puede controlarse con medicamentos, lo mismo sucede en el caso de Hipotiroidismo. En caso de tumores benignos, pueden extirparse mediante cirugía o tratarse con fármacos.

Si se debe al consumo de un remedio determinado, puede que el médico lo reemplace por otro. Por otro lado, algunas cremas pueden tratar los cambios en la piel alrededor del pezón. Muchas veces la Galactorrea desaparece por sí sola con el tiempo, sin necesidad de tratamiento.

6. ¿Qué complicaciones puede traer este trastorno?

Si la secreción incluye sangre o es transparente y está vinculada a un nódulo, puede ser un síntoma de cáncer de mama por lo que requiere de control urgente. También puede deberse a un tumor de la hipófisis o ser causadas por la enfermedad de Paget de mama, un tipo de cáncer poco común que afecta la piel del pezón.

7. ¿Qué otros aspectos se deben tener en cuenta?

Las personas que padecen Galactorrea deben evitar estimular sus mamas durante las relaciones sexuales y usar ropas apretadas que friccionen o irriten la piel.

Capítulo 113. La Hiperprolactinemia y los tumores en la hipófisis

La Hiperprolactinemia es un trastorno en el que el nivel de la prolactina en sangre es mayor de lo normal. Esta hormona es secretada por la hipófisis y se encarga de estimular la producción de leche materna tras el parto. Esta afección puede provocar la disminución de estrógeno en las mujeres y testosterona en los hombres, alterar la visión y generar Galactorrea e infertilidad.

La causa más frecuente de la Hiperprolactinemia es la presencia de un tumor en la hipófisis, generalmente benigno, conocido como prolactinoma.

Para conocer más sobre este tema, entrevistamos a Mario Vega Carbó, médico endocrinólogo con más de 20 años de experiencia.

Doctor Mario,
1. ¿Qué causa la Hiperprolactinemia?

Por lo general este trastorno es provocado por un tumor en la hipófisis que produce un alto nivel de prolactina. Otras posibles causas son el consumo de ciertos medicamentos para la presión arterial alta, la depresión, la acidez estomacal, los trastornos mentales graves y el dolor, o determinados problemas en la tiroides, la hipófisis, el hígado o los riñones.

2. ¿Cuáles son sus principales síntomas?

Entre otros signos, la Hiperprolactinemia puede causar infertilidad y pérdida de la libido y de la masa ósea. En las mujeres también son comunes la sequedad vaginal, los problemas menstruales, el acné, el hirsutismo y la producción de leche materna sin motivo. En los hombres, puede haber disfunción eréctil, agrandamiento de pechos y disminución del vello corporal.

Por otro lado, en caso de prolactinoma, los tumores grandes pueden causar dolores de cabeza y problemas en la vista.

3. ¿Cómo se detecta la Hiperprolactinemia?

Generalmente se realiza un análisis de sangre para medir los niveles de prolactina en sangre. En caso de estar elevados, se descartará el Hipotiroidismo y el embarazo, y se analizarán los medicamentos que el paciente esté tomando.

Por otro lado, ante la sospecha de un tumor, se llevará a cabo una resonancia magnética del cerebro y de la hipófisis. En caso de confirmarse el prolactinoma, pueden ser necesarias pruebas de la visión para determinar si la misma se ha visto afectada.

4. ¿Quiénes tienen más riesgos de sufrirla?

La Hiperprolactinemia derivada de un tumor es más frecuente en las mujeres de entre 20 y 35 años, aunque puede manifestarse en cualquier persona de cualquier edad.

5. ¿En qué consiste el tratamiento de la Hiperprolactinemia?

La terapia depende de la causa y de sus síntomas. En ciertos casos en los que no se presenten signos, el tratamiento puede no ser necesario.

Si la afección es provocada por un prolactinoma, ciertos medicamentos como la bromocriptina y la cabergolina disminuyen la producción de esta hormona y ayudan a reducir el tamaño del tumor. Sin embargo, estos fármacos pueden causar náuseas, vómitos, congestión nasal, dolores de cabeza y somnolencia, entre otros efectos secundarios.

Si se necesita extirpar el tumor, se puede realizar una cirugía o tratar con radiación. Si este trastorno es consecuencia del consumo de un determinado medicamento, se deberá ajustar la dosis o reemplazar por otro. Si la causa es el Hipotiroidismo, el mismo se trata con Levotiroxina.

6. ¿Qué es la Galactorrea y cuál es su relación con la Hiperprolactinemia?

La Galactorrea es la secreción de leche a través de los pezones que no está relacionada con la lactancia materna. Usualmente la misma se debe a un exceso de prolactina en el cuerpo, la cual puede ser controlada con medicamentos.

Capítulo 114. Tumores hipofisarios

El Tumor Hipofisario es un crecimiento anormal en la hipófisis, que suele ser no canceroso (benigno). Esta glándula está ubicada en la base del cráneo y se encarga de controlar la actividad de otros órganos y de regular determinadas funciones del cuerpo, como el crecimiento, el metabolismo, la presión arterial y la actividad sexual.

Entre las sustancias que secreta se encuentran la corticotropina, la hormona de crecimiento, la prolactina, la hormona estimulante de la tiroides, la luteinizante y la hormona estimulante del folículo.

Los Tumores Hipofisarios pueden provocar un aumento o un descenso hormonal importante, generando distintas complicaciones en el organismo. Además, pueden crecer y ejercer presión sobre otras estructuras.

Para conocer más sobre este tema, entrevistamos al médico cubano Mario Vega Carbó, especialista en endocrinología con más de 20 años de experiencia clínica.

Doctor Mario,
1. ¿Cómo se originan los Tumores Hipofisarios?

De momento se desconoce el motivo que provoca el crecimiento celular descontrolado en la glándula que genera esta afección, aunque se sospecha que tiene que ver con alteraciones genéticas. En algunos pocos casos los Tumores Hipofisarios son parte de un trastorno hereditario conocido como Neoplasia Endocrina Múltiple.

2. ¿Cuáles son sus principales síntomas?

A veces estos tumores son muy pequeños, no producen ningún signo y nunca se detectan durante la vida de la persona. En otros, los síntomas dependen del exceso o falta hormonal que generan o de la presión que

383

ejercen sobre otras estructuras. En este último caso, pueden causar problemas en la visión, dolor de cabeza, falta de energía, náuseas y vómitos, y pérdida del sentido del olfato.

Si producen un déficit hormonal, pueden generar debilidad, sensación de frío, ausencia o reducción de los períodos menstruales, disfunción sexual, mayor cantidad de orina, náuseas y vómitos, y pérdida o aumento de peso involuntario.

En tanto, la producción exagerada de hormonas puede derivar en Síndrome de Cushing -exceso de cortisol-, cuyos principales signos son obesidad en la parte media y superior del cuerpo, cara redondeada y roja, brazos y piernas delgadas, estrías gravídicas de color morado, piel afinada y frágil, lenta recuperación de cortes y la aparición fácil de hematomas.

También puede causar Acromegalia o Gigantismo –exceso de hormona de crecimiento- y presentar estatura excesiva; manos, pies, mandíbula, frente, nariz y lengua grandes; alteración de rasgos faciales; hipersudoración con fuerte olor en el cuerpo; sangre en las heces; debilidad muscular; dificultades visuales y metabólicas; dolor de cabeza y articular; voz grave y apnea del sueño.

En muy pocos casos, puede provocar Hipertiroidismo –exceso de hormona estimulante de la tiroides-, cuyos síntomas más comunes son ansiedad, nerviosismo, fatiga, dificultad para concentrarse, diarrea, cabellos finos y frágiles, temblor en las manos, intolerancia al calor, aumento del apetito, sudoración, irregularidades menstruales, palpitaciones, problemas para dormir y pérdida de peso.

Por último, el exceso de prolactina puede causar períodos menstruales irregulares o ausentes y galactorrea en las mujeres, y disfunción eréctil, pérdida del deseo sexual y crecimiento de las mamas en los hombres.

3. ¿Cómo se detectan los Tumores Hipofisarios?

Generalmente se realiza un examen físico y análisis de sangre y orina para medir los niveles hormonales; tomografía computarizada o resonancia magnética del cerebro para determinar la ubicación y el tamaño del tumor; y análisis de la visión para ver si la misma se ha visto afectada.

4. ¿En qué consiste su tratamiento?

La terapia dependerá de los síntomas del tumor, su tamaño, cuánto ha crecido en el cerebro y los trastornos que genera. También se evaluará la edad del paciente y su estado de salud.

En algunos casos será necesaria una cirugía para extirparlo, sobre todo si está ejerciendo presión en los nervios ópticos. También se puede utilizar radioterapia o determinados medicamentos para reducir su tamaño. En otros casos, si no presenta signos, el tumor se mantendrá en observación mediante controles periódicos para ver su evolución.

En cuando a los cambios en la producción hormonal, los niveles serán normalizados mediante el uso de medicamentos.

5. ¿Qué otras complicaciones pueden traer estos tumores?

Los Tumores Hipofisarios por lo general no crecen ni se diseminan de manera extensa. El problema más grave que pueden causar es la ceguera si se daña seriamente el nervio óptico.

Por otro lado, el tumor o su extirpación pueden provocar desequilibrios hormonales de por vida, y el paciente deberá tomar medicamentos en forma permanente. Además, los daños en la hipófisis pueden provocar Diabetes Insípida, que causa micción y sed excesiva, la necesidad de ingerir una gran cantidad de líquidos, incontinencia urinaria y confusión debido a la deshidratación y a un nivel de sodio más alto de lo normal.

También, pueden causar una Apoplejía Hipofisaria, una enfermedad poco frecuente producida por una hemorragia o infarto de la glándula en el contexto de un tumor. Esta afección se caracteriza por presentar una cefalea repentina e intensa, irritación meníngea, náuseas, vómitos, alteraciones visuales que pueden llegar a la ceguera y, en ocasiones, disminución en el nivel de conciencia e incluso coma.

Capítulo 115. Acromegalia

La Acromegalia es una afección poco frecuente que se presenta cuando la hipófisis produce hormona de crecimiento en exceso durante la edad adulta. Por lo general esto se debe a un tumor no cancerígeno en la glándula, que debe tratarse con radioterapia o extirparse mediante una cirugía.

Cuando esto ocurre en la niñez, puede provocar gigantismo, donde los huesos y el cuerpo crecen demasiado y hacen que el chico sea extremadamente alto para su edad. En la adultez, la Acromegalia genera manos, pies y cara más grandes de lo normal. Afecta a un promedio de entre 5 y 10 personas cada 100 mil, sin presentar diferencias entre hombres y mujeres.

Para saber más sobre esta afección, consultamos al doctor Mario Vega Carbó, especialista en endocrinología, a cargo del Consultorio Vega & Vado.

Doctor Mario,
1. ¿Cuáles son los principales síntomas de la Acromegalia?

Entre otros signos, las personas que sufren este trastorno pueden presentar hipersudoración con fuerte olor en el cuerpo, sangre en las heces, debilidad muscular, fatiga, dificultades visuales y metabólicas, dolor de cabeza y articular, voz grave y apnea del sueño.

Desde el punto de vista físico es común la estatura excesiva; manos, pies, mandíbula, frente, nariz y lengua grandes; alteración de rasgos faciales; dientes muy espaciados; verrugas; labios gruesos; arrugas marcadas y dedos hinchados.

Muchas personas empiezan a notar que los anillos dejan de entrarle en los dedos y que su número de calzado aumenta progresivamente. Los hombres pueden presentar disfunción eréctil y las mujeres irregularidades en el ciclo menstrual.

2. ¿Quiénes son más propensos a sufrir esta enfermedad?

Por lo general la Acromegalia afecta a adultos de edad media. Sin embargo, puede manifestarse a cualquier edad. Debido a que no se trata de una enfermedad común, y a que los cambios físicos ocurren de manera gradual, a veces demora un tiempo en detectarse.

Se diagnostica entre 5 y 15 años después del inicio de sus síntomas, a una edad media de entre 40 y 50 años.

3. ¿Cómo se confirma esta dolencia?

Para corroborar la Acromegalia es necesario analizar la historia clínica del paciente, realizar un examen físico y pruebas de glucemia, de prolactina y una medición de la hormona de crecimiento.

Generalmente, se lleva a cabo una radiografía de la columna vertebral y una resonancia magnética del cerebro que incluya a la hipófisis, entre otros estudios.

4. ¿En qué consiste el tratamiento de la Acromegalia?

Si se confirma que el motivo de la afección es un tumor en la hipófisis, el mismo puede extirparse mediante una cirugía. Esto generalmente soluciona el problema. Cuando el tumor es demasiado grande para eliminarlo por completo, puede tratarse con radiación y medicamentos.

Por otro lado, hay remedios específicos que inhiben o reducen el exceso de secreción de la hormona del crecimiento.

5. ¿Qué otras causas pueden provocar esta enfermedad?

En algunas personas la Acromegalia es causada por tumores en otras partes del cuerpo, como los pulmones, el páncreas o las glándulas suprarrenales.

6. ¿Qué inconvenientes puede provocar la Acromegalia?

Además de los cambios en la apariencia, las personas que padecen esta anomalía pueden sufrir pólipos en el colon, presión arterial alta, diabetes, artrosis, enfermedades cardiovasculares, compresión de la médula espinal, problemas visuales, disfunción sexual, depresión y un agrandamiento de la tiroides y del corazón.

Capítulo 116. Craneofaringioma

El Craneofaringioma es un tumor no canceroso poco frecuente, que se desarrolla en la base del cerebro, cerca de la glándula pituitaria y el hipotálamo. Si bien puede presentarse a cualquier edad, afecta principalmente a niños de entre 5 y 10 años, y a adultos mayores. Su origen no es hereditario ni está vinculado con enfermedades durante el embarazo.

Entre otras consecuencias, esta dolencia provoca un incremento de la presión en el cerebro, la alteración de la producción de hormonas de la glándula pituitaria y atrofia del nervio óptimo. Sus principales síntomas son dolor de cabeza, náuseas, vómitos, fatiga, aumento de la sed, micción excesiva, trastornos visuales y un crecimiento lento. Además, los pacientes pueden presentar dificultades para dormir, problemas de aprendizaje y de conducta.

Para conocer más sobre esta afección, consultamos al doctor Mario Vega Carbó, especialista en endocrinología clínica.

Doctor Mario,
1. ¿Cómo se detecta el Craneofaringioma?

Usualmente, cuando un paciente presenta estos signos se realizan una serie de evaluaciones físicas (visión, audición, equilibrio, coordinación y reflejos), y pruebas en busca de un tumor. Esto incluye exámenes de sangre para medir los niveles hormonales, tomografía computarizada o RM del cerebro y un estudio del sistema nervioso.

2. ¿Qué es un tumor y qué riesgos implica en este caso?

Un tumor es una acumulación de células que tienen un crecimiento anormal. En el caso del Craneofaringioma, se trata de un tumor benigno, es decir, que no se extiende a otras partes del cuerpo. Sin embargo, puede alcanzar un gran tamaño y comprimir diversas áreas del cerebro, ocasionando problemas para su funcionamiento.

3. Si se confirma el diagnóstico, ¿cuál es el tratamiento que se aplica?

Lo más común es realizar una cirugía para extraer el tumor, la cual dependerá de su ubicación y tamaño. Debido a que hay muchas estructuras delicadas e importantes cerca, a veces no se extirpa todo, para garantizar una buena calidad de vida después del tratamiento.

Para la Craneofaringioma también se puede aplicar una terapia con radiación y quimioterapia o una combinación de ambas. El medicamento que se utiliza con mayor frecuencia para tratar los tumores cerebrales es la temozolomida, que se toma como una tableta.

4. ¿La cirugía es muy riesgosa?

La cirugía para extraer el tumor cerebral conlleva riesgos, como infección o sangrado. Los mismos dependen de dónde está localizado. Por ejemplo, si se encuentra cerca de los nervios conectados a los ojos podría implicar un riesgo de pérdida de la visión. De todos modos, hoy es posible realizar una cirugía cerebral sin cicatrices y mínimamente invasiva.

5. ¿Y en el caso de la radioterapia y la quimioterapia?

Sus aplicaciones pueden provocar efectos secundarios, que dependerán del tipo y la dosis utilizada. En el caso de la radiación, los más comunes son fatiga, dolores de cabeza, pérdida de la memoria e irritación del cuero cabelludo, mientras que la quimioterapia puede provocar náuseas, vómitos y caída del cabello.

6. ¿Cuál es el pronóstico general tras la intervención?

Los resultados dependen de si el tumor pudo extirparse por completo y de los problemas que la afección produce en el sistema nervioso. Las expectativas suelen ser favorables, con una probabilidad de cura del 80 al 90%. Sin embargo, en muchos casos las dificultades hormonales y de visión no mejoran con el tratamiento.

7. ¿Cómo es la terapia post operatoria?

Después de la cirugía es indispensable realizar estudios para constatar si la función de la glándula hipófisis o pituitaria es normal o se encuentra alterada. En el caso de los niños, se aconseja monitorear su crecimiento y desarrollo, y el inicio de la pubertad. Si esto no ocurre de manera normal, hay que evaluar la realización de una terapia hormonal.

Por otro lado, teniendo en cuenta que estos tumores pueden presentarse en partes del cerebro que controlan las habilidades motoras, el habla, la vista y el pensamiento, podría ser necesaria la rehabilitación. Esto puede incluir fisioterapia, terapia del lenguaje y apoyo para afrontar los cambios en la memoria, el pensamiento y el humor tras la cirugía.

8. ¿Hay posibilidades de que el tumor regrese?

Cuando el tumor no se extirpa completamente, la afección puede regresar. En esos casos, por lo general ocurre dentro de los 2 primeros años después de la cirugía.

Capítulo 117. Los Tumores Pineales y la Pubertad Precoz

Los Tumores Pineales son un tipo de tumor cerebral que se forma en la glándula pineal, integrante tanto del sistema nervioso como del endocrino. Este órgano produce la hormona melatonina, que modula los patrones de vigilia y sueño, y el inicio de la pubertad, entre otros aspectos.

Además, también participa en la generación de endorfinas, las hormonas que provocan estados de felicidad y permiten regular el dolor, y otras que rigen el ciclo menstrual en las mujeres. Los Tumores Pineales, que suelen ser de crecimiento lento, pueden ser benignos (no cancerosos) o malignos (cancerosos). En los adolescentes, pueden generar Pubertad Precoz.

Para conocer más sobre esta afección, consultamos al doctor Mario Vega Carbó, especialista en endocrinología a cargo del Consultorio Vega & Vado.

Doctor Mario,
1. ¿Por qué aparecen estos tumores?

Los Tumores Pineales son poco usuales y se dan con más frecuencia durante la infancia. Los mismos pueden surgir debido a la proliferación de los pinealocitos primarios, astrocitos o células germinales.

2. ¿Cuáles son sus principales síntomas?

Algunos signos habituales son los trastornos de la marcha, vómitos, dolor de cabeza u ocular, visión borrosa o doble, deterioro de la audición e insomnio.

3. ¿Cómo se detectan los Tumores Pineales?

Frente a sus síntomas, generalmente se realiza una tomografía computarizada o resonancia magnética de la cabeza, un

393

electroencefalograma para medir la actividad eléctrica del cerebro, y una biopsia estereotáxica.

El diagnóstico precoz es fundamental para poder iniciar un tratamiento adecuado y evitar el desarrollo de hidrocefalia y otras secuelas.

4. ¿En qué consiste su tratamiento?

La terapia dependerá de la histología tumoral y de su tamaño al momento del diagnóstico. La radioterapia, la quimioterapia y la cirugía se utilizarán solas o combinadas. El pronóstico suele ser delicado ya que por su ubicación la extracción es compleja.

No obstante, la mejora de las técnicas quirúrgicas ha permitido buenos resultados en muchos casos. El drenaje ventricular puede ser necesario para disminuir la hidrocefalia.

5. ¿Qué otras afecciones pueden causar los Tumores Pineales?

Esta afección puede ocasionar Pubertad Precoz, sobre todo en los varones; Diabetes Insípida e Hipogonadismo.

6. ¿Qué otros aspectos se deben tener en cuenta durante la enfermedad?

En caso de tratarse de un tumor maligno, se recomienda buscar apoyo psicológico y la participación en grupos terapéuticos con personas que estén padeciendo esta misma enfermedad, para tratar la ansiedad, la angustia y el estrés que puede provocar.

Capítulo 118. Cirugía de hipófisis

La hipófisis es una glándula ubicada en la base del cráneo que se encarga de controlar la actividad de otros órganos y de regular determinadas funciones del cuerpo, como el crecimiento el metabolismo, la presión arterial y la actividad sexual. En la misma pueden aparecer masas anormales de tejido, que por lo general son no cancerosos. Sin embargo, estos tumores pueden provocar un aumento o un descenso hormonal importante, generando distintas complicaciones en el organismo.

Además, pueden crecer de tamaño y ejercer presión sobre otras estructuras, como los nervios ópticos. En esos casos, puede ser necesaria una cirugía para extirparlos. También es posible que se precise de una intervención quirúrgica para tratar una apoplejía hipofisaria, una enfermedad poco frecuente producida por una hemorragia o infarto de la glándula en el contexto de un tumor.

Para conocer más sobre este tema, entrevistamos a Mario Vega Carbó, especialista en endocrinología a cargo del Consultorio Vega & Vado.

Doctor Mario,
1. ¿Cómo se realiza una cirugía de hipófisis?

Para este tipo de procedimiento existen dos técnicas. La más utilizada es la cirugía transesfenoidal transnasal endoscópica, en la que el tumor hipofisario se extirpa a través de la nariz y los senos paranasales. Cuando la intervención no se puede realizar de esta manera, se lleva a cabo una craneotomía, en la que la extracción se efectúa a través de la parte superior del cráneo, mediante una incisión en el cuero cabelludo.

2. ¿Cómo es la preparación para esta cirugía?

Antes de la operación es importante informar al médico sobre todos los medicamentos que se están tomando, si se sufre algún tipo de alergia o enfermedad, o si se está embarazada. En caso de tomar remedios anticoagulantes, como aspirina e ibuprofeno, es posible que el paciente deba suspenderlos de forma temporaria previo a la intervención.

3. ¿Cuáles son las ventajas del abordaje transesfenoidal transnasal endoscópico?

Este procedimiento ofrece la ventaja de que es mínimamente invasivo y permite extirpar el tumor sin hacer una incisión externa. De esta manera, ninguna otra parte del cerebro se ve afectado y no deja cicatrices ni suturas visibles.

Durante esta cirugía se utiliza como fuente de visión el endoscopio, un tubo delgado con una luz y una cámara en su extremo. El mismo permite obtener una perspectiva panorámica del interior de los senos esfenoidales, de la silla turca y de la cavidad tumoral. Además, con esta técnica se evita la disección y reconstrucción de las estructuras septales y nasales.

4. ¿Para qué casos se precisa de un enfoque transcraneal?

La craneotomía es necesaria para tumores grandes o difíciles de tratar, como los que invadieron tejido cerebral o nervios cercanos, ya que permite un mejor acceso. En este caso, se realiza un corte en la frente o en un lado de la cabeza y es posible que se coloque un tubo endotraqueal para ayudar al paciente a respirar durante la intervención.

El cirujano removerá un pedazo del cráneo y cortará y abrirá los revestimientos del cerebro para llegar al tumor. Una vez que este sea extraído puede ser necesario el uso de placas de metal o tornillos para juntar de nuevo la parte del hueso que fue removida. En tanto, el corte en la cabeza será cerrado con puntos de sutura o grapas.

5. ¿Qué riesgos tiene la cirugía de hipófisis?

El éxito de este procedimiento depende en gran medida del tipo de tumor, su ubicación, su tamaño y si invadió o no los tejidos cercanos. Durante la operación el cerebro, los ojos, los huesos, los vasos sanguíneos o los nervios pueden sufrir lesiones. Además, el paciente puede sangrar más de lo esperado, contraer una infección o tener dificultades para respirar.

Por otro lado, sus niveles hormonales pueden cambiar y provocar graves complicaciones, puede formarse un coágulo sanguíneo o haber pérdida de líquido alrededor del cerebro y la médula espinal. Otros riesgos son la pérdida de la visión, el gusto y el olfato.

Además, luego de la cirugía el paciente puede presentar diabetes insípida, una afección que causa micción y sed excesiva, la necesidad de ingerir una gran cantidad de líquidos, incontinencia urinaria y confusión debido a la deshidratación y a un nivel de sodio más alto de lo normal.

6. ¿Qué cuidados debe seguir el paciente luego de la cirugía?

Durante los primeros días es posible que presente congestión y dolor de cabeza y que necesite medicamentos que lo ayuden a regular los niveles hormonales, los cuales se irán reduciendo gradualmente.

Por otro lado, es posible que necesite un espray nasal de solución salina para mantener humedecidas las mucosas nasales y facilitar la cicatrización. Deberá evitar estornudar, toser y sonarse la nariz al menos durante dos semanas.

7. ¿Qué síntomas requieren atención luego de la operación?

Si el paciente presenta dolor en el pecho, dificultad para respirar, fiebre, signos de infección en la herida, goteo de líquido claro por la nariz o la garganta, dolor de cabeza fuerte y persistente, mareo, sensibilidad a la luz, pérdida o problemas de visión, necesidad constante de orinar o hinchazón en las piernas, será necesario pedir atención médica de manera urgente.

8. ¿Qué otros aspectos se deben tener en cuenta tras la cirugía?

En los casos en que no sea posible extirpar todo el tumor durante la intervención, puede ser necesaria una nueva operación o la aplicación de radioterapia. Es posible que los niveles de ciertas hormonas no vuelvan a la normalidad tras la cirugía, por lo que será necesario tomar medicamentos para suplantarlas.

Capítulo 119. Apoplejía Hipofisaria

La Apoplejía Hipofisaria es una enfermedad poco frecuente, producida por una hemorragia o infarto de esta glándula en el contexto de un tumor. La afección se caracteriza por presentar una cefalea repentina e intensa, irritación meníngea, náuseas, vómitos, alteraciones visuales que pueden llegar a la ceguera y, en ocasiones, disminución en el nivel de conciencia e incluso coma.

El infarto de la hipófisis es causado por un sangrado hacia la glándula o por un bloqueo en el flujo sanguíneo hacia ella. El diagnóstico precoz, la terapia hormonal sustitutiva para combatir el Hipopituitarismo y la cirugía transesfenoidal, son base del tratamiento de esta dolencia.

Para conocer más sobre este tema, entrevistamos a Mario Vega Carbó, especialista en endocrinología, a cargo del Consultorio Vega & Vado de Managua, Nicaragua.

Doctor Mario,
1. ¿Qué causa una Apoplejía Hipofisaria?

Los motivos por los cuales se desarrolla no están del todo claros, aunque se sospecha de una necrosis isquémica, por el rápido crecimiento tumoral, las anomalías vasculares y la compresión de la arteria hipofisaria superior contra el diafragma selar.

En la mayoría de pacientes no hay ningún factor precipitante conocido, aunque se cree que la reducción del aporte vascular, el incremento agudo del flujo sanguíneo, la estimulación de la hipófisis, situaciones de anticoagulación y el traumatismo craneal podrían influir en su aparición.

2. ¿Cómo se detecta esta afección?

Frente a sus síntomas, es importante llevar a cabo una resonancia magnética o tomografía computarizada para observar si hay hemorragia o infarto tumoral, y pruebas para controlar los niveles de distintas hormonas en el organismo.

Desde el punto de vista clínico, estos pacientes suelen presentar una destrucción del tejido hipofisario que deriva en Hipopituitarismo, una extensión de la hemorragia con compresión nerviosa, y cefalea y signos de irritación meníngea debido a la salida de sangre al espacio subaracnoideo y la compresión del diafragma sellar.

3. ¿Qué síntomas de una cefalea hacen sospechar la presencia de una Apoplejía Hipofisaria?

Junto a las alteraciones visuales, algunos signos de alarma en la cefalea son la fiebre no explicable por otras causas, el dolor intenso de inicio repentino, el empeoramiento progresivo, los vómitos y las náuseas, la presión arterial baja, la disminución del grado de consciencia, la agitación psicomotriz, las crisis epilépticas y los trastornos conductuales.

4. ¿En qué consiste el tratamiento de esta dolencia?

La terapia consiste en una cirugía descomprensiva transesfenoidal urgente y el tratamiento hormonal sustitutivo con altas dosis de corticoides, hormona tiroidea y gonadotropinas, entre otras medicaciones. Si la visión no está afectada, la intervención quirúrgica generalmente no es necesaria.

Por otro lado, la administración de hormona de crecimiento en adultos es controvertida, aunque sí se recomienda en niños hasta que finalicen la etapa de desarrollo.

5. ¿Cuál es el pronóstico esperado de este tratamiento?

Cuando se diagnostica en forma precoz, los pacientes evolucionan de manera favorable en la gran mayoría de los casos, presentando una significativa recuperación de las alteraciones visuales.

En cuanto a los niveles hormonales, generalmente se debe continuar con el tratamiento, realizando controles periódicos para ajustar la dosis de los medicamentos.

6. ¿Qué otras complicaciones puede traer la Apoplejía Hipofisaria?

Cuando se presenta en forma aguda se considera una urgencia neuroendocrinológica y requiere de tratamiento urgente por ser potencialmente mortal. El déficit brusco de corticotropina y de cortisol puede provocar riesgos graves de insuficiencia suprarrenal.

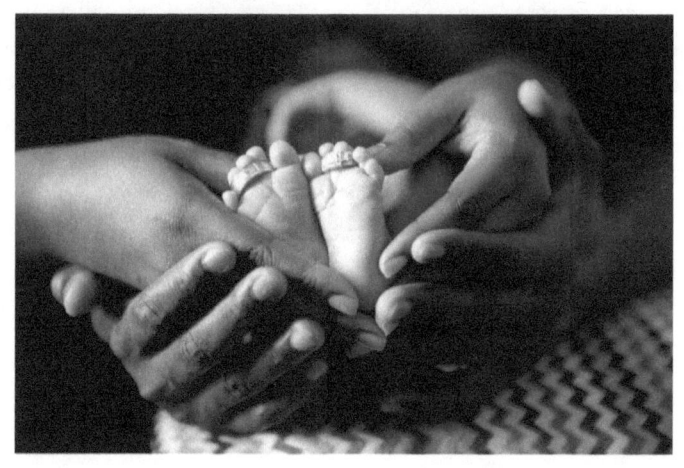

SECCIÓN III. REPRODUCCIÓN Y CICLO DE VIDA

La tercera sección del libro de entrevista se divide en 5 grandes partes que a su vez, agrupan los capítulos referentes a la **Reproducción y al ciclo de vida del individuo**.

En la primera parte, el lector encontrará discusiones sobre los temas referentes la glándula sexual femenina, el *Ovario*, sus funciones, y las diferentes alteraciones derivadas de su afección. Responderán preguntas sobre las alteraciones del ciclo menstrual, tan frecuentes y comunes en entre las mujeres, así como también del síndrome de ovario poliquístico y otros problemas de infertilidad.

Continuamos investigando sobre las glándulas sexuales masculinas, los *Testículos*, e, esta parte encontraremos interesantes tópicos como los síndromes genéticos frecuentes que afectan la función sexual masculina, y también se discute sobre la terapia hormonal androgénica.

En los capítulos siguientes, hablamos sobre la *Endocrinología en la pediatría*, conoceremos que condiciones o alteraciones hormonales específicas llevan al desarrollo de enfermedades en esta primera etapa de la vida, abordando temas como la pubertad precoz, los trastornos del crecimiento, alteraciones morfológicas en los genitales por anormalidades hormonales, y la diabetes juvenil.

La siguiente parte nos habla sobre la *Endocrinología en la obstetricia*, como la influencia de las hormonas sobre el metabolismo materno es determinante para las condiciones en las que se desenvuelve el embarazo, y como alteraciones en dichos niveles hormonales pueden llevar a situaciones tales como la diabetes gestacional, el aborto, la disfunción tiroidea, entre otras enfermedades.

Cerrando esta sección y el libro de entrevistas, presentamos *Endocrinología en la geriatría*, un conjunto de capítulos destinados a educar sobre los adultos mayores y los cambios fisiológicos y patológicos que tienen relación con esta etapa de la vida, haciendo énfasis especial en tópicos de prevención para mantener la funcionalidad del adulto mayor, como la nutrición correcta, el ejercicio físico adecuado, y para la prevención de enfermedades prevalentes en esta edad como la sarcopenia, la osteoporosis y las complicaciones de enfermedades crónicas no transmisibles.

Continúe su lectura y conozca un poco más sobre **_Reproducción y ciclo de vida_**.

Parte VIII. Ovario

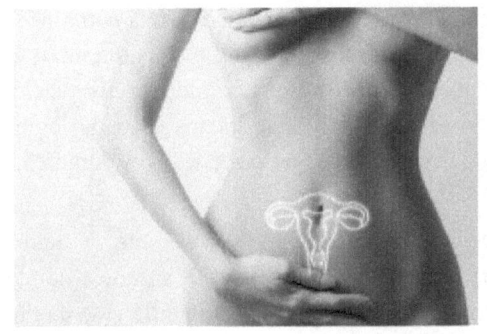

Capítulo 120. Disfunción Sexual Femenina

La Disfunción Sexual es cualquier dificultad que ocurre durante las distintas etapas del coito, incluyendo al deseo, la excitación y la relación en sí. Estos inconvenientes pueden darse al comienzo de la vida sexual de una persona o desarrollarse más adelante con el paso del tiempo.

Sus causas pueden ser físicas, psicológicas, una combinación de ambas, o deberse a un factor externo. En el caso de las mujeres, existen varios problemas que pueden impedir que disfruten de sus relaciones. Entre ellos se encuentran la falta de libido, la incapacidad de lograr excitación, la imposibilidad de llegar al orgasmo o sentir dolor durante los encuentros.

La disfunción sexual puede ser permanente o temporal, y variar dependiendo de la ocasión y la pareja. La ausencia de placer en el coito puede provocar angustia y afectar la calidad de vida de una persona y sus relaciones personales.

Para conocer más sobre este tema, consultamos al doctor Mario Vega Carbó, especialista en endocrinología a cargo del Consultorio Vega & Vado.

Doctor Mario,
1. ¿Cuáles son los principales motivos de la Disfunción Sexual Femenina?

Dentro de las causas físicas, esta puede deberse a enfermedades como la diabetes, insuficiencia cardíaca, trastornos nerviosos, problemas hormonales, lesiones espinales, ciertos tipos de cáncer, infecciones, artritis, trastornos ginecológicos, cansancio u obesidad.

Dentro de las psicológicas se encuentran el estrés, la ansiedad, los cambios de humor, la depresión, la falta de autoestima, episodios sexuales traumáticos, creencias religiosas o culturales estrictas, miedo a quedar embarazada, aburrimiento y problemas de pareja o de otro tipo que afecten su vida.

Por otro lado, la disfunción sexual también pude ocurrir por el uso de ciertos medicamentos, el consumo excesivo de alcohol y de drogas, luego de tener un bebé o durante la menopausia.

2. ¿Cuáles son sus síntomas?

Dependiendo de su causa, la disfunción sexual femenina puede presentar diversos signos. Los más comunes son: falta de deseo, ausencia de fantasías, evitar las relaciones con la pareja, dificultades para excitarse, incapacidad para alcanzar el orgasmo y dolor durante la estimulación o el contacto vaginal.

3. ¿Cuáles son los principales motivos del dolor durante el acto sexual?

Las causas son muy variables. Entre las principales podemos mencionar trastornos inflamatorios, cirugías ginecológicas, tumores o quistes uterinos, endometriosis, infecciones del tracto urinario, falta de lubricación, vaginismo y enfermedades de transmisión sexual.

Además, cualquier afección dermatológica como eccemas, verrugas o psoriasis cerca de los órganos sexuales puede hacer que la piel de la zona se retraiga. Por otro, ciertos jabones, cremas o condones de látex pueden provocar alergias e irritaciones.

4. ¿En qué consiste el tratamiento de la Disfunción Sexual Femenina?

La respuesta sexual implica una combinación compleja de componentes físicos, emocionales, experiencias y formas de pensar y de vivir. La alteración de cualquiera de ellos puede provocar una disfunción, por lo que para su terapia suele ser necesario un enfoque completo y holístico.

407

Desde el punto de vista médico el tratamiento debe apuntar a solucionar las causas físicas que provocan la afección. Si se trata de un problema hormonal, se pueden aplicar estrógenos o andrógenos, de acuerdo a la necesidad del paciente.

Desde el punto de vista no médico, se recomienda hablar abiertamente del tema con la pareja y expresar los gustos y preferencias a la hora del amor. En algunos casos también puede ser necesario consultar a un terapeuta especializado en problemas sexuales y relaciones.

En caso de dolor o sequedad vaginal, se aconseja el uso de lubricantes o cremas hidratantes. Por otro lado, algunos dispositivos incitan el flujo de sangre a la zona genital y aumentan las sensaciones.

Si el problema es un medicamento, este podrá ser reemplazado por otro. Además, ciertos fármacos como la flibanserina estimulan el apetito sexual, mientras que el uso de viagra puede ayudar a ciertas mujeres.

5. ¿Qué otras recomendaciones se pueden tener en cuenta?

Para tener una mejor vida sexual se aconseja comer sano, hacer ejercicio diario, mantener un peso corporal adecuado, dormir bien, no fumar y evitar el consumo de alcohol. También evitar el estrés y las situaciones conflictivas, y aprender a mejorar la autoestima y a aceptar el propio cuerpo tal como es.

Por otro lado, los ejercicios de relajación también son recomendables.

Capítulo 121. Trastorno del Deseo Sexual Hipoactivo

Se conoce por Trastorno del Deseo Sexual Hipoactivo a la ausencia reiterada y constante de fantasías sexuales o interés por realizar algún tipo de actividad de este tipo. La falta de apetito sexual es relativamente común. Se estima que una de cada cinco personas pierde el deseo en algún momento de su vida y en las mujeres la cifra es aún mayor.

Esta afección varía de acuerdo a cada paciente pero suele ir acompañada de ansiedad, angustia y dificultades para relacionarse. También son más comunes en momentos de estrés, el embarazo, la menopausia, durante una enfermedad o al comienzo o el final de una relación de pareja.

Para hablar sobre este tema entrevistamos al doctor Mario Vega Carbó, especialista en endocrinología, a cargo del Consultorio Vega & Vado.

Doctor Mario,
1. ¿Cuáles son las principales causas del Trastorno del Deseo Sexual Hipoactivo?

Esta dolencia puede ser provocada por muchos factores, que pueden ser tanto físicos y emocionales, como psicológicos. Entre ellos podemos destacar a los cambios hormonales. Por ejemplo, durante la menopausia baja el nivel de estrógeno, lo que disminuye el deseo. Por el mismo motivo pude verse afectada durante el embarazo o la lactancia.

Además, puede ser causada por ciertas enfermedades, como la artritis, el cáncer, la diabetes, la presión arterial alta o los trastornos neurológicos.

En cuanto a los factores psicológicos, el estado de ánimo es fundamental para mantener la libido. La ansiedad, la depresión, el estrés, la baja autoestima, los problemas de pareja y las experiencias sexuales negativas, como casos de maltrato o abuso, pueden afectar seriamente el deseo.

Por otro lado, este trastorno también puede ser consecuencia del uso de ciertos medicamentos, como los antidepresivos, el consumo exceso de alcohol y drogas, o el tabaquismo.

2. ¿Cómo se diagnostica esta afección?

Frente a sus síntomas, el médico buscará encontrar la causa que está provocando el descenso de la libido. Para ello se analizará la historia clínica del paciente y sus antecedentes sexuales.

Para descartar factores físicos, pueden ser necesarios un examen pélvico y análisis de sangre para verificar los niveles hormonales. Por su parte, un terapeuta sexual puede evaluar los factores emocionales y psicológicos.

3. ¿En qué consiste su tratamiento?

La terapia dependerá de la causa. En algunos casos puede ser necesario un tratamiento hormonal con aplicación de testosterona o estrógeno, para aumentar el deseo y mejorar la sequedad vaginal. Algunos medicamentos, como la flibanserina, también pueden ayudar a incrementar la libido.

Por otro lado, puede recurrirse a un asesoramiento psicológico o a terapia de pareja para buscar solucionar problemas emocionales o relacionales.

4. ¿Qué otros aspectos se pueden tener en cuenta para tratar este trastorno?

Los cambios saludables en el estilo de vida, como hacer ejercicio de manera regular y alimentarse adecuadamente pueden ayudar a estimular el deseo sexual. Lo mismo reducir el estrés.

Del mismo modo, es importante evitar el alcohol, el cigarrillo y las drogas, que pueden generar una merma en la libido. Se recomienda mejorar la comunicación con la pareja y hablar abiertamente sobre las cuestiones íntimas. También es clave dar tiempo para los encuentros sexuales y añadir experiencias nuevas que aumenten el deseo, como probar diferentes lugares, agregar juguetes sexuales o distintas fantasías para encender la llama.

Capítulo 122. Terapia hormonal de feminización

El trastorno de identidad de género (TIG) de hombre a mujer se presenta cuando una persona que nació con genitales masculinos se identifica con las características del sexo femenino, sintiendo el deseo y la necesidad de vivir y comportarse como tal. Esto suele provocar una gran inconformidad y aflicción, además de ansiedad y depresión, al encontrarse dentro de un cuerpo con el que no se sienten a gusto.

Las personas pueden sentir un fuerte desagrado por sus genitales y querer tener las características físicas y sexuales del otro género. El TIG puede presentarse tanto en niños como en adultos.

Para conocer cómo sobre este tema, entrevistamos al doctor Mario Vega Carbó, que es endocrinólogo con más de 20 años de experiencia.

Doctor Mario,
1. ¿En qué consiste la terapia hormonal de feminización?

Se trata de un tratamiento que se utiliza para inducir cambios físicos en el cuerpo provocados por hormonas femeninas durante la pubertad, para promover la concordancia entre la identidad de género y la apariencia.

2. ¿Qué efectos tiene esta terapia en el paciente?

Este tratamiento puede reducir la gravedad de la disforia de género, la angustia psicológica y emocional, y mejorar el funcionamiento social, la satisfacción sexual y la calidad de vida

3. ¿Cómo es el tratamiento de hormonización femenina?

En el caso de las personas con sexo biológico masculino que se sienten mujer, se les administrarán medicamentos para inhibir la acción de la hormona testosterona. También se les suministran hormonas femeninas (estrógenos) que causan una disminución de la libido y del crecimiento

412

del vello facial y corporal, un incremento del tejido mamario, una distribución acorde de la grasa y una leve modificación en el tono de voz.

4. ¿A qué edad es aconsejable comenzar un tratamiento hormonal en estos pacientes?

Los niños que no se sienten identificadas con su propio sexo deben ser evaluados y tratados por un especialista en salud mental. Si esta condición se mantiene en el tiempo y el experto considera que no se va a modificar, se puede comenzar un tratamiento hormonal a partir de los 16 años.

Si la terapia se comienza antes de los primeros cambios en la pubertad, se pueden evitar las características sexuales secundarias masculinas, como el aumento de vello corporal y los cambios en el tono de voz. De todos modos, es importante analizar cada caso en forma particular. La terapia hormonal no suele usarse en niños.

5. ¿Cuáles son los riesgos de la terapia hormonal feminizante?

Algunas de las complicaciones de este tratamiento son trombosis venosa profunda, embolia pulmonar, triglicéridos altos, cálculos biliares, aumento de peso, análisis de función hepática elevada, disminución de la libido, disfunción eréctil, alto nivel de potasio, hipertensión, diabetes y enfermedades cardiovasculares.

Por otro lado, el riesgo de padecer esterilidad permanente aumenta con el uso prolongado de hormonas, sobre todo cuando la terapia se inicia antes de la pubertad.

6. ¿Con este tratamiento hormonal es posible alcanzar una modificación corporal completa?

Si bien se consiguen muchos cambios que permiten asemejarse al género deseado, algunas características físicas no pueden modificarse y requieren de intervenciones quirúrgicas para completar la transición. En los casos de mudanza de hombre a mujer, se extirpan los genitales externos y se crea una vagina artificial, y se aumenta el tamaño del pecho mediante cirugía.

Es importante aclarar que en todo momento se respeta la autonomía y libertad del paciente de gestionar su propio cuerpo, y es él el que decide hasta qué etapa médica o quirúrgica desea llegar.

7. ¿Cuál es el grado de satisfacción de los pacientes con estos tratamientos?

Por lo general, cuando son realizados con un soporte psicológico adecuado, estos tratamientos tienen muy buenos resultados, con índices de satisfacción superiores al 90 por ciento.

Por el contrario, las tasas de arrepentimiento son inferiores al 3 por ciento y en la mayoría de los casos se deben a la pérdida del apoyo familiar y social, la inestabilidad personal o la aparición de eventos traumáticos.

Capítulo 123. Síndrome Premenstrual

El Síndrome Premenstrual es el conjunto de síntomas que se produce en las mujeres antes de la menstruación. Los mismos generalmente empiezan durante la segunda mitad del ciclo menstrual y desaparecen uno o dos días después de que el período comienza.

Sus principales signos incluyen depresión, cambios de humor, ansiedad, sensibilidad en los senos, antojos de comida, fatiga, dificultad para concentrarse e irritabilidad. Estos síntomas pueden ser apenas perceptibles o muy intensos. Se estima que 3 de cada 4 mujeres sufren alguna forma de Síndrome Premenstrual.

Para conocer más sobre este tema, entrevistamos al médico cubano Mario Vega Carbó, especialista en endocrinología y medicina general integral.

Doctor Mario,
1. ¿Cuáles son las causas de esta afección?

Los motivos exactos no se conocen, pero se cree que están relacionados con los cambios cíclicos en los niveles hormonales y en los químicos en el cerebro. También se la vincula con factores sociales, culturales, biológicos y psicológicos.

2. ¿Quiénes son más propensas a padecerla?

La mayoría de las mujeres experimentan síntomas relacionados con el Síndrome Premenstrual durante su vida fértil. Estos son más frecuentes entre aquellas que tienen entre 20 y 40 años, las que han tenido al menos un hijo y las que cuentan con antecedentes familiares o personales de depresión.

3. ¿Cuáles son sus principales síntomas?

Los más frecuentes son inflamación abdominal, sensibilidad en las mamas, estreñimiento o diarrea, antojos de comida, dolor de cabeza, poca tolerancia al ruido y a las luces, fatiga, sentimientos de tristeza, nerviosismo, ansiedad, depresión, irritabilidad, pérdida del impulso sexual, llanto, baja autoestima, acné, insomnio y problemas para concentrarse. Estos signos empeoran cerca de los 40 años, cuando se aproxima la menopausia.

Por otro lado, algunos síntomas del Síndrome Premenstrual son similares al de otros trastornos del estado de ánimo y de la tiroides, por lo que deben evaluarse con detalle para no confundirlos.

4. ¿Cuándo se debe consultar al médico?

Sí el dolor físico y el estrés emocional son muy intensos y afectan la vida cotidiana normal de la persona, puede ser conveniente visitar a un especialista.

5. ¿En qué consiste el Tratamiento del Síndrome Premenstrual?

A menudo llevar un estilo de vida saludable permite mejorar los síntomas de esta afección. Ante el dolor de cabeza y de espalda, los cólicos y la sensibilidad en las mamas, estos sintomas pueden tratarse con distintos medicamentos como ácido acetilsalicílico, ibuprofeno y otros antiinflamatorios no esteroideos. También pueden utilizarse anticonceptivos hormonales.

Por su parte, los diuréticos ayudan a evitar la retención de líquidos que causa inflamación, hinchazón y aumento de peso. En casos graves se pueden recetar antidepresivos, como los inhibidores selectivos de la recaptación de serotonina, y ansiolíticos. La eficacia de estos fármacos varía de una mujer a otra.

Por último, también se puede probar con medicina alternativa, como el consumo de ciertas hierbas y la práctica de acupuntura.

6. ¿Qué cambios se pueden hacer en el estilo de vida para mejorar los síntomas del Síndrome Premenstrual?

Se aconseja hacer ejercicio aeróbico regular, mantener un peso corporal adecuado, beber mucho líquido, dormir bien, no fumar y evitar el consumo de alcohol y drogas. También alimentarse sanamente, con comidas frecuentes y pequeñas. Se recomienda agregar granos integrales, vegetales y frutas en la dieta, y limitar la sal, la cafeína y el azúcar.

De ser necesario, se pueden recetar suplementos nutricionales con vitamina B6, calcio y magnesio. Es importante controlar el estrés, practicando técnicas de relajación, como el yoga o la meditación.

Capítulo 124. La Endometriosis y los dolores intensos durante la menstruación

La Endometriosis es una afección bastante común en la que el tejido que reviste el interior el útero, denominado endometrio, crece fuera de él y aparece también en los ovarios, las trompas de Falopio, el intestino y la vejiga.

Esta enfermedad puede causar períodos menstruales muy dolorosos, sangrado abundante y problemas de fertilidad. Si bien no tiene cura, existen tratamientos para aliviar sus síntomas.

Cualquier mujer puede padecerla, aunque se da con mayor frecuencia entre los 30 y los 50 años. Además, las personas que nunca tuvieron hijos y las que tienen períodos menstruales intensos que duran más de 7 días o ciclos cortos menores de 27 días, corren más riesgos.

Por otro lado, también hay una mayor propensión cuando algún familiar ya la tuvo y si existe un inconveniente que impida el pasaje normal del flujo menstrual hacia fuera del cuerpo.

Para conocer más sobre la Endometriosis, consultamos al doctor Mario Vega Carbó, especialista en endocrinología clínica.

Doctor Mario,
1. ¿Cuáles son los principales síntomas de esta afección?

El signo más habitual de la Endometriosis es un dolor intenso antes y durante el período menstrual. También puede haber una incomodidad continua en la parte baja del abdomen o de la espalda, y durante las relaciones sexuales. Otros síntomas usuales son el sangrado entre periodos, menstruaciones muy abundantes, infertilidad, problemas gastrointestinales o digestivos, fatiga, falta de energía y molestia a la hora de la evacuación intestinal o la micción.

Dependiendo de cada caso, el dolor provocado por esta dolencia puede ser leve o tan agudo que la persona no pueda levantarse de la cama.

2. ¿Cuál es la causa de esta enfermedad?

De momento no se conocen las causas exactas que la provocan, pero se cree que su origen es el flujo menstrual retrógrado. No obstante, se sabe que las personas que hacen ejercicio regularmente y que tienen poca grasa corporal tienen menos probabilidades de padecerla.

Lo mismo si ya han dado a luz y si sus ciclos menstruales comenzaron tarde en la adolescencia.

3. ¿Cómo se diagnostica la Endometriosis?

Para detectarla es necesario efectuar un procedimiento quirúrgico menor llamado laparoscopia. Para ello se realiza un pequeño corte en el abdomen y se introduce un tubo delgado con una cámara y luz para buscar tejidos que crezcan fuera del útero. En algunas ocasiones se extrae una pequeña muestra para hacer estudios.

Antes de realizar esta cirugía, posiblemente el profesional revisará los síntomas e historia clínica del paciente y hará un examen pélvico, una resonancia magnética y una ecografía transvaginal o abdominal.

4. ¿Cómo afecta esta dolencia a la fertilidad?

Cuando la mujer menstrúa, el endometrio que reviste el útero se engrosa, se descompone y sangra. Lo mismo ocurre con el tejido que crece fuera de él y provoca esta enfermedad.

Sin embargo, como aquí está fuera de su lugar habitual, la sangre no tiene manera de salir del cuerpo y queda atrapada. Esto provoca que la zona se hinche y genere dolor, y que además se forme un tejido cicatricial que bloquea las trompas de Falopio, dificultando la concepción.

Se estima que entre el 30 y el 50 % de las mujeres con Endometriosis tienen dificultades para quedar embarazadas.

5. ¿Qué otros trastornos puede provocar esta dolencia?

En las mujeres con Endometriosis el cáncer de ovarios se presenta con una frecuencia mayor a la esperada. Sin embargo, los riegos de padecerlo siguen siendo relativamente bajos.

6. ¿Cómo es el tratamiento para esta enfermedad?

La Endometriosis no tiene cura, pero se trata con medicamentos y cirugía. Si los síntomas son leves, analgésicos no esteroides como el Ibuprofeno ayudan a combatir la incomodidad.

Por otro lado, los suplementos de hormonas y anticonceptivos, como la píldora o el DIU, pueden reducir el dolor y el sangrado. Si el malestar es muy intenso, es posible extraer el tejido sobrante mediante un tratamiento quirúrgico, lo cual reduce sus signos y facilita el embarazo. Sin embargo, estos pueden volver a crecer con el tiempo.

Como último recurso, algunas personas optan por una histerectomía (remoción del útero), que en algunos casos también incluye la extirpación de los ovarios y las trompas de Falopio.

7. ¿Hay alguna terapia para la infertilidad causada por la Endometriosis?

Sí. Además de los tratamientos ya mencionados se puede practicar una laparoscopia para extirpar los parches de Endometriosis, estimular los ovarios para producir más óvulos o realizar una fertilización in vitro.

Capítulo 125. Tratamiento del sangrado uterino anormal

Muchas mujeres sufren de sangrado uterino anormal (SUA), lo cual puede afectar sus vidas de manera negativa, generando ansiedad y limitando sus actividades. Junto con el dolor pélvico crónico y la secreción vaginal excesiva, se trata de una de las principales causas de consulta ginecológica.

El SUA es un sangrado que dura más de lo usual y se presenta en un tiempo irregular. Puede surgir entre ciclos menstruales, después de tener relaciones o a continuación de la menopausia. Al estar involucradas diversas patologías, en su tratamiento, además del ginecólogo, suelen intervenir otros especialistas, entre los que se encuentra el endocrinólogo, quien investiga el papel de las hormonas en este proceso.

Para conocer más sobre este tema, hablamos con el doctor Mario Vega Carbó, quien se desempeña como endocrinólogo en el Consultorio Vega & Vado.

Doctor Mario,
1. ¿Cuál es el motivo del sangrado uterino anormal?

Las causas son muy variadas. Por lo general, los cambios o desbalances hormonales son los que provocan que un ciclo menstrual se adelante o se retrase y que en algunos casos sea más abundante de lo normal. También puede ocurrir como consecuencia de un engrosamiento del revestimiento uterino, miomas, pólipos, infecciones o algún tipo de cáncer en la zona vaginal, desórdenes de coagulación, complicaciones en el embarazo, alteraciones de los tractos urinario y gastrointestinal, una disfunción tiroidea o cambios severos de peso.

De igual forma, los anticonceptivos hormonales, como pastillas o el DIU, tranquilizantes o psicotrópicos pueden ser los causantes de este problema.

2. ¿Quiénes son las más propensas a sufrir de SUA?

421

El sangrado uterino anormal es más común en adolescentes y en mujeres en etapa premenopausia o con sobrepeso.

3. ¿Cuáles son sus principales síntomas?

El SUA incluye alteraciones en el ciclo menstrual, que puede durar más de 2 días de lo habitual y tener intervalos entre períodos con 4 días menos de lo usual. A su vez, puede presentar sangrado intermenstrual y, como consecuencia de su intensidad, provocar fatiga, anemia y muchas veces impedir la realización de actividades cotidianas. Por ejemplo, las mujeres pueden sangrar lo suficiente como para que sea absorbido por 1 o más tampones o toallas sanitarias por hora

.

Por otro lado, el SUA también puede generar cambios en el estado de ánimo y sensibilidad y sequedad en la zona vaginal.

4. ¿Qué factores hay que tener en cuenta a la hora del diagnóstico?

En estos casos lo primero que hay que hacer es descartar un embarazo y luego analizar la edad de la paciente, su método de planificación familiar, su historia clínica y sus problemas de infertilidad.

A continuación, se suelen realizar una serie de pruebas para descartar otras posibles causas del sangrado, como un examen pélvico, hormonal y de tiroides, un perfil de coagulación sanguínea y una biometría hepática completa.

5. ¿Cómo es el tratamiento para el sangrado uterino anormal?

El mismo depende del motivo del sangrado, la edad de la paciente y si desea quedar embarazada en el futuro o no. Los casos de sangrado abundante son generalmente tratados con altas dosis de estrógenos.

También se realizan tratamientos con terapia hormonal, píldoras anticonceptivas, dispositivos uterinos, antiinflamatorios, dietas de hierro e incluso cirugía. El legrado, por ejemplo, es una intervención en la que se raspa el revestimiento del útero para su análisis.

Por otro lado, la manipulación hormonal con sustancias tipo antagonistas LHRH (GnRH), danazol y otras sustancias constituyen métodos no invasivos que son cada vez más utilizados en estos casos.

6. ¿Qué se puede esperar de estos tratamientos?

Por lo general la terapia hormonal suele aliviar los síntomas del sangrado uterino anormal. A su vez, cuando se conocen las causas de este malestar, los tratamientos dirigidos son muy efectivos.

Capítulo 126. La Amenorrea o ausencia de menstruación

La Amenorrea es la ausencia de los períodos menstruales de manera prolongada. Este trastorno puede afectar a mujeres de cualquier edad y sus causas más frecuente son el embarazo y los problemas en los órganos genitales o en las glándulas que ayudan a regular los niveles hormonales.

Se conoce como Amenorrea Primaria cuando una adolescente llega a los 16 años si haber comenzado a menstruar. En tanto, la Amenorrea Secundaria se produce cuando, habiendo menstruado con regularidad, una mujer deja de tener la regla durante al menos tres ciclos seguidos.

Para conocer más sobre este tema, entrevistamos a Mario Vega Carbó, médico endocrinólogo con más de 20 años de experiencia.

Doctor Mario,
1. ¿Cuáles son las causas más frecuentes de la Amenorrea?

Existen muchas posibles causas. Entre las naturales se encuentran el embarazo, la lactancia y la menopausia. En tanto, las mujeres que toman anticonceptivos orales o inyectables pueden no tener períodos incluso por 6 meses luego de dejar de utilizarlos.

Por otro lado, los problemas orgánicos en el canal vaginal, el útero o los ovarios, o la ausencia de ellos, también pueden provocar la Amenorrea.

Lo mismo las alteraciones hormonales del hipotálamo, la tiroides y la hipófisis, como el Síndrome de Ovario Poliquístico, el Hipertiroidismo, el Hipotiroidismo, los tumores de hipófisis y la menopausia prematura.

Además, este trastorno puede ser provocado por el consumo de ciertos medicamentos, como antipsicóticos, antidepresivos, antialérgicos y otros para la presión arterial y la quimioterapia.

Otras posibles causas están relacionadas con el estilo de vida, como por ejemplo el peso corporal bajo, la obesidad, el ejercicio excesivo, o el estrés.

2. ¿Quiénes tienen más riegos de padecerla?

Las mujeres obesas, las que realizan ejercicio en exceso, las que tienen muy poca grasa corporal, las que siguen dietas extremas, las que padecen anorexia o bulimia, las que sufren de ansiedad o de angustia emocional grave y las que pierden peso de manera repentina tienen más posibilidades de sufrirla.

Lo mismo las que poseen antecedentes familiares con este trastorno y las que realizan un entrenamiento atlético riguroso, como las deportistas de elite o las bailarinas.

3. ¿Cuáles son sus principales síntomas?

Junto a la falta de períodos menstruales, la mujer puede presentar secreción de leche por el pezón, cambios de tamaño en las mamas, caída del cabello, sequedad vaginal, dolor de cabeza, cambios en la visión o en la voz, acné, vello facial excesivo y aumento o pérdida de peso.

4. ¿Cómo se diagnostica la Amenorrea?

Frente a sus síntomas, generalmente se realizan un examen pélvico y exámenes físicos para comprobar si hay algún problema en los órganos genitales. También pruebas de embarazo y análisis de sangre para medir los niveles de las funciones tiroidea y ovárica, prolactina y otras hormonas.

Otros estudios incluyen estudios genéticos, tomografía computarizada en la cabeza en busca de tumores, ecografía en los órganos genitales, biopsia del revestimiento del útero y ultrasonido de la pelvis.

5. ¿En qué consiste su tratamiento?

La terapia dependerá de las causas de la Amenorrea. Cuando estas se solucionan, generalmente los períodos menstruales vuelven a la normalidad. Si se debe a un problema hormonal, puede tratarse con medicamentos. Si es provocada por un tumor o bloqueo estructural, puede remediarse con una cirugía.

Cuando el motivo son problemas alimenticios u obesidad, la práctica de ejercicio regular y una dieta equilibrada pueden resolverlo. Si la causa es un determinado medicamento, puede ajustarse la dosis o ser reemplazado por otro.

En algunos casos, las píldoras anticonceptivas y otras terapias hormonales pueden restaurar los ciclos menstruales.

6. ¿Qué otras complicaciones puede traer la Amenorrea?

Dependiendo del caso, si no se trata, las causas de la Amenorrea también puede generar infertilidad, osteoporosis y problemas sexuales.

Capítulo 127. La Anticoncepción Hormonal y sus distintas posibilidades

Existen muchos métodos de Anticoncepción Hormonal que pueden utilizarse para evitar un embarazo. Entre ellos se destacan la píldora, el anillo vaginal, el implante, la inyección, el dispositivo intrauterino y el parche. Todas estas opciones son efectivas, aunque ofrecen distintas ventajas y desventajas que deben conocerse antes de optar por una de ellas.

Para saber cómo funciona cada método, entrevistamos al doctor Mario Vega Carbó, especialista en endocrinología con más de 20 años de experiencia.

Doctor Mario,
1. ¿Qué son las píldoras anticonceptivas y cómo funcionan?

Estas píldoras contienen estrógeno y progestina, dos hormonas que impiden que el ovario de la mujer libere un óvulo durante la menstruación. Esto lo consiguen cambiando los niveles de las hormonas naturales que el cuerpo produce. Además, la progestina también genera que la mucosidad del cuello uterino se vuelva espesa, impidiendo el ingreso de los espermatozoides.

2. ¿Cómo se utilizan y cuáles son sus ventajas?

Las píldoras se administran por vía oral una vez al día. Para evitar las náuseas, se recomienda ingerirlas con alimentos. Si se toman de manera periódica son un método anticonceptivo muy efectivo y fácil de usar, pero no brindan protección contra las enfermedades de transmisión sexual.

Por otro lado, entre otros beneficios su uso mejora el acné, reduce el sangrado intenso y los riesgos de cáncer de ovario y de endometrio, alivia el síndrome premenstrual y la intensidad de los calambres.

427

3. ¿Qué ocurre si una persona se olvida de tomar una píldora?

En ese caso es posible que corra riesgos de quedar embarazada. Por ello se recomienda que use otro método anticonceptivo de apoyo por un tiempo. No obstante, cada producto en particular ofrece en su prospecto instrucciones precisas sobre qué hacer en ese caso, las cuales se deberán seguir.

4. ¿La píldora anticonceptiva puede provocar efectos secundarios?

Sí, los más comunes son náuseas, vómitos, distención abdominal, diarrea, aumento o pérdida de peso, acné, crecimiento del vello en lugares inusuales, ardor vaginal, sensibilidad en las mamas, cambios en el flujo y el período menstrual y otros que pueden ser más graves.

Por otro lado, las fumadoras que utilizan las píldoras anticonceptivas pueden correr más riesgos de sufrir ataques cardíacos y accidentes cerebrovasculares, por lo que no se les recomienda este método.

Lo mismo a las personas que están amamantando, las que tienen la presión arterial alta o antecedentes de cáncer de mama, Diabetes y otros enfermedades.

5. ¿Qué es el parche hormonal anticonceptivo y cómo funciona?

Este método es un pequeño parche que contiene las hormonas estrógeno y progestina, el cual debe colocarse sobre la piel una vez por semana, durante tres semanas, y luego no usarse por una, para que se produzca el sangrado menstrual. Generalmente se coloca en el hombro o los glúteos y su funcionamiento es similar al de las píldoras.

6. ¿En qué consiste el dispositivo intrauterino hormonal?

El DIU es una estructura plástica que se inserta en el útero, donde libera la hormona progestina. Comienza a funcionar dentro de los siete días luego de insertado y puede permanecer en el útero por 3 a 5 años.

Entre otras ventajas, se puede utilizar mientras se está amamantando, reduce el sangrado y el dolor menstrual y no tiene los efectos secundarios relacionados con el estrógeno. Además, reduce los riesgos de infección pélvica y de cáncer de endometrio.

7. ¿Cuáles son sus desventajas?

Una de ellas es que debe ser colocado y extraído por un profesional. Además, en algunos pocos casos puede salirse de lugar o provocar la perforación del útero.

Por otro lado, el DIU hormonal no se recomiendo a pacientes con historial de infección pélvica, cáncer cervical o uterino, enfermedad hepática o que tengan el útero o muy grande o muy pequeño.

8. ¿En qué consiste la inyección anticonceptiva?

Es una inyección que contiene la hormona progestina, la cual se administra cada tres meses en los músculos de la parte superior del brazo o en las nalgas. Se estima que la misma funciona mejor que las píldoras anticonceptivas para evitar un embarazo y es probable que el retorno de la fertilidad se retrase en 10 meses o más cuando se deja de usar.

9. ¿Qué es el anillo vaginal y cómo funciona?

Se trata de un anillo de plástico flexible que se coloca dentro de la vagina y libera estrógeno y progestina. El mismo mide unos 5 centímetros de ancho y debe usarse durante 3 semanas. Luego se retira, se deja pasar una semana, y se coloca uno nuevo. Al igual que las píldoras, evita el embarazo al liberar hormonas en el cuerpo.

Al contener estrógeno, existe un pequeño riesgo de presión arterial alta, coágulos sanguíneos, ataque cardíaco y accidente cerebrovascular, que aumenta entre los fumadores.

10. ¿Qué son los implantes de progestina?

Se trata de una barrita pequeña que se coloca bajo la piel, usualmente en la parte superior del brazo, y libera pequeñas cantidades de la hormona progestina en el torrente sanguíneo. El implante se realiza en menos de cinco minutos con anestesia local y puede utilizarse por hasta 3 años, aunque se puede retirar cuando se desee.

11. ¿Qué otros aspectos se deben tener en cuenta a la hora de elegir un método de Anticoncepción Hormonal?

Debido a que todos tienen efectos secundarios asociados y diferentes riesgos, es importante que la elección sea realizada de manera conjunta con un profesional. Se recomienda hablar con el especialista sobre los diferentes métodos y, de acuerdo a los gustos personales, los deseos o no de quedar embarazada en el corto o mediano plazo, y la historia clínica de cada paciente, escoger la mejor opción.

Por último, se recuerda que ninguno de estos métodos brinda protección contra las enfermedades de transmisión sexual.

Capítulo 128. Infertilidad Femenina

La Infertilidad es una expresión médica usada cuando una mujer no consigue concebir o llevar un embarazo a término luego de un año de mantener relaciones sexuales frecuentes. Se estima que este problema afecta a un 15 por ciento de las parejas. Sin embargo, con tratamiento adecuado, la mayoría de ellas consiguen tener bebés.

En un tercio de las veces la infertilidad se debe a factores femeninos. Otro tercio corresponde a factores masculinos, mientras que el resto es una combinación de ambos o no se conoce su causa exacta.

Del lado de las mujeres este trastorno puede deberse a inconvenientes físicos y hormonales, o estar relacionados con su estilo de vida o a variables ambientales.

Para conocer más sobre este tema, consultamos al doctor Mario Vega Carbó, especialista en endocrinología, quien está a cargo del Consultorio Vega & Vado.

Doctor Mario,
1. ¿Cuáles son las principales causas de Infertilidad Femenina?

En la mayoría de los casos se trata de problemas con la ovulación, ya sea porque esta no es regular o porque directamente no ocurre. Esto puede deberse a varios factores, como el Síndrome de Ovario Poliquístico, que hace que los ovarios no liberen un óvulo con regularidad o que este no sea saludable, y la Insuficiencia Ovárica Primaria, cuando dejan de funcionar en forma normal antes de los 40 años.

Otras causas son la producción excesiva de prolactina, una obstrucción vaginal, daños en las Trompas de Falopio, infecciones, inflamación pélvica y enfermedades de transmisión sexual.

También la tuberculosis genital, la Endometriosis, los pólipos o tumores benignos, las anomalías uterinas congénitas, el vaginismo y la estenosis cervical. En muchos casos, la infertilidad se debe al consumo de ciertos medicamentos. En otros, el motivo no se puede explicar.

2. ¿Qué otras enfermedades pueden causar infertilidad?

La Diabetes Mellitus, los problemas hepáticos o de tiroides, la Celiaquía, las enfermedades renales o suprarrenales, el Síndrome de Kallman, la disfunción hipotalámica, la Hiperprolactinemia y el Hipopituitarismo, entre otras dolencias, pueden provocar o colaborar en la infertilidad.

Por otro lado, también existe un factor psicológico, relacionado con las emociones, las sensaciones y los sentimientos que puede afectar la capacidad reproductiva.

3. ¿Cuáles son los principales síntomas de Infertilidad Femenina?

Además de la incapacidad de concebir o de llevar un embarazo a término, otros signos frecuentes son las alteraciones menstruales. Esta puede presentar ciclos demasiado largos (35 días o más) o cortos (menos de 21 días), ser irregular o estar ausente. Por otro lado, también puede haber dolor o malestar en la zona vaginal.

4. ¿Quiénes tienen más riesgo de padecerla?

Las mujeres de más de 35 años, las fumadoras, las que tienen sobrepeso, las que sufrieron infecciones de transmisión sexual y las que beben alcohol en exceso tienen más posibilidades de sufrir infertilidad.

5. ¿Cómo se detecta este trastorno?

Frente a sus síntomas, se realiza un análisis del historial clínico y distintos estudios para buscar sus causas. Las pruebas de fecundidad pueden incluir análisis genéticos y de ovulación, exámenes de sangre para controlar los niveles hormonales, una histerosalpingografía para detectar anomalías en la cavidad uterina, ecografía pélvica y laparoscopia para observar las trompas de Falopio, los ovarios y el útero.

6. ¿En qué consiste el tratamiento para la Infertilidad Femenina?

La terapia dependerá de la causa, de la edad de la paciente y de su preferencia personal. Esta puede incluir medicamentos, cirugía o el uso de técnicas que ayuden a la concepción. En muchos casos, los desórdenes de ovulación pueden ser resueltos con el uso de determinados fármacos, como citrato de clomifeno, gonadotropina, metformina, letrozol o bomocriptina. Por su parte, la cirugía puede corregir o remover anomalías.

Dentro de la reproducción asistida, se puede realizar una inseminación artificial o una fecundación in vitro. Si la causa es otra enfermedad o un problema psicológico o emocional, los mismos deberán ser tratados. Si se debe al consumo de un determinado medicamento, el médico podrá suplantarlo por otro.

7. ¿El uso de medicamentos para la fertilidad puede traer otras consecuencias?

Su uso puede aumentar los riesgos de embarazos múltiples y causar el síndrome de hiperestimulación ovárica, que produce inflamación y dolor en los ovarios. Por otro lado, si bien las posibilidades son pocas, su uso prolongado también puede aumentar las posibilidades de padecer tumores en los ovarios en el futuro.

8. ¿Qué otras recomendaciones se pueden tener en cuenta?

Para mejorar la fertilidad se aconseja comer sano, hacer ejercicio diario, mantener un peso corporal adecuado, dormir bien, no fumar y evitar el consumo de alcohol. También evitar el estrés y limitar la cafeína.

Por otro lado, la imposibilidad de quedar embarazada muchas veces se debe a cuestiones psicológicas y emocionales y puede generar depresión. Por ello se recomienda el acompañamiento psicológico, de ser necesario.

Capítulo 129. Fertilidad: inductores de la ovulación

La mayoría de los casos de infertilidad femenina se deben a problemas con la ovulación, ya sea porque esta no es regular o porque directamente no ocurre. Esto puede deberse a varios factores, como el síndrome de ovario poliquístico, la insuficiencia ovárica primaria, la producción excesiva de prolactina, una obstrucción vaginal, daños en las trompas de Falopio, infecciones, inflamación pélvica o enfermedades de transmisión sexual.

También puede ser consecuencia de tuberculosis genital, endometriosis, pólipos o tumores benignos, anomalías uterinas congénitas, vaginismo, estenosis cervical, trastornos alimenticios o el consumo de ciertos medicamentos.

En muchos casos, los desórdenes de ovulación pueden ser resueltos con el uso de determinados fármacos, como el citrato de clomifeno, la gonadotropina, la metformina, la cabergolina o la bromocriptina.

Para hablar sobre este tema, entrevistamos a Mario Vega Carbó, médico endocrinólogo con más de 20 años de experiencia.

Doctor Mario,
1. ¿A qué pacientes se les receta inductores de la ovulación?

Estos medicamentos se emplean para tratar a las mujeres que no ovulan en forma regular. En general, las pacientes que tienen ciclos menstruales irregulares o que presentan amenorrea suelen tener una disfunción ovulatoria.

De todos modos, antes de comenzar a utilizar estos fármacos, es conveniente realizar una evaluación de diagnóstico para determinar las causas de esta afección.

2. ¿Cómo funcionan estos medicamentos?

435

Estos fármacos estimulan a los ovarios a producir el crecimiento de uno o varios folículos maduros por ciclo, con el objetivo de que al menos uno de ellos sea fertilizado y consiga un embarazo.

3. ¿Cuál es el fármaco que se utiliza con más frecuencia para inducir la ovulación?

El que más se utiliza es el citrato de clomifeno, el cual funciona de igual manera que el estrógeno, una hormona femenina que hace que los ovarios produzcan óvulos y se liberen. Este medicamento viene en forma de tabletas y por lo general se toma una vez al día durante 5 días, empezando el tercer día luego de la menstruación. La dosis estándar es de 50 a 100 miligramos por día.

El citrato de clomifeno generalmente se indica a pacientes con ovario poliquístico o con esterilidad de origen desconocido. Además, también se lo utiliza para tratar anormalidades menstruales, senos fibroquísticos y producción persistente de leche materna.

4. ¿Qué efectos secundarios puede tener el citrato de clomifeno?

Este medicamento puede causar una mayor incidencia de embarazos múltiples, sofocones, mucosa cervical espesa y seca, visión borrosa, dolores de cabeza, náuseas, depresión, sensibilidad en los senos, cambios de humor, sangrado vaginal, quistes ováricos y molestias pélvicas.

El citrato de clomifeno no debe usarse por más de seis ciclos menstruales seguidos.

5. ¿Qué son las gonadotrofinas y cómo funcionan?

Las gonadotrofinas son hormonas secretadas naturalmente por la hipófisis, que se encargan del desarrollo folicular y de la maduración del óvulo. En los tratamientos de reproducción asistida se utilizan para producir el crecimiento controlado de uno o varios folículos.

Este medicamento se administra mediante inyecciones subcutáneas una vez al día. El tratamiento se inicia habitualmente en el tercer día del ciclo ovárico y suele durar entre 7 y 12 días, dependiendo de cada caso. La dosis inicial normal suele ser de entre 75 y 150 unidades por día.

6. ¿Qué efectos secundarios pueden causar las gonadotrofinas?

Este medicamento puede provocar distención abdominal leve, sensibilidad en los senos, cambios de humor y erupciones cutáneas en la zona de la inyección. Además, puede generar el síndrome de hiperestimulación ovárica, que provoca dolor e hinchazón de los ovarios, y un mayor riesgo de embarazos múltiples.

7. ¿Cómo pueden la bomocriptina y la cabergolina inducir la ovulación?

En muchos casos, las pacientes ovulan de manera irregular porque la hipófisis secreta demasiada prolactina. La Hiperprolactinemia puede provocar la disminución de estrógeno y generar galactorrea e infertilidad.

La bromocriptina y la cabergolina son dos fármacos que reducen la cantidad de prolactina que libera la hipófisis. La primera se toma vía oral todos los días, mientras que la segunda se ingiere en forma de una o dos pastillas, dos veces por semana. Además, la bromocriptina también puede administrarse por vía vaginal.

8. ¿Qué efectos secundarios pueden causar la bomocriptina y la cabergolina?

Estos fármacos pueden causar náuseas, vómitos, congestión nasal, dolores de cabeza, cansancio, desmayos, mareos, disminución de la presión sanguínea y somnolencia, entre otros efectos secundarios. Para evitarlos, generalmente se comienza el tratamiento con dosis bajas y se va subiendo en forma gradual.

9. ¿Qué otros aspectos se deben tener en cuenta durante el uso de estos fármacos?

Antes de iniciar el tratamiento es importante informar al médico sobre cualquier otro medicamento, vitamina o suplemento que se esté utilizando, para que este evalúe si la combinación puede ser perjudicial.

También se debe notificar si se padecen alergias u otras afecciones, como hipertensión o problemas renales, del corazón o del hígado; o sangrados vaginales.

Por otro lado, durante el tratamiento es muy importante realizar controles ecográficos para hacer un seguimiento estricto del crecimiento folicular, así como para diagnosticar un excesivo número de folículos en desarrollo que puedan elevar el riesgo de gestación múltiple.

Por último, estos medicamentos deben conservarse en un lugar adecuado, a temperatura ambiente y fuera del alcance de los niños.

Capítulo 130. Alopecia Androgénica Femenina

La Alopecia Androgénica Femenina es el tipo más común de pérdida de cabello en las mujeres. Conocida también como calvicie de patrón femenino, provoca que el pelo se vuelva corto, muy fino y sin pigmentación en forma progresiva.

El adelgazamiento del cabello se da sobre todo en la parta superior de la cabeza, generando la pérdida de densidad y la aparición de zonas clareadas. Si bien puede presentarse a cualquier edad, es más común a partir de los 50 años. Su manifestación puede provocar baja autoestima y depresión.

Para conocer más sobre este tema, consultamos al doctor Mario Vega Carbó, especialista en endocrinología a cargo del Consultorio Vega & Vado.

Doctor Mario,
1. ¿Cuál es la causa de la Alopecia Androgénica Femenina?

Esta afección pude ser provocada por la presencia de ciertas hormonas masculinas, como la testosterona, la androsterona y la dihidrotestosterona (DHT) en niveles elevados. Estas pueden causar el agotamiento de los folículos pilosos, generando una mayor fragilidad y un menor crecimiento del pelo.

La Alopecia Androgénica Femenina también puede deberse al envejecimiento, razones genéticas y hereditarias, el uso de determinados medicamentos, situaciones de estrés, mala alimentación, oxidación y micro inflamación, enfermedad en la tiroides y el uso excesivo de tratamientos y productos para el cabello. Usualmente se manifiesta una vez alcanzada la menopausia.

2. ¿Qué medicamentos pueden causar esta dolencia?

La Alopecia Androgénica Femenina puede ser provocada por fármacos para reducir el colesterol; para tratar el Parkinson, las ulceras estomacales, la artritis, la depresión y la hipertensión; y los anticonvulsivantes.

3. ¿Cuáles son sus principales síntomas?

En la mujer el cabello se adelgaza sobre todo en la parte superior de la cabeza y comienza con un ensanchamiento a través de la zona central. A diferencia de los hombres, en muy pocas ocasiones la alopecia progresa hasta la calvicie, sino que genera una pérdida de densidad.

4. ¿En qué consiste el tratamiento de la Alopecia Androgénica Femenina?

Entre los medicamentos utilizados para tratar esta afección se encuentran minoxidil, finasterida, espironolactona, cimetidina, píldoras anticonceptivas y ketoconazol.

A su vez, las drogas vegetales *Serenoa repens* y *Pygeun africanum* ayudan a inhibir la actividad de la enzima 5α-reductasa, lo que reduce el paso de testosterona a dihidrotestosterona, responsable de la miniaturización de los folículos pilosos.

Por su parte, también se utiliza el metilsulfonilmetano (MSM), que tiene efectos antioxidantes y antiinflamatorios, y es una fuente de azufre orgánico esencial para el ciclo vital del cabello. De ser necesario también es posible realizar un trasplante de cabello, que suele dar muy buenos resultados. Para ello se extraen pequeñas porciones de pelo de áreas donde es más grueso y se colocan en otras que presentan calvicie.

Otra opción es la estimulación del cuero cabelludo mediante la aplicación de dióxido de carbono por medio de inyecciones subcutáneas.

5. ¿Qué otros aspectos se recomiendan en estos casos?

Para ayudar a paliar el problema, es importante adoptar una dieta saludable y buenos hábitos alimenticios. También consumir complementos vitamínicos y antioxidantes, descansar de manera adecuada y practicar ejercicio físico en forma regular. Además, se recomiendan los masajes en el cuero cabelludo para activar la circulación y evitar el uso de secadores, planchas y tinturas.

Por otro lado, es importante evitar el estrés y tratar los problemas de depresión, ansiedad, anemia e insomnio en forma rápida.

6. ¿Qué otras complicaciones puede traer la Alopecia Androgénica Femenina?

La pérdida del cabello puede bajar la autoestima y causar depresión y ansiedad, además de afectar las relaciones familiares, laborales sociales y de pareja.

Las extensiones, el uso de pelucas, sombreros o pañuelos, o un cambio del estilo de peinado pueden ayudar a ocultar sus efectos y mejorar la apariencia.

Capítulo 131. Hiperandrogenismo, Hirsutismo y Acné

El Hiperandrogenismo es un trastorno en el cual las mujeres producen un exceso de andrógenos, las hormonas sexuales masculinas. Se trata de un problema bastante común, que afecta a entre un 5 y un 10 por ciento de las mujeres en edad reproductiva.

El mismo puede generar el desarrollo de características masculinas en el cuerpo, como el crecimiento exagerado del vello (hirsutismo), la disminución del tamaño de las mamas, la ausencia de períodos menstruales, seborrea y acné.

Para conocer más sobre este tema, entrevistamos a Mario Vega Carbó, especialista en endocrinología clínica.

Doctor Mario,
1. ¿Cuáles son las principales causas del Hiperandrogenismo?

Este trastorno generalmente es consecuencia de una excesiva producción de andrógenos de los ovarios y las glándulas suprarrenales. Esto puede deberse a una Hiperplasia Adrenal Congénita, tumores, el Síndrome de Cushing, el Síndrome de Ovario Poliquístico o el consumo de ciertos medicamentos, como danazol, los corticoesteroides sistémicos y la fluoxetina, entre otras posibilidades.

2. ¿Cuáles son sus principales síntomas?

El Hiperandrogenismo puede provocar acné grave, disminución del tamaño de las mamas, aumento del vello corporal y facial, ausencia de períodos menstruales, infertilidad, engrosamiento de la voz, crecimiento del tamaño del clítoris, incremento en la masa muscular, calvicie de patrón masculina y piel grasosa.

Por otro lado, en las recién nacidas puede manifestarse en forma de genitales ambiguos, mientras que en las niñas se da con la aparición

442

prematura de vello púbico o axilar antes de los 9 años, acné, aumento del olor corporal y aceleración del crecimiento.

3. ¿Cómo se detecta esta enfermedad?

Generalmente se realiza un examen físico y distintos análisis para medir el nivel de ciertas hormonas y otras sustancias en sangre, incluyendo testosterona, prolactina, colesterol, insulina, glucosa y de la estimulante de la tiroides, entre otros.

También pueden ser necesarias pruebas de diagnóstico por imágenes para detectar anomalías en los ovarios, la hipófisis y las glándulas suprarrenales, y un examen pélvico para buscar tumores.

4. ¿En qué consiste el tratamiento del Hiperandrogenismo?

La terapia puede incluir el uso de antiandrógenos, como acetato de ciproterona, espironolactona y flutamida. Si la causa de este trastorno es un tumor ovárico o suprarrenal, puede ser necesaria una cirugía, radioterapia y otros tratamientos.

En cambio, si es ocasionada por algún medicamento, se puede bajar la dosis o cambiar por otro similar que no produzca estos síntomas.

Si la paciente padece obesidad, se busca que normalice su peso mediante una dieta baja en calorías y actividades físicas. Esto ayuda a mejorar la afección y la eficacia de los medicamentos. En el caso de niñas que nazcan con genitales de apariencia masculina, se puede realizar una cirugía reparadora para normalizar su aspecto y su función.

5. ¿Qué es el Hirsutismo y qué lo provoca?

El Hirsutismo es un trastorno que causa en las mujeres un crecimiento excesivo de vello oscuro y grueso en el rostro, el pecho y la espalda. El mismo es generalmente causado por un exceso de andrógenos, aunque también puede deberse a rasgos hereditarios.

6. ¿Cómo se trata?

Los anticonceptivos hormonales que contienen estrógeno y progestina, y los medicamentos antiandrógenos se suelen utilizar para tratar el hirsutismo causado por la producción de hormonas masculinas.

Por otro lado, también se pueden recetar cremas tópicas para tratar el vello facial excesivo en el rostro o utilizar terapia láser para eliminarlo en forma permanente. Para estos casos no se recomienda la depilación con pinzas, con cera o con productos químicos, o afeitarse.

7. ¿Qué es el Acné y qué lo provoca?

El Acné es una afección cutánea que se produce cuando los folículos pilosos se tapan con grasa y células muertas, ocasionando la aparición de puntos negros o granos. Esto puede ser causado por la producción abundante de grasa, la obstrucción de los folículos pilosos, bacterias o el exceso de andrógenos.

8. ¿Cómo se trata?

Por lo general la terapia combina la utilización de medicamentos tópicos y orales. Existen varios fármacos para restringir la producción de grasa o de andrógenos, para acelerar la renovación de células dérmicas, para combatir la infección bacteriana y para reducir la inflamación.

En casos graves, se puede utilizar el tratamiento con láser, la exfoliación química, la extracción de comedones y la inyección de esteroides.

9. ¿Qué otras complicaciones puede traer el Hiperandrogenismo?

Este trastorno puede estar acompañado de infertilidad y de problemas durante el embarazo. A su vez, las mujeres con Síndrome Ovárico Poliquístico tienen mayor riesgo de padecer diabetes, colesterol y presión arterial altos, cáncer uterino y obesidad.

Para prevenir estos inconvenientes, se les recomienda adoptar un estilo de vida saludable controlando el peso, haciendo ejercicio en forma regular y siguiendo una dieta apropiada.

Por otro lado, las mujeres que toman medicamentos para tratar el hirsutismo deben evitar quedar embarazadas, debido al riesgo de que se produzcan defectos de nacimiento.

Por último, quienes padecen esta afección pueden sufrir de falta de autoestima, vergüenza y depresión como consecuencia del hirsutismo y el acné graves, por lo que se aconseja acompañar el tratamiento con apoyo psicológico y familiar de ser necesario.

Capítulo 132. Clitoromegalia o hipertrofia del clítoris

La clitoromegalia o hipertrofia del clítoris es un trastorno en el que este órgano presenta un tamaño más grande lo normal, que puede asemejarse a un pene pequeño.

El clítoris está situado en el interior de la vagina y es visible desde la parte superior de la vulva. El mismo se encarga de proporcionar placer sexual a la mujer y no tiene funciones reproductivas ni relacionadas con la secreción de la orina. El tamaño de su parte visible puede variar entre los 2 y 6 milímetros de ancho, y los 2 y 9 milímetros de largo. La clitoromegalia aparece cuando se superan estas medidas.

Para conocer más sobre este tema, entrevistamos al médico cubano Mario Vega Carbó, especialista en endocrinología clínica.

Doctor Mario,
1. ¿Qué provoca la clitoromegalia?

Esta afección puede deberse a causas congénitas, provocadas por un aumento exagerado de los niveles de testosterona u otros trastornos hormonales. Esto genera que los genitales externos se masculinicen, haciendo que el clítoris se alargue.

Otro motivo puede ser la hiperplasia adrenal congénita, un trastorno hereditario que afecta a la producción de hormonas de las glándulas suprarrenales. Las personas con esta dolencia generan más andrógenos, una hormona que causa la aparición temprana o inapropiada de características masculinas.

La clitoromegalia también puede deberse a tumores maternos que secreten andrógenos, al consumo de esteroides anabolizantes durante el embarazo y a una hinchazón traumática de los genitales durante el trabajo de parto.

446

Por otro lado, además puede aparecer durante la terapia de hormonización masculina.

2. ¿Qué trastornos puede generar la clitoromegalia?

Esta afección puede provocar relaciones sexuales dolorosas y trastornos emocionales debidos a su apariencia, generando vergüenza y complejos por presentar un aspecto similar a un pene pequeño. Además, en casi todos los casos la clitoromegalia va acompañada de una hipertrofia del capuchón, es decir, un agrandamiento del doblez de piel que recubre al clítoris.

3. ¿Cómo se trata esta dolencia?

La misma puede tratarse mediante una intervención quirúrgica para reducir su tamaño. Durante ella se elimina el tejido excesivo y se coloca el clítoris nuevamente en su posición correcta.

En casos en que también exista hipertrofia del capuchón, este se puede corregir en la misma operación. Por lo general esta cirugía se realiza en forma ambulatoria con anestesia local.

4. ¿Qué consecuencias puede tener esta intervención?

Tras la cirugía la paciente puede presentar molestas o hinchazón en la zona, las cuales desaparecen en pocos días. En casos de dolor se pueden tomar antiinflamatorios y analgésicos indicados por el médico.

La persona podrá retomar rápidamente sus actividades tras 48 horas de reposo, pero deberá esperar por lo menos un mes para mantener relaciones sexuales. Esta operación no afecta en nada la sensibilidad erógena del órgano.

5. ¿Cómo se tratan los casos de hiperplasia adrenal congénita?

En estos casos, la terapia que se emplea busca normalizar los niveles hormonales, mediante la aplicación de hidrocortisona para reemplazar el cortisol, mineralocorticoides para suplir la aldosterona y otros medicamentos.

Los objetivos son mantener un balance de líquidos y sales, los niveles de azúcar en sangre, evitar una crisis adrenal y asegurar un crecimiento físico y un desarrollo sexual habitual. Para ello, es fundamental someterse a análisis periódicos para ver si las dosis empleadas deben ajustarse.

En el caso de niñas que nazcan con genitales de apariencia masculina, también se puede realizar una cirugía reparadora para normalizar su aspecto y su función. Por lo general la misma se efectúa entre los 2 y los 6 meses de edad y, en ocasiones, se requieren nuevos procedimientos durante la pubertad o más adelante.

Si la hiperplasia se detecta antes del nacimiento, también es posible prevenir el efecto de los andrógenos sobre los genitales femeninos mediante un tratamiento prenatal, utilizando la hormona sintética dexametasona.

Capítulo 133. Síntomas y tratamiento del Síndrome de Ovario Poliquístico

El Síndrome de Ovario Poliquístico (SOP) es un trastorno frecuente en mujeres en edad reproductiva, quienes presentan un nivel elevado de hormonas en su cuerpo.

Entre sus principales síntomas se destacan la menstruación irregular, el crecimiento excesivo de vello en zonas poco comunes (labio superior, patillas, barbilla, cuello, areolas mamarias, tórax, ombligo, ingle, muslos y espalda), acné grave y calvicie de patrón masculino.

Además, suele provocar alteraciones metabólicas como hiperinsulinemia, resistencia a la insulina, altos niveles de colesterol y triglicéridos, y obesidad; cambios en la piel, infertilidad y un aumento en el número de quistes en los ovarios. La causa exacta del SOP se desconoce, pero podría implicar una combinación de factores genéticos y ambientales intrauterinos y extrauterinos.

Para conocer más sobre este trastorno, entrevistamos a Mario Vega Carbó, médico endocrinólogo con más de 20 años de experiencia.

Doctor Mario,
1. ¿Qué provoca el Síndrome de Ovario Poliquístico?

Generalmente el SOP está asociado a mudanzas en los niveles hormonales de los estrógenos y la progesterona, que colaboran en la liberación de los óvulos; y los andrógenos, una hormona masculina que se encuentra en pequeñas cantidades en las mujeres. También se lo relaciona al exceso de insulina.

En muchos casos, cuando se presenta este trastorno los óvulos no se liberan y permanecen en los ovarios, lo que puede contribuir a la esterilidad. Los otros síntomas relacionados con esta patología se deben al alto nivel de las hormonas masculinas en el organismo.

2. ¿Quiénes son más propensas a padecer de SOP?

Por lo general el síndrome se diagnostica en mujeres de entre 20 o 30 años, aunque también puede afectar a las niñas adolescentes. Los síntomas suelen comenzar cuando se inician los períodos menstruales.

Sus signos suelen ser más graves en las personas obesas. Por otro lado, las familias de mujeres que padecieron este trastorno tienen un mayor riesgo de sufrirlo.

3. ¿Qué otras complicaciones tiene para la salud?

Las mujeres con SOP son más propensas a padecer cáncer endometrial, diabetes, esterilidad, abortos espontáneos, esteatohepatitis no alcohólica, apnea del sueño, depresión, ansiedad y trastornos de la alimentación.

4. ¿Cómo se diagnostica el Síndrome de Ovario Poliquístico?

En primer lugar, es necesario hacer un análisis de la historia clínica del paciente y una serie de estudios físicos, entre los que se incluyen la revisión del peso y el índice de masa corporal, y la medición del tamaño de su abdomen.

Además, se acostumbra realizar exámenes pélvicos para observar los ovarios, y de sangre para verificar los niveles hormonales y de glucosa. También pruebas de embarazo y de la función tiroidea. Con toda esta información, más la consulta de los antecedentes familiares, es posible hacer un diagnóstico preciso.

5. ¿En qué consiste el tratamiento?

El tratamiento del SOP suele incluir pastillas anticonceptivas y terapia con progesterona para regularizar la menstruación, metformina para prevenir la diabetes, estatinas para controlar los niveles elevados de colesterol, hormonas para aumentar la fertilidad, espironolactona para bloquear los andrógenos, y procedimientos para disminuir y eliminar el exceso de vello, como la electrólisis y la depilación láser.

Por lo general también se busca que el paciente normalice su peso, mediante una dieta baja en calorías y actividades físicas. Esto ayuda a mejorar la afección y la eficacia de los medicamentos.

6. ¿Qué resultados son esperables?

Con cuidados adecuados, los síntomas del SOP suelen desaparecer. Además, las mujeres pueden quedar embarazadas, aunque existe un mayor riesgo de abortos espontáneos y diabetes gestacional.

Una vez culminado el tratamiento, se aconseja a los pacientes realizar controles periódicos del peso, tensión arterial, niveles de glucosa y lípidos.

Capítulo 134. Antiandrógenos: Finasteride, Espironolactona y Flutamide

Los antiandrógenos son un grupo de medicamentos que inhiben los efectos biológicos de los andrógenos u hormonas sexuales masculinas en los tejidos corporales. Se utilizan para el tratamiento del cáncer o la hiperplasia benigna de próstata; el acné y el hirsutismo en las mujeres; la alopecia androgénica; y los trastornos sexuales graves, como la hipersexualidad o las parafilias en los hombres.

La administración de estos medicamentos puede causar una mengua en el desarrollo y una involución de los caracteres sexuales secundarios en los varones. También puede reducir la función de los órganos sexuales y disminuir la libido.

Dentro de los antiandrógenos más utilizados se encuentran Finasteride, Espironolactona y Flutamide.

Para conocer más sobre este tema, entrevistamos al médico cubano Mario Vega Carbó, especialista en endocrinología clínica.

Doctor Mario,
1. ¿Qué es el Finasteride y para qué se lo utiliza?

El Finasteride es un antiandrógeno que inhibe la 5 alfa reductasa, enzima primordial en la conversión de testosterona en dihidrotestosterona en el epitelio prostático.

Este medicamento se utiliza para tratar el agrandamiento de la próstata y algunos de sus síntomas, como la micción excesiva o la dificultad para orinar. Su uso puede disminuir la necesidad de una cirugía.

Además, este fármaco se emplea para tratar la alopecia androgénica masculina.

2. ¿Cómo se utiliza este medicamento?

El Finasteride viene en tabletas que se toman vía oral, generalmente una vez al día.

3. ¿Qué efectos secundarios puede provocar el Finasteride?

Este medicamento puede causar impotencia, diminución de la libido, reducción del volumen de la eyaculación, dolor en los testículos y ginecomastia. También, depresión y el aumento de ideas suicidas.

4. ¿Qué es la Espironolactona y para qué se la utiliza?

La Espironolactona es un esteroide sintético que reduce los efectos de la aldosterona y de los androgénicos. Este medicamento se utiliza para tratar el hiperaldosteronismo, un trastorno hormonal en el cual las glándulas suprarrenales producen una cantidad excesiva de aldosterona en la sangre. El mismo ayuda a que los riñones eliminen en la orina el agua y el sodio innecesarios, pero reduce la pérdida de potasio del cuerpo.

Además, también se lo usa para tratar la insuficiencia cardíaca y la hipertensión, y en pacientes con edema ocasionado por enfermedad del hígado o del riñón. La Espironolactona sirve para controlar estas afecciones, pero no las cura.

Por otro lado, también se la emplea en combinación con otros medicamentos para tratar la pubertad precoz y el hirsutismo.

5. ¿Cómo se utiliza este medicamento?

La Espironolactona viene en tabletas y suspensión que se toman vía oral, generalmente una o dos veces al día. Es posible que primero se comience con una dosis baja y luego se aumente en forma gradual.

6. ¿Qué efectos secundarios puede provocar la Espironolactona?

Este medicamento puede causar vómitos, diarrea, dolor de estómago, agrandamiento o dolor en los senos, períodos menstruales irregulares, sangrado vaginal, atrofia testicular, disfunción eréctil, mayor crecimiento del vello en el cuerpo, somnolencia, cansancio, calambres y náuseas.

7. ¿Qué es el Flutamide y para qué se la utiliza?

El Flutamide es un antiandrógeno no esteroide que bloquea la actividad de la testosterona. Se lo emplea para tratar ciertos tipos de cáncer de próstata, al detener la multiplicación y propagación de las células malignas.

8. ¿Cómo se utiliza este medicamento?

El Flutamide viene en pastillas que se toman por vía oral tres veces al día, cada 8 horas.

9. ¿Qué efectos secundarios puede provocar el Flutamide?

Este medicamento puede causar daños graves en el hígado. Además, entre sus efectos secundarios pude haber hinchazón en el pecho, diarrea, náuseas, vómitos, pérdida del apetito, disfunción eréctil, disminución de la libido, sofocos y sudor excesivo, ginecomastia y depresión.

Por otro lado, las mujeres embarazadas no deben tomar este medicamento ya que podría causar daños en el feto.

10. ¿Qué se debe hacer en caso de olvidar tomar una dosis de estos medicamentos?

Se debe ingerir la misma apenas se recuerde. No obstante, si ya es casi la hora de la siguiente dosis, es mejor omitirla y continuar con la dosificación regular. En ningún caso se debe tomar una dosis doble para compensar la que se olvidó.

11. ¿Qué otros aspectos se deben tener en cuenta durante el uso de estos antiandrógenos?

Antes de iniciar el tratamiento es importante informar al médico sobre cualquier otro medicamento, vitamina o suplemento que se esté utilizando, para que este evalúe si la combinación puede ser perjudicial.

También se debe notificar si se padecen alergias u otras afecciones, como hipertensión o problemas renales, del corazón, del hígado o de la próstata; si se está embarazada o planeando concebir en el corto plazo, o si se está amamantado.

Por último, estos medicamentos deben conservarse en un lugar adecuado, a temperatura ambiente y fuera del alcance de los niños.

Capítulo 135. La Insuficiencia Ovárica Primaria

La Insuficiencia Ovárica Primaria, también conocida como Falla Ovárica Prematura, es un trastorno que ocurre cuando los ovarios dejan de funcionar en forma normal antes de los 40 años.

Cuando pasan las cuatro décadas de vida, las mujeres se vuelven menos fértiles y pueden comenzar a tener períodos menstruales irregulares a medida que entran en la menopausia.

Sin embargo, cuando sufren esta afección, esto comienza a ocurrir de manera temprana, cuando todavía son jóvenes, e incluso durante la adolescencia.

La Insuficiencia Ovárica Primaria no es lo mismo que la menopausia prematura, donde los períodos se detienen antes de los 40 y la mujer ya no puede quedar embarazada. En este caso, la persona todavía tiene menstruaciones ocasionales e incluso puede llegar a concebir.

Para conocer más sobre este tema, entrevistamos al médico cubano Mario Vega Carbó, especialista en endocrinología.

Doctor Mario,
1. ¿Cuál es la causa de la Insuficiencia Ovárica Primaria?

En la mayoría de los casos se desconoce el motivo exacto de esta falla, pero se cree que está relacionada con problemas en los folículos que contienen a los óvulos inmaduros. Estos dejan de funcionar correctamente, ya sea por enfermedades genéticas (síndrome de Turner y el síndrome del cromosoma X Frágil), por tratamientos de quimioterapia o radioterapia, por trastornos metabólicos o por la exposición a algunas toxinas.

Del mismo modo, ciertos medicamentos para enfermedades autoinmunes o para prevenir el rechazo del trasplante de órganos también podrían estar relacionados.

2. ¿Cuáles son sus síntomas?

El primer signo de la Insuficiencia Ovárica Primaria son los períodos irregulares o ausentes. Además, las mujeres pueden presentar síntomas similares a los de la menopausia, como calores repentinos, sudores nocturnos, irritabilidad, falta de concentración, disminución del deseo sexual, dolores durante las relaciones, sequedad vaginal, dificultad para dormir e infertilidad.

3. ¿Qué otros trastornos puede causar esta afección?

Como consecuencia de los cambios hormonales, las pacientes pueden sufrir ansiedad, depresión, problemas en los ojos, endurecimiento de las arterias y enfermedades cardíacas, hipotiroidismo y osteoporosis.

4. ¿Cómo se diagnostica la Falla Ovárica Prematura?

Para confirmar esta condición, es necesario analizar la historia clínica de la paciente, ver si tiene antecedentes familiares con este mismo problema, y realizar un examen físico para descartar otras enfermedades que puedan estar causando los síntomas.

Por otro lado, por lo general se lleva a cabo un análisis de sangre para verificar los niveles de las hormonas, una ecografía pélvica para controlar los ovarios y los folículos, y una prueba de los cromosomas conocida como cariotipo. Durante el diagnóstico también hay que descartar un embarazo.

5. ¿En qué consiste el tratamiento de la Insuficiencia Ovárica Primaria?

457

De momento no existe un tratamiento que permita restablecer el funcionamiento normal de los ovarios. Lo que sí hay son terapias para mitigar sus síntomas. Por ejemplo, un tratamiento de reemplazo hormonal con estrógeno y progesterona mejora la salud sexual y disminuye los riesgos de enfermedades cardíacas y osteoporosis.

Generalmente esta terapia se recomienda hasta los 50 años, ya que pasada esa edad puede aumentar el riesgo de padecer cáncer de seno y derrame cerebral.

Para tratar la disminución de la densidad del tejido óseo también se aconseja la toma de suplementos de calcio y vitamina D, realizar actividad física regular y controlar el peso.

Si la paciente desea tener hijos, puede considerar la opción de la fertilización in vitro con óvulos de un donante o adoptar. No obstante, un pequeño porcentaje de mujeres con este problema pueden concebir de manera espontánea, como resultado de la función ovárica intermitente en las primeras etapas del trastorno.

Por otro lado, después de la estimulación hormonal, los ovocitos humanos o los embriones de personas con riesgo de insuficiencia ovárica primaria pueden ser criopreservados.

6. ¿Qué otros aspectos hay que tener en cuenta frente a la Insuficiencia Ovárica Primaria?

En algunos casos, la pérdida de la función ovárica y la imposibilidad de quedar embarazada puede generar depresión. Por ello se recomienda el acompañamiento psicológico, de ser necesario.

Por otro lado, para mitigar los síntomas de este trastorno, también es aconsejable realizar mejoras en el estilo de vida. Esto incluye no fumar, la adquisición de patrones de alimentación saludables, la práctica de actividad física constante, y evitar el alcohol y las bebidas que contengan cafeína.

Capítulo 136. Terapia de reemplazo hormonal durante la menopausia

La menopausia es el período de la vida de una mujer en la cual deja de tener menstruaciones. Suele ocurrir de forma natural, con mayor frecuencia entre los 45 y los 55 años, cuando los ovarios dejan de producir estrógeno y progesterona.

A los signos y síntomas que suceden durante esta etapa se los conoce como Síndrome de Climaterio. Los más comunes son los calentamientos repentinos del cuerpo (bochornos), cambios de humor, la disminución de la densidad de masa ósea (osteoporosis), el aumento del riesgo cardiovascular y las alteraciones genitourinarias.

Durante esta fase las mujeres también pueden experimentar dificultades para dormir y para concentrarse, sudoración nocturna, dolor durante las relaciones sexuales, sequedad vaginal, pérdida de cabello, aumento del vello facial y depresión.

Para conocer más sobre el tratamiento de esta problemática, entrevistamos al doctor Mario Vega Carbó, especialista en endocrinología con más de 20 años de experiencia.

Doctor Mario,
1. ¿Qué puede hacer una mujer durante la menopausia?

Durante los años pre y post menopausia, los niveles hormonales femeninos suelen subir y bajar, provocando todo tipo de trastornos. Para aliviar estos síntomas, es posible llevar adelante un tratamiento de reemplazo hormonal, en los que se aplican estrógenos y progestágenos exógenos para sustituir las hormonas que no se están produciendo naturalmente.

Este procedimiento también ayuda a proteger a las mujeres contra la osteoporosis y a prevenir infecciones de vías urinarias recurrentes.

Además, los estrógenos mejoran el ánimo de las pacientes con síntomas depresivos.

2. ¿Para quiénes está recomendado este tratamiento?

Para algunas mujeres los síntomas de la menopausia son leves y desaparecen por sí solos. Pero en otras sus signos son más potentes y pueden ser muy molestos. Para esos casos, es recomendable un tratamiento de reemplazo hormonal.

No obstante, es importante aclarar que este procedimiento no es conveniente para personas con problemas de sangrado vaginal o que han tenido ciertos tipos de cáncer, accidentes cerebrovasculares, ataques cardíacos, coágulos de sangre o enfermedades hepáticas.

Por eso, antes de comenzar la terapia, es importante revisar la historia clínica del paciente y sus antecedentes familiares, considerar sus características y la evaluación de los riesgos.

3. ¿A qué edad es recomendable este tratamiento?

La terapia de reemplazo hormonal puede iniciarse dentro de los primeros 10 años de la menopausia o en mujeres menores de 60 años que no tengan contraindicaciones. Para ello es conveniente hacer un análisis exhaustivo previo y comenzar su implementación cuando se considere la mejor opción terapéutica para sus síntomas, ya que no se aconseja su utilización por un período prolongado.

4. ¿Cómo es la administración de estas hormonas?

Existen diferentes formas de administración. Los más comunes son a través de pastillas vía oral, pero también existen parches cutáneos, cremas vaginales, gel y tabletas. Todos son igual de efectivos.

La posología es variable de acuerdo con la vía de administración seleccionada, el tipo de estrógeno y progesterona y los esquemas terapéuticos utilizados. Se recomienda iniciar con dosis bajas e ir aumentando en caso de que los síntomas persistan.

5. Por lo general, ¿cuánto dura el tratamiento de reemplazo hormonal?

Su duración varía de paciente a paciente, pero por lo general se aconseja que la terapia combinada se mantenga por un periodo menor a 3 años y la terapia estrogénica simple por unos 7 años.

6. ¿Qué otras iniciativas se pueden implementar para aliviar los síntomas de la menopausia?

Tanto antes, durante y después de este período, es recomendable realizar mejoras en el estilo de vida de la paciente. Esto incluye no fumar, la adquisición de patrones de alimentación saludables, la práctica de actividad física constante, y evitar el alcohol y las bebidas que contengan cafeína

Por otro lado, en los últimos años ha crecido el uso de la llamada medicina naturopática, que emplea hierbas, homeopatía, acupuntura y otras alternativas, para aliviar los síntomas relacionados con la menopausia.

Capítulo 137. Tratamiento con estrógeno y progesterona

En las mujeres los óvulos generan fundamentalmente estrógenos y progesterona, y una pequeña cantidad de testosterona. Estas hormonas regulan el ciclo menstrual y el embarazo, los caracteres sexuales secundarios, y actúan en otros órganos y sistemas del cuerpo.

En pacientes con hipogonadismo, una afección que se presenta cuando las gónadas no generan la cantidad adecuada de estas sustancias, la terapia de reemplazo hormonal es una de las alternativas disponibles.

Existen diferentes formas de aplicar estrógeno y progesterona, como inyecciones, parches cutáneos, cremas vaginales, gel y tabletas, siendo todas igual de efectivas.

Para conocer más sobre este tema, entrevistamos al doctor Mario Vega Carbó, especialista en endocrinología clínica.

Doctor Mario,
1. ¿Qué trastornos genera el hipogonadismo en las mujeres?

Esta dolencia puede afectar el desarrollo de las mamas y la estatura y provocar ciclos menstruales ausentes, sofocos, sequedad vaginal, cambios de humor e infertilidad. Su padecimiento es normal durante la menopausia.

Por otro lado, el hipogonadismo también puede provocar cambios mentales y emocionales, y genitales anormales.

2. ¿En qué casos se utiliza la terapia con estrógeno y progesterona?

Durante los años pre y post menopausia, los niveles hormonales femeninos suelen subir y bajar, provocando todo tipo de trastornos. Los más comunes son los calentamientos repentinos del cuerpo (bochornos), cambios de humor, disminución de la densidad de masa ósea

463

(osteoporosis), el aumento del riesgo cardiovascular y las alteraciones genitourinarias.

Durante esta fase las mujeres también pueden experimentar dificultades para dormir y para concentrarse, sudoración nocturna, dolor durante las relaciones sexuales, sequedad vaginal, pérdida de cabello, aumento del vello facial y depresión.

Para aliviar estos síntomas, es posible llevar adelante un tratamiento de reemplazo hormonal para sustituir aquellas que no se están produciendo naturalmente.

En niñas y adolescentes su uso puede detener el crecimiento y afectar la velocidad del desarrollo sexual. En aquellas con Hipogonadismo la terapia permite que la pubertad evolucione con normalidad y aparezcan los caracteres sexuales secundarios.

En los hombres, puede causar una disminución de la libido y del crecimiento del vello facial y corporal, un incremento del tejido mamario, una distribución acorde de la grasa y una leve modificación en el tono de voz.

El estrógeno y la progesterona también se utilizan en la terapia hormonización femenina para casos de trastorno de identidad de género. Su uso durante el embarazo podría perjudicar al bebé.

3. ¿Qué beneficios ofrece el tratamiento?

La terapia de reemplazo hormonal puede estimular el desarrollo de las mamas, el vello púbico y otras características sexuales durante la adolescencia.

Durante la pre y post menopausia, el estrógeno reduce la sensación de calor en la parte superior del cuerpo y los bochornos, los ardores y picazones vaginales y la dificultad para orinar, y ayuda a proteger contra la osteoporosis. Por su parte, la progesterona reduce el riesgo de cáncer uterino y también se usa para producir la menstruación en mujeres en edad fecunda que han tenido períodos normales y luego esta se ha detenido.

4. ¿Cómo es la administración de estas hormonas?

Existen diferentes formas de administración, como inyecciones, parches cutáneos, cremas vaginales, gel y tabletas. Todos son igual de efectivos.

La posología es variable de acuerdo con la vía de administración seleccionada, el tipo de estrógeno y progesterona y los esquemas terapéuticos utilizados. Se recomienda iniciar con dosis bajas e ir aumentando en caso de que los síntomas persistan.

5. Por lo general, ¿cuánto dura el tratamiento de reemplazo hormonal?

Su duración varía de paciente a paciente, pero por lo general se aconseja que la terapia combinada se mantenga por un periodo menor a 3 años y la terapia estrogénica simple por unos 7 años.

6. ¿Qué efectos secundarios pueden tener el uso de estrógeno y progesterona?

La terapia de reemplazo hormonal podría aumentar el riesgo de ataques cardíacos, accidentes cerebrovasculares, cáncer de mama y de endometrio, y enfermedades en la vesícula biliar. Además, entre los efectos secundarios pueden aparecer dolor de cabeza, vómitos, diarrea, estreñimiento, cambios en el apetito y en el peso, nerviosismo, acné, somnolencia, inflamación de manos y piernas, oscurecimiento de la piel, secreción vaginal, cambios en el flujo menstrual y dificultad para usar lentes de contacto.

En casos graves puede haber cefalea, problemas para hablar, pérdida total o parcial de la visión, adormecimiento de brazo o pierna, tos con sangre, dificultad para pensar con claridad y bultos u otros cambios en los senos.

La progesterona también puede causar anormalidades en la coagulación y cortar el suministro de sangre al cerebro, al corazón, los pulmones o los ojos y provocar graves problemas.

7. ¿Qué otros aspectos se deben tener en cuenta durante su uso?

Antes de iniciar el tratamiento es importante informar al médico sobre cualquier otro medicamento, vitamina o suplemento que se esté utilizando, para que este evalúe si la combinación puede ser perjudicial.

También se debe notificar si se sufrió o padecen alergias u otras afecciones, como hipertensión, bultos en los senos, sangrado vaginal, ataque cardíaco, accidente cerebrovascular, coágulos, colesterol alto, diabetes o problemas renales, en la vesícula biliar o el corazón. Si se está embaraza, si se planea concebir en el corto plazo o si se está en lactancia.

Por otro lado, durante la terapia hormonal se recomienda realizar exámenes de mama de manera frecuente. Estos medicamentos deben conservarse en un lugar adecuado, a temperatura ambiente y fuera del alcance de los niños.

Parte IX. Testículos

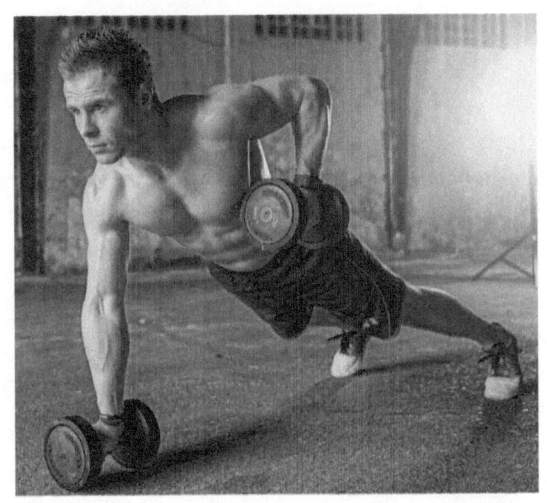

Capítulo 138. Trastorno de identidad de género

El trastorno de identidad de género (TIG) es una condición por la cual una persona con un sexo biológico determinado se identifica con las características del sexo opuesto, sintiendo el deseo y la necesidad de vivir y comportarse como tal. Esta situación puede darse tanto de masculino a femenino, como de femenino a masculino.

El TIG se refiere a la identidad y no a la orientación sexual, ya que el homosexual, por ejemplo, no rechaza su estado biológico, sino que siente atracción por alguien del mismo género. El síntoma principal de esta condición es la incomodidad y el malestar que padecen los pacientes al encontrarse a sí mismos dentro de un cuerpo con el que no se sienten a gusto. Esto causa un gran sufrimiento emocional al tener que desempeñar un rol en la sociedad distinto al deseado.

Para conocer cómo la endocrinología puede ayudarlos a mejorar su calidad de vida, entrevistamos al doctor Mario Vega Carbó, que es endocrinólogo con más de 20 años de experiencia.

Doctor Mario,
1. ¿Hay algún motivo específico que provoque el trastorno de identidad de género?

De momento la causa del TIG todavía no es conocida. Los estudios realizados destacan que las condiciones psicosociales no serían concluyentes, la crianza y el ambiente en el que la persona se desarrolla no jugarían un rol decisivo en este aspecto. No hay factores hormonales que los diferencien de los que no tienen esta condición.

2. ¿Cuál es el procedimiento que se sigue con un paciente que presenta un trastorno de identidad de género?

Primero un psiquiatra o un psicólogo evalúa al paciente y realiza un diagnóstico para ver si los síntomas que refiere son compatibles con el TIG. En caso afirmativo, se realiza un terapia de reasignación sexual, donde a través de una serie de tratamientos psiquiátricos, médicos y quirúrgicos se consigue una transición paulatina desde el sexo con el que el paciente ha nacido a aquel con el que se identifica.

3. ¿Cómo entra la endocrinología en todo este proceso?

La endocrinología es la ciencia que estudia al sistema endócrino y a las hormonas responsables de regular nuestro organismo. En el caso de un paciente con TIG, se realiza un tratamiento hormonal de acuerdo al género al que desea pertenecer, disminuyendo o aumentando las hormonas masculinas o femeninas en su cuerpo. Esto contribuye a mejorar notablemente la calidad de vida de la persona, al conseguir una aceptación de sí mismo.

4. ¿Qué efectos tienen este tipo de tratamientos en los pacientes?

En el caso de las personas con sexo biológico masculino que se sienten mujer, se les administra hormonas femeninas (estrógenos) que causan una disminución de la libido y del crecimiento del vello facial y corporal, un incremento del tejido mamario, una distribución acorde de la grasa y una leve modificación en el tono de voz.

En caso contrario, se les suministra hormonas masculinas (testosterona) que provocan el cese de la menstruación, el aumento del vello facial y de la libido, la aparición de la acné, mayor desarrollo muscular y gravedad en la voz, y la disminución del tejido mamario.

5. ¿Cuánto tiempo demora en tener efectos perceptibles?

El tratamiento comenzará a tener resultados visibles a partir de entre los 3 y 6 meses y deberá mantenerse de por vida, ya que de lo contrario se perderán sus efectos.

El médico endocrinólogo se encargará de suministrar la dosis hormonal adecuada, para garantizar su éxito y evitar la aparición de secuelas no deseadas.

6. ¿A qué edad es aconsejable comenzar un tratamiento hormonal en los pacientes con TIG?

Los niños que no se sienten identificados con su propio sexo deben ser evaluados y tratados por un especialista en salud mental. Si esta condición se mantiene en el tiempo y el experto considera que no se va a modificar, se puede comenzar un tratamiento hormonal a partir de los 16 años. De todos modos, es importante analizar cada caso en forma particular.

7. ¿Con un tratamiento hormonal es posible alcanzar una modificación corporal completa?

Si bien se consiguen muchos cambios que permiten asemejarse al género deseado, algunas características físicas no pueden modificarse y requieren de intervenciones quirúrgicas para completar la transición. En los casos de mudanza de hombre a mujer, se extirpan los genitales externos y se crea una vagina artificial, y se aumenta el tamaño del pecho mediante cirugía.

De lo contrario, se retiran el tejido mamario, el útero, los ovarios y la vagina, y se crean un pene y testículos artificiales que cumplen su función sexual.

Es importante aclarar que en todo momento se respeta la autonomía y libertad del paciente de gestionar su propio cuerpo, y es él el que decide hasta qué etapa médica o quirúrgica desea llegar.

8. ¿Cuál es el grado de satisfacción de los pacientes con estos tratamientos?

Por lo general, cuando son realizados con un soporte psicológico adecuado, estos tratamientos tienen muy buenos resultados, con índices de satisfacción superiores al 90 %.

Por el contrario, las tasas de arrepentimiento son inferiores al 3 % y en la mayoría de los casos se deben a la pérdida del apoyo familiar y social, la inestabilidad personal o la aparición de eventos traumáticos.

Capítulo 139. Terapia hormonal de masculinización

La terapia hormonal de masculinización está en relación con la conducta a seguir ante el trastorno de identidad de género (TIG).

Para conocer cómo es la terapia de hormonización masculina, entrevistamos al doctor Mario Vega Carbó, que es endocrinólogo, con más de 20 años de experiencia.

Doctor Mario,

1. ¿Hay algún motivo específico que provoque el trastorno de identidad de género?

De momento la causa del TIG todavía no es conocida. Los estudios realizados destacan que las condiciones psicosociales no serían concluyentes y la crianza y el ambiente en el que la persona se desarrolla no jugarían un rol decisivo en este aspecto.

Por otro lado, no hay factores hormonales que los diferencien de los que no tienen esta condición.

2. ¿Cuál es el procedimiento que se sigue con un paciente que presenta un trastorno de identidad de género?

Primero un psiquiatra o un psicólogo evalúa al paciente y realiza un diagnóstico para ver si los síntomas que refiere son compatibles con el TIG.

En caso afirmativo, se realiza una terapia de reasignación sexual, donde a través de una serie de tratamientos psiquiátricos, médicos y quirúrgicos se consigue una transición paulatina desde el sexo con el que el paciente ha nacido a aquel con el que se identifica.

3. ¿Cómo entra la endocrinología en todo este proceso?

La endocrinología es la ciencia que estudia al sistema endócrino y a las hormonas responsables de regular nuestro organismo.

En paciente con TIG, se realiza un tratamiento hormonal de acuerdo al género al que desea pertenecer, disminuyendo o aumentando las hormonas masculinas o femeninas en su cuerpo. Esto contribuye a mejorar notablemente la calidad de vida de la persona, al conseguir una aceptación de sí mismo.

4. ¿Cómo es el tratamiento de hormonización masculina?

En el caso de las personas con sexo biológico femenino que se sienten hombres, se les suministra hormonas masculinas (testosterona) que provocan el cese de la menstruación, el aumento del vello facial y de la libido, la aparición de la acné, mayor desarrollo muscular y gravedad en la voz, y la disminución del tejido mamario.

5. ¿Cuánto tiempo demora en tener efectos perceptibles?

El tratamiento comenzará a tener resultados visibles a partir de entre los 3 y 6 meses y deberá mantenerse de por vida, ya que de lo contrario se perderán sus efectos.

El médico endocrinólogo se encargará de suministrar la dosis hormonal adecuada, para garantizar su éxito y evitar la aparición de secuelas no deseadas.

6. ¿A qué edad es aconsejable comenzar un tratamiento hormonal en estos pacientes?

Las niñas que no se sienten identificadas con su propio sexo deben ser evaluadas y tratadas por un especialista en salud mental. Si esta condición se mantiene en el tiempo y el experto considera que no se va a modificar, se puede comenzar un tratamiento hormonal a partir de los 16 años.

Si la terapia se empieza antes de los primeros cambios en la pubertad, se pueden evitar las características sexuales secundarias femeninas, como el desarrollo de las mamas. De todos modos, es importante analizar cada caso en forma particular. La terapia hormonal no suele usarse en niñas.

7. ¿Cuáles son los riesgos de la terapia hormonal de masculinización?

Algunas de las complicaciones son sobreproducción de glóbulos rojos, aumento de peso, acné, calvicie de patrón masculino, apnea del sueño, análisis de función hepática elevada, cantidad anormal de lípidos en la sangre, empeoramiento de un trastorno psicótico o maníaco preexistente e hipertensión.

Por otro lado, el riesgo de padecer esterilidad permanente aumenta con el uso prolongado de hormonas, sobre todo cuando la terapia se inicia antes de la pubertad.

8. ¿Con un tratamiento hormonal es posible alcanzar una modificación corporal completa?

Si bien se consiguen muchos cambios que permiten asemejarse al género deseado, algunas características físicas no pueden modificarse y requieren de intervenciones quirúrgicas para completar la transición.

En los casos de mudanza de mujer a hombre, se retiran el tejido mamario, el útero, los ovarios y la vagina, y se crean un pene y testículos artificiales que cumplen su función sexual.

Es importante aclarar que en todo momento se respeta la autonomía y libertad del paciente de gestionar su propio cuerpo, y es él el que decide hasta qué etapa médica o quirúrgica desea llegar.

Capítulo 140. El micropene y su tratamiento

Se define como micropene a aquel pene de estructura normal, pero cuyo tamaño es inferior al rango común para un bebé. Usualmente, la longitud de este órgano en un varón recién nacido oscila entre los 2,8 y 4,2 centímetros, con una circunferencia de 0,9 a 1,3 centímetros.

Cuando el mismo presenta una longitud inferior a 1,9 centímetros, se considera un micropene. Por lo general, esta dolencia es consecuencia de alteraciones en el eje hipotálamo-hipofisario-testicular, que provoca niveles anormales de las hormonas que participan en el desarrollo de los órganos sexuales.

Para conocer más sobre esta afección, consultamos al doctor Mario Vega Carbó, especialista en endocrinología, quién en la actualidad se desempeña en el Consultorio Vega & Vado.

Doctor Mario,
1. ¿Cuáles son las causas del micropene?

Este trastorno se debe a una anormalidad hormonal producida a partir de la semana doce de gestación. La causa más frecuente es la idiopática, seguida por Hipogonadismo, yatrógeno, malformaciones genitales y síndromes poliformativos.

2. ¿Cómo se detecta esta afección?

Luego de un examen físico, en el que se constante que el pene es inferior a 1,9 centímetros, se debe realizar un estudio endocrinológico completo del eje hipotálamo-hipófisis-testicular. En algunos casos, esta dolencia puede ser acompañada de un recuento bajo de espermatozoides, cuya consecuencia puede ser la infertilidad o una disminución de la misma.

Por otro lado, también es importante diferencia al micropene de aquellas situaciones en que el órgano es normal, pero parece de menor tamaño por otros factores. Por ejemplo, el pene enterrado se encuentra oculto en la grasa suprapúbica, el cual puede aparecer en niños obesos o secundarios a fimosis importante.

Del mismo modo, el pene caído se debe a una alteración del ligamento suspensorio, mientras que en el pene palmeado la piel escrotal se extiende hasta la cara ventral del órgano, lo que hace que se fije al escroto.

3. ¿Cuál es el tratamiento para el micropene?

La terapia dependerá de la edad del paciente, su estado de salud general e historia clínica, la gravedad de la enfermedad y la tolerancia a los medicamentos. Una de las opciones es el tratamiento hormonal con testosterona para estimular el crecimiento del pene. Se recomienda iniciarlo durante los primeros meses de vida, porque en esta etapa existe mayor dotación y afinidad de receptores androgénicos, seguidos de dosis mayores al comienzo de la pubertad.

Por otro lado, las inyecciones de hormona hipofisaria pueden ayudar a producir espermatozoides. Si este tratamiento no es satisfactorio, se puede realizar una cirugía reconstructiva una vez alcanzada la edad adulta.

Capítulo 141. La Ginecomastia y el agrandamiento de los pechos en los hombres

La Ginecomastia es un trastorno en el cual el tejido mamario del hombre se hincha, como consecuencia de una reducción de las hormonas masculinas (testosterona) o un aumento de las hormonas femeninas (estrógeno).

En algunos casos esta condición puede presentarse durante la pubertad y resolverse espontáneamente. También puede ocurrir en bebes nacidos, personas de edad avanzada o ser el resultado del consumo de ciertas drogas o medicamentos. Esta dolencia puede afectar a uno o ambos pechos, a veces de manera despareja.

Por lo general la Ginecomastia no es un problema grave, pero puede dañar la autoestima del paciente y hacerlo sentir incómodo y avergonzado.

Para conocer más sobre esta problemática, entrevistamos al doctor Mario Vega Carbó, especialista en endocrinología clínica.

Doctor Mario,
1. ¿Cuáles son los principales síntomas de la Ginecomastia?

Sus signos característicos son la inflamación del tejido de las glándulas mamarias y el dolor al tacto, que puede ser leve o constante. En algunos casos también puede haber secreciones por el pezón de uno o ambos pechos.

2. ¿Cuáles son sus causas?

La Ginecomastia es provocada por una disminución en la cantidad de testosterona comparada con la cantidad de estrógeno en el organismo. Esto puede ser consecuencia de cambios hormonales o de otros factores externos.

En los bebes recién nacidos, generalmente se debe a los efectos del estrógeno de la madre y sus síntomas suelen desaparecer a las dos o tres semanas después del parto.

En la pubertad se da con bastante frecuencia y se disipa sin tratamiento. En los adultos, afecta a 1 de cada 4 hombres de entre 50 y 70 años, como consecuencia de los cambios hormonales que se producen durante el envejecimiento.

Por otro lado, entre los medicamentos que pueden causar esta dolencia se encuentran los antiandrógenos utilizados para tratar el agrandamiento de la próstata, esteroides anabólicos y andrógenos usados para mejorar el rendimiento atlético, efavirenz, ansiolíticos como el diazepam, antidepresivos tricíclicos, antibióticos y algunos remedios para la úlcera y el corazón.

3. ¿Qué enfermedades pueden afectar el equilibrio normal de estas hormonas?

Existen varias afecciones que pueden causar la Ginecomastia. Entre ellas se encuentran el Hipogonadismo, en la que el organismo no produce la testosterona suficiente; el síndrome de Klinefelter, una dolencia genética que sufren los varones que tienen dos o más cromosomas X; algunos tumores como los que afectan los testículos, las glándulas suprarrenales o la hipófisis; el Hipertiroidismo; la insuficiencia renal o hepática; la cirrosis; la obesidad; la desnutrición y la inanición.

4. ¿Qué otras sustancias pueden causar Ginecomastia?

El consumo de alcohol y drogas como la marihuana, la heroína, la metadona y las anfetaminas también pueden provocar esta afección. Algunas hiervas, como lavanda, aceite de árbol del té y dong quai que se utilizan en champús, jabones y lociones también han sido relacionadas con este trastorno.

5. ¿Cómo se diagnostica esta afección?

Para confirmar sus síntomas, por lo general el médico realiza un examen físico que puede incluir una evaluación del tejido mamario, el abdomen, la axila y los genitales. Es posible que se indiquen análisis de sangre, mamografías y otras pruebas para determinar su causa y descartar otras afecciones que pueden provocar sus mismos signos, como el tejido adiposo en el pecho, el cáncer de mama o una mastitis.

Además, pueden ser necesarios estudios para determinar si el hígado, los riñones y la tiroides están funcionando correctamente.

6. ¿En qué consiste el tratamiento de la Ginecomastia?

El tratamiento va a depender de la causa que la provoque. Si la misma es consecuencia de una enfermedad preexistente, como el Hipogonadismo o determinados tumores, deberán tratarse esas dolencias con sus terapias respectivas.

Si la afección se debe a un medicamento, el profesional que siga la terapia puede recomendar que deje de tomarlo o reemplazarlo por otro. En casos muy molestos y notorios, es posible realizar una cirugía para eliminar el exceso de tejido de las mamas, ya sea a través de una liposucción o de una mastectomía.

Por otro lado, andrógenos, anti-estrógenos, inhibidores de la aromatasa y danazol también pueden utilizarse para tratar esta afección. La radioterapia a bajas dosis puede ser eficaz para algunos casos particulares.

De todos modos, en la mayoría de los casos la Ginecomastia se resuelve con el tiempo sin necesidad de hacer nada.

7. ¿Qué otros aspectos hay que tener en cuenta durante el tratamiento?

La Ginecomastia puede provocar problemas emocionales y psicológicos. Es una afección difícil de ocultar que daña la autoestima del paciente y, sobre todo durante la adolescencia, puede generar muchos conflictos, aislamiento social, ansiedad, estrés y depresión. Por eso se recomienda acompañar el tratamiento con apoyo psicológico y familiar.

8. ¿Esta dolencia puede prevenirse?

En algunos casos sí y en otros no. Para reducir sus riesgos se recomienda llevar una vida y una dieta saludables, hacer ejercicio regular, no consumir alcohol ni drogas ilegales y controlar los medicamentos que se toman para ver si dentro de sus efectos secundarios se encuentra la Ginecomastia.

Capítulo 142. Síndrome de Klinefelter

El Síndrome de Klinefelter (SK) es una dolencia genética que sufren los varones que tienen dos o más cromosomas X en sus cromosomas sexuales. La gran mayoría de los afectados presentan testículos pequeños y firmes, los cuales poseen sus funciones disminuidas y producen menos testosterona.

Otros síntomas comunes son infertilidad, agrandamiento anormal de las mamas, vello escaso, estatura alta, tamaño reducido del pene y proporciones corporales infrecuentes, como caderas anchas y piernas y brazos largos en relación al tronco.

Durante la adolescencia puede haber una pubertad ausente, retrasada o incompleta, aunque los signos varían de una persona a otra. Esta dolencia se da en 1 de cada 500 a 1.000 bebes varones nacidos.

Para conocer más sobre este tema, entrevistamos al doctor Mario Vega Carbó, especialista en endocrinología clínica.

Doctor Mario,
1. ¿Cuáles son las causas del Síndrome de Klinefelter?

La mayoría de los seres humanos tienen 46 cromosomas, que contienen su información genética. Los dos cromosomas sexuales, conocidos como X e Y, son los que determinan si serán varones o mujeres.

Los hombres por lo general tienen 1 cromosoma X y otro Y. El Síndrome de Klinefelter se da cuando presentan más de un cromosoma X entre los cromosomas sexuales, lo que ocurre por causas aún desconocidas que no son hereditarias.

2. ¿Cómo se descubre el SK?

Por lo general el Síndrome de Klinefelter se diagnostica en la vida adulta, cuando se presentan problemas sexuales y de infertilidad, debido a que en la infancia no suele haber signos diferencias.

Para confirmar la afección, se realiza un análisis de los cromosomas conocido como cariotipo y exámenes hormonales, de sangre, orina y semen.

3. ¿Hay algún rasgo especial que pueda percibirse durante la niñez y la adolescencia?

Los niños que padecen el SK suelen tener problemas de aprendizaje, especialmente en las áreas de comunicación y expresión verbal.

En la adolescencia este comportamiento se asocia con un aumento de la agresividad e irritabilidad, dificultades para la socialización y tendencia a conductas y actividades solitarias.

4. ¿Un niño con Síndrome de Klinefelter tiene retraso mental?

Si bien no existe retraso mental, como comentaba anteriormente es muy posible que presente problemas de aprendizaje en algunas áreas, que es bueno tratar a tiempo. Por otro lado, muchos pacientes con SK tienen talentos diferentes que es importante buscar y desarrollar.

5. En caso de confirmarse, ¿cuál es el tratamiento del Síndrome de Klinefelter?

En general se emplea un tratamiento hormonal con testosterona, para promover el crecimiento del vello corporal, una voz grave, el aumento de la masa corporal, la concentración, la autoestima, la energía y el impulso sexual. Esto también puede mejorar la densidad ósea y reducir el riesgo de sufrir fracturas.

Junto con un endocrinólogo, la terapia debe incluir además la consulta de un fisioterapeuta, un especialista en medicina reproductiva y apoyo psicológico o psiquiátrico.

La mayoría de los hombres con Síndrome de Klinefelter continuarán siendo infértiles, pero los procedimientos de reproducción asistida de hoy en día permiten que algunos puedan tener hijos.

Por otro lado, las personas que presenten un agrandamiento de los senos, podrán extraer el exceso de tejidos mediante una cirugía.

6. ¿Qué otras complicaciones puede traer esta dolencia?

Las personas con SK pueden padecer un agrandamiento de los dientes conocido como taurodontismo, que se caracteriza por la forma alargada de la cámara pulpar. Estos son más propensos a sufrir trastornos de hiperactividad y déficit de atención, cáncer de mama, ansiedad, depresión, dislexia, diabetes, hipotiroidismo, leucemia, lupus, artritis reumatoide, enfermedades pulmonares y cardíacas, osteoporosis y tumores de testículo.

7. ¿El SK afecta la identidad de género y las preferencias sexuales del paciente?

La cantidad extra de cromosomas X no está relacionada con la identificación, orientación y preferencias sexuales, que están determinadas por otros factores.

En cuanto a la apariencia física, más allá de los signos ya comentados que se pueden evitar con la administración de testosterona, la conformación corporal es casi idéntica a la de un varón no afectado.

Capítulo 143. El Síndrome de Kallmann y el sentido del olfato

El Síndrome de Kallmann es un trastorno genético poco común que afecta el normal funcionamiento del hipotálamo y las glándulas sexuales. Se caracteriza por la deficiencia de la hormona liberadora de gonadotropina (GnRH) y la pérdida del sentido del olfato.

Esta afección es una de las causas del Hipogonadismo, una enfermedad que aparece cuando las gónadas no secretan la cantidad adecuada de hormonas, causando esterilidad y otros trastornos. Los síntomas del Síndrome de Kallmann varían dependiendo de la edad.

Para conocer más sobre esta problemática, entrevistamos al doctor Mario Vega Carbó, especialista en endocrinología clínica.

Doctor Mario,
1. ¿Cuál es la causa del Síndrome de Kallmann?

Este trastorno tiene un origen genético, asociada principalmente a los genes KAL1, FGFR1, FGF8, PROK2y PROKR2. Los pacientes suelen presentar mutaciones en uno o varios de estos genes, producto de factores ambientales y hereditarios.

2. ¿Cuáles son sus principales síntomas?

La característica principal del Síndrome de Kallmann es la pérdida parcial o total del sentido del olfato. Cuando se da en la infancia, los niños también suelen presentar micropene y la ausencia de uno o dos testículos en la bolsa escrotal. En tanto, en la adolescencia hay una maduración sexual incompleta y signos de Hipogonadismo.

En la edad adulta, en los hombres puede haber problemas de crecimiento; baja masa ósea y muscular; poco desarrollo de los genitales, del vello corporal y de la voz; infertilidad; disfunción eréctil y pérdida del deseo sexual.

En las mujeres puede afectar el desarrollo de las mamas y la estatura y provocar ciclos menstruales ausentes, sofocos, sequedad vaginal, cambios de humor y esterilidad. Otros síntomas menos frecuentes son los defectos dentales, labio leporino, problemas auditivos y renales, y daltonismo.

3. ¿Cómo se detecta esta enfermedad?

Frente a sus síntomas, generalmente se realiza un examen físico en busca de alteraciones en el desarrollo sexual, y pruebas para medir los niveles hormonales y la capacidad olfatoria. También pueden ser necesarios estudios de neuroimagen para evaluar las estructuras cerebrales y pruebas genéticas.

4. ¿En qué consiste su tratamiento?

Generalmente se aplica una terapia de reemplazo hormonal, con el objetivo de inducir la pubertad y, posteriormente, la fertilidad. En los hombres lo más habitual es la administración de testosterona, gonadotropina coriónica y hormona folículo-estimulante para conseguir un desarrollo completo de los caracteres sexuales masculinos y estimular la producción de espermatozoides.

En las mujeres, se aplican estrógenos, gonadotrofinas y progestágenos para estimular el desarrollo de las mamas, el vello púbico y otras características sexuales femeninas, además del ciclo endometrial.

5. ¿Cómo es la administración de estas hormonas?

Existen diferentes formas de administración. Las más comunes son a través de pastillas vía oral, pero también existen parches cutáneos, cremas, geles, inyecciones y tabletas. Todas son igual de efectivas.

6. ¿Qué se puede esperar de esta terapia?

El tratamiento hormonal apropiado provocará el inicio de la pubertad, la maduración sexual y puede restablecer la fertilidad. Sin embargo, de momento no hay ninguna terapia para tratar la pérdida del olfato.

7. ¿Qué otras complicaciones puede traer el Síndrome de Kallmann?

Entre otros inconvenientes esta dolencia puede provocar un retraso de la pubertad, esterilidad, baja densidad ósea y problemas sexuales y emocionales. De ser necesario, se recomienda el acompañamiento psicológico.

Capítulo 144. Causas y principales síntomas del Síndrome de Noonan

El Síndrome de Noonan es un trastorno genético que provoca un desarrollo anormal en varias partes del cuerpo. En muchos casos puede transmitirse de padres a hijos, aunque también puede producirse por una mutación espontánea, sin que existan antecedentes familiares. Esta afección puede provocar características faciales inusuales, baja estatura, problemas en el corazón y posibles retrasos en el desarrollo.

Para conocer más sobre este tema, entrevistamos a Mario Vega Carbó, especialista en endocrinología, a cargo del Consultorio Vega & Vado de Managua, Nicaragua.

Doctor Mario,
1. ¿Qué causa el Síndrome de Noonan?

Este trastorno se produce por una mutación genética. En general, estos defectos provocan que ciertas proteínas se vuelvan hiperactivas e interrumpan el proceso normal del crecimiento y de la división celular.

Las mutaciones pueden ser heredadas o presentarse en forma aleatoria. Los hijos de un padre con Síndrome de Noonan tienen un 50 por ciento de probabilidades de padecerlo.

2. ¿Cuáles son sus principales síntomas físicos?

Los signos varían de una persona a otra y pueden ser leves o graves. La mayoría presentan diferencias en la forma de la cara y la cabeza, que son más notorias en los bebés y en los niños pequeños. Algunos rasgos característicos son ojos azules o verdes muy separados, orejas gruesas y de implantación baja, un surco profundo entre la nariz y la boca, mandíbula inferior pequeña, cuello corto, párpados caídos y dientes torcidos.

Además, pueden presentar estatura baja, esternón hundido, pezones separados, pene pequeño y testículos no descendidos.

3. ¿Qué otros rasgos suelen presentar?

Los que padecen el Síndrome de Noonan suelen tener un retardo en la pubertad, deficiencias de visión y de audición, hematomas y sangrado excesivo, y lentitud en la ganancia de peso.

Por otro lado, pueden tener defectos cardíacos, enfermedades en la piel, problemas de crecimiento y para alimentarse, dificultades de aprendizaje y una leve incapacidad intelectual. También trastornos emocionales y de conducta.

4. ¿Cómo se detecta el Síndrome de Nooman?

Frente a sus síntomas, generalmente se analiza el historial clínico y familiar del paciente y se realiza un examen físico para confirmar el diagnóstico.

Además, dependiendo del caso, se pueden llevar a cabo un conteo de plaquetas, medición de los niveles hormonales, radiografía de tórax, Ecocardiograma, audiometrías y pruebas genéticas, entre otros estudios.

5. ¿En qué consiste su tratamiento?

El Síndrome de Nooman no tiene cura, ya que no hay manera de reparar los cambios que produce en los genes. Sin embargo, se pueden seguir distintas terapias para aliviar sus síntomas. Por ejemplo, un tratamiento con la hormona de crecimiento puede tratar la estatura baja, mientras que algunos fármacos pueden solucionar las hemorragias y sangrados.

Por otro lado, ciertos medicamentos y cirugía pueden solucionar algunos problemas cardíacos y corregir los testículos no descendidos. El uso de anteojos resuelve la mayoría de los inconvenientes de visión y los programas educativos pueden ayudar a un niño que tenga dificultades de aprendizaje. Lo mismo la terapia del habla y la fisioterapia.

6. ¿Qué otras complicaciones puede provocar el Síndrome de Nooman?

Esta afección puede provocar una acumulación de líquido en los tejidos corporales, retrasos en el desarrollo, infecciones urinarias, mayor riesgo de padecer leucemia y otros cánceres, infertilidad masculina y problemas con la estructura del corazón. Además, como consecuencia de los síntomas físicos, puede haber depresión, autoestima baja y problemas sociales.

Capítulo 145. Disfunción Eréctil

La Disfunción Eréctil es la incapacidad frecuente que tiene un hombre de conseguir o mantener una erección para poder tener relaciones sexuales satisfactorias. Esta pueda ocurrir a cualquier edad, pero es más común a partir de los 65 años.

En la mayoría de los casos se debe a problemas físicos, aunque también puede darse por cuestiones psicológicas o emocionales, una combinación de ambas o a un factor externo, como la ingesta de ciertos medicamentos. Algunos hombres pueden tener inconvenientes esporádicos para conseguir una erección. Si esto ocurre en forma continua, se aconseja consultar a un médico.

Además del malestar sexual, la Disfunción Eréctil puede ser un signo de otros problemas de salud, como vasos sanguíneos tapados o una lesión nerviosa.

Para hablar sobre este tema, entrevistamos al doctor Mario Vega Carbó, especialista en endocrinología con más de 20 años de experiencia clínica.

Doctor Mario,
1. ¿Cuáles son los principales motivos de la Disfunción Eréctil?

Dentro de las causas físicas, esta puede deberse a enfermedades como la Diabetes, presión arterial alta, afecciones del corazón o la tiroides, vasos sanguíneos obstruidos, niveles bajos de testosterona, lesión de la médula espinal, Parkinson, esclerosis múltiple, colesterol elevado, obesidad o trastornos del sistema nervioso.

Dentro de las psicológicas se encuentran el estrés, la ansiedad, la depresión, la falta de autoestima, episodios sexuales traumáticos anteriores, el miedo al fracaso, trastornos de sueño, la mala comunicación y los problemas de pareja.

Por otro lado, la Disfunción Eréctil también pude ocurrir por el uso de ciertos medicamentos como antidepresivos o pastillas para dormir, o el consumo excesivo de alcohol y de drogas.

Las causas físicas son más comunes en los hombres mayores y las emocionales en los jóvenes.

2. ¿Cuáles son sus síntomas?

Los signos más frecuentes son los problemas persistentes para lograr o mantener una erección, o que esta no sea la suficientemente firme para tener una relación sexual. También puede haber falta de deseo y menos interés en el sexo.

3. ¿Cómo se detectan las causas de este trastorno?

Frente a sus signos, se realizarán exámenes físicos, de sangre y de orina para medir el nivel hormonal, de colesterol y glucosa, y buscar afecciones como la Diabetes o inconvenientes cardíacos.

Por otro lado, puede ser necesaria una ecografía del pene para buscar problemas de circulación y pruebas psicológicas para analizar posibles causas emocionales. Si el paciente tiene erecciones en la mañana o por la noche mientras duerme, probablemente no se trate de un inconveniente físico.

4. ¿En qué consiste su tratamiento?

La terapia dependerá de cuál sea la causa del problema. Si se trata de un desnivel hormonal, se puede aplicar testosterona a través de parches cutáneos, gel o inyecciones intramusculares. En caso de Diabetes, inconvenientes cardiacos u otras enfermedades crónicas, las mismas deben ser controladas.

Ciertos medicamentos de consumo oral, como sildenafil (Viagra), avanafil, vardenafil y tadalafil son muy eficaces para tratar la Disfunción Eréctil. Otros fármacos que se colocan en la uretra o se inyectan en el pene (alprostadil), mejoran el flujo sanguíneo. Algunos pacientes prefieren el uso de bomba peneana, un dispositivo que ayuda a la erección.

Si estos tratamientos no funcionan, mediante cirugía se pueden colocar implantes en el pene. Si el inconveniente es un medicamento que se está tomando, este podrá ser reemplazado por otro.

Desde el punto de vista emocional y psicológico, se recomienda hablar abiertamente del tema con la pareja y, de ser necesario, consultar a un terapeuta especializado en problemas sexuales y de relaciones.

5. ¿El Viagra y otros medicamentos afines pueden tener efectos secundarios graves?

Sí, estos fármacos pueden provocar desde dolores musculares y de cabeza, congestión nasal, enrojecimiento, alteraciones visuales y malestar estomacal, hasta un ataque al corazón. Por eso no se recomiendan para pacientes que presenten una cardiopatía grave o que hayan tenido un accidente cerebrovascular o un ataque al corazón reciente.

Tampoco se aconseja su uso a personas con Diabetes no controlada o con presión arterial muy baja o muy alta. Es importante que los mismos sean recetados por un médico. Por otro lado, si el uso de estos medicamentos causa una erección que dura más de 4 horas, se debe buscar ayuda con urgencia.

6. ¿Qué otras recomendaciones se pueden tener en cuenta?

Para tener una mejor vida sexual se aconseja comer sano, hacer ejercicio diario, mantener un peso corporal adecuado, dormir bien, no fumar y evitar el consumo de alcohol y drogas. También evitar el estrés y las situaciones conflictivas, y aprender a mejorar la autoestima y a aceptar el propio cuerpo tal como es. Si se tiene Diabetes, es importante mantener el nivel de azúcar en la sangre bien controlado.

Capítulo 146. Infertilidad Masculina

La Infertilidad Masculina es un término médico usada cuando un hombre tiene dificultades para embarazar a una mujer, luego de un año de mantener relaciones sexuales frecuentes sin protección. Esto puede deberse a diversos motivos, como problemas físicos u hormonales, lesiones, enfermedades, factores ambientes o relacionados con el estilo de vida.

Una vez encontrada la causa, la misma puede tratarse con medicamentos, cirugía o el uso de técnicas de reproducción asistida.

Para conocer más sobre este tema, consultamos al doctor Mario Vega Carbó, especialista en endocrinología, quien está a cargo del Consultorio Vega & Vado.

Doctor Mario,
1. ¿Cuáles son las principales causas de Infertilidad Masculina?

Existen muchos motivos que pueden provocarla. En la gran mayoría de los casos el problema está en los testículos, que son los encargados de producir los espermatozoides y la testosterona, la hormona sexual masculina.

Las lesiones, las infecciones, la radiación, la quimioterapia, las cirugías o ciertas enfermedades genéticas pueden dañarlos y afectar su funcionamiento. El calor también puede perjudicar la producción de espermatozoides, como ocurre en el caso de tener varicoceles (venas agrandadas alrededor de los testículos).

La infertilidad también puede deberse a una obstrucción de los conductos deferentes, unos tubos que conducen el semen al pene. Esto puede ser el resultado de una infección, una vasectomía o fibrosis cística. Otras posibles causas son las deficiencias hormonales, los problemas de eyaculación, los testículos no descendidos, las enfermedades crónicas, los

494

tumores, la obesidad, el uso de ciertos medicamentos y el consumo de drogas.

Además, la exposición excesiva a determinados elementos ambientales, como calor, toxinas y sustancias químicas, también puede reducir la producción o función de los espermatozoides.

2. ¿Qué otras enfermedades pueden causar infertilidad?

Algunas afecciones hereditarias, como el Síndrome de Klinefelter, que sufren los varones que tienen dos o más cromosomas X, pueden causar un desarrollo anormal de los órganos reproductivos. La Celiaquía, la fibrosis quística, el Síndrome de Kallmann y el Síndrome de Kartagener también pueden provocar infertilidad.

3. ¿Cuáles son los principales síntomas de Infertilidad Masculina?

Además de la incapacidad de concebir, otros signos frecuentes son las dificultades para eyacular, la reducción de la libido, disfunción eréctil, dolor o hinchazón en la zona de los testículos, incapacidad de sentir olores, crecimiento mamario anormal y disminución del vello corporal.

4. ¿Quiénes tienen más riesgo de padecerla?

Los hombres que fuman tabaco, los que tienen sobrepeso, los que sufrieron infecciones de transmisión sexual, los que beben alcohol en exceso y los que consumen drogas ilegales tienen más posibilidades de sufrir infertilidad. También los que padecen de estrés o de depresión, los que están expuestos a ciertas toxinas, los que tuvieron un traumatismo en los testículos o una cirugía pélvica y los que tienen ciertas enfermedades.

5. ¿Cómo se detecta este trastorno?

Frente a sus síntomas, se realiza un análisis del historial clínico del paciente y distintos estudios para buscar sus causas. Las pruebas pueden incluir exámenes físicos y de sangre para controlar los niveles hormonales; análisis genéticos, de semen y de orina; ecografías del escroto y transrectal para detectar venas agrandadas, tumores u obstrucciones; y biopsia testicular.

6. ¿En qué consiste el tratamiento para la Infertilidad Masculina?

La terapia dependerá de la causa. Esta puede incluir medicamentos, cirugía o el uso de técnicas que ayuden a la concepción. La cirugía puede reparar las obstrucciones y los varicoceles, y revertir las vasectomías. En tanto, si hay una deficiencia hormonal, con tratamiento se puede mejorar la producción de esperma.

Los antibióticos pueden curar las infecciones en el tracto reproductor y ciertos medicamentos pueden tratar la disfunción eréctil. Dentro de la reproducción asistida, se puede realizar una inseminación artificial o una fecundación in vitro.

Si la causa es otra enfermedad o un problema psicológico o emocional, los mismos deberán ser tratados. Si se debe al consumo de un determinado medicamento, el médico podrá suplantarlo por otro.

7. ¿Qué otras recomendaciones se pueden tener en cuenta?

Para aumentar las posibilidades de éxito, se recomienda llevar un estilo de vida saludable. Se aconseja comer sano, hacer ejercicio diario, mantener un peso corporal adecuado, dormir bien, no fumar y evitar el consumo de alcohol. También evitar el estrés, la exposición a toxinas y a situaciones en que los testículos puedan estar expuestos al calor por mucho tiempo.

Por otro lado, la Infertilidad masculina muchas veces se debe a cuestiones psicológicas y emocionales y puede generar depresión. Por ello se recomienda el acompañamiento psicológico, de ser necesario.

Capítulo 147. Espermatograma

El espermatograma es un análisis que se realiza para medir la cantidad y la calidad del semen y de los espermatozoides de un hombre. El mismo permite comprobar su capacidad reproductiva y encontrar anormalidades que dificulten la concepción.

Durante el estudio se evalúan parámetros macroscópicos y microscópicos del esperma, incluyendo el volumen eyaculado, su color, viscosidad, pH y licuación. Se analiza también la forma en que el semen se solidifica y luego se vuelve líquido, su espesura, acidez y la presencia de aglutinantes y glóbulos blancos.

Igualmente, se realiza un contaje de espermatozoides y se estudia la movilidad, vitalidad y morfología de los mismos.

Para conocer más sobre este tema, entrevistamos al médico cubano Mario Vega Carbó, especialista en endocrinología clínica.

Doctor Mario,
1. ¿Para qué se realiza un espermatograma?

Este estudio se realiza para evaluar la fertilidad de un hombre y determinar si algún inconveniente en la producción o la calidad de los espermatozoides está causando problemas para concebir. Sus resultados son muy útiles para indicar tratamientos personalizados a la pareja.

Por otro lado, el examen también se puede efectuar luego de una vasectomía para confirmar que no haya espermatozoides en el semen y así garantizar el éxito de la intervención. Esta prueba se realiza para diagnosticar el Síndrome de Klinefelter, una dolencia genética que sufren los varones que tienen dos o más cromosomas X.

2. ¿En qué consiste la preparación para este examen?

Antes del estudio, el paciente deberá evitar cualquier actividad sexual que genere una eyaculación por 3 días, para garantizar la calidad del esperma.

3. ¿Cómo se realiza la recolección de la muestra?

La persona deberá masturbarse y eyacular en un frasco o taza estéril. Se recomienda que la muestra sea examinada por un especialista dentro de la media hora, ya que cuanto más rápido se analice, más precisos serán los resultados.

Por otro lado, teniendo en cuenta las fluctuaciones diarias de la calidad del semen, se aconseja evaluar dos o tres muestras de días diferentes, para tener un diagnóstico más confiable.

4. ¿Cuáles son los resultados esperables durante este estudio?

Por lo general, dentro de los valores normales el volumen de semen varía de 1.5 a 5 mililitros por eyaculación y el mismo debe quedar totalmente licuado a los 60 minutos.

En cuanto a los espermatozoides, el número por mililitro debe ser superior a los 15 millones, por lo menos el 60 % deben estar vivos y tener un movimiento normal, y la morfología debe ser mayor al 4 por ciento. En tanto, el valor del pH debe ser superior a 7.1.

De todos modos, un resultado anormal no siempre quiere decir que el paciente no puede concebir.

5. ¿Qué pueden significar los resultados anormales?

En estos casos, si el conteo de espermatozoides es muy bajo o muy alto, puede significar que la persona es menos fértil. Por otro lado, la acidez y la presencia de glóbulos blancos pueden marcar la existencia de una infección, mientras que un pH inferior a 7.1 podría indicar la ausencia de espermatozoides o procesos inflamatorios crónicos.

En tanto, si la muestra es muy viscosa, puede deberse a una disfunción prostática. Además, si más del 50 por ciento de los espermatozoides se encuentran unidos a otras células o partículas, puede haber un problema inmunitario.

6. ¿Qué aspectos pueden afectar la fertilidad de un hombre?

Existen muchos motivos que pueden afectarla. En la gran mayoría de los casos el problema está en los testículos, que son los encargados de producir los espermatozoides y la testosterona, la hormona sexual masculina. Las lesiones, las infecciones, la radiación, la quimioterapia, las cirugías o ciertas enfermedades genéticas pueden dañarlos y afectar su funcionamiento.

El calor también puede perjudicar la producción de espermatozoides, como ocurre en el caso de tener varicoceles (venas agrandadas alrededor de los testículos). La infertilidad también puede deberse a una obstrucción de los conductos deferentes, unos tubos que conducen el semen al pene. Esto puede ser el resultado de una infección, una vasectomía o fibrosis cística.

Otras posibles causas son las deficiencias hormonales, los problemas de eyaculación, los testículos no descendidos, las enfermedades crónicas, los tumores, la obesidad, el uso de ciertos medicamentos y el consumo de alcohol y drogas.

Además, la exposición excesiva a determinados elementos ambientales, como calor, toxinas y sustancias químicas, también puede reducir la producción o función de los espermatozoides.

Capítulo 148. El Hipogonadismo y las glándulas sexuales

El Hipogonadismo es una afección que se presenta cuando las glándulas sexuales, conocidas como gónadas, no secretan la cantidad adecuada de hormonas.

En los hombres estas glándulas son los testículos y producen testosterona, que influye en el desarrollo de los órganos sexuales, el mantenimiento de los huesos y músculos, en la producción de espermatozoides y glóbulos blancos, y en la libido. En las mujeres son los óvulos, que generan fundamentalmente estrógenos y progesterona, y una pequeña cantidad de testosterona.

Estas hormonas regulan el ciclo menstrual y el embarazo, los caracteres sexuales secundarios, y actúan en otros órganos y sistemas del cuerpo.

El Hipogonadismo puede tener diversas causas, ser congénito o aparecer con los años. Una de sus principales consecuencias es la esterilidad.

Para conocer más sobre este trastorno, entrevistamos a Mario Vega Carbó, médico endocrinólogo con más de 20 años de experiencia.

Doctor Mario,
1. ¿Qué provoca el Hipogonadismo?

Esta afección puede ocurrir por diversas causas. Por un lado puede haber algún problema específico en los testículos y los ovarios que les impidan funcionar correctamente. Puede ser consecuencia de inconvenientes en el sistema inmunitario, infecciones, enfermedades hepáticas y renales, traumatismos y la exposición a cirugías, radiación o quimioterapia.

También puede haber trastornos genéticos y de desarrollo, como los Síndromes de Turner, Kallman y Klinefelter, o deberse a otras enfermedades, como problema en el hipotálamo o la hipófisis, la anorexia nerviosa, tumores y traumatismos, así como ciertos medicamentos, deficiencias nutricionales y el exceso de hierro son otros desencadenantes.

2. ¿Cuáles son sus síntomas?

En las mujeres, el Hipogonadismo puede afectar el desarrollo de las mamas y la estatura y provocar ciclos menstruales ausentes, sofocos, sequedad vaginal, cambios de humor e infertilidad. Su padecimiento es normal durante la menopausia. En los hombres también causa problemas de crecimiento y aflige el desarrollo muscular, de los genitales, del vello corporal y de la voz. Además, puede ocasionar el crecimiento de las mamas, infertilidad, disfunción eréctil y pérdida del deseo sexual.

Por otro lado, el hipogonadismo también puede provocar cambios mentales y emocionales, y genitales anormales.

3. ¿Cómo se detecta esta enfermedad?

Frente a sus síntomas, generalmente se realizan un examen físico; pruebas para medir los niveles hormonales y la función de la hipófisis y la tiroides; análisis de sangre y de cromosomas; conteo de espermatozoides y otros estudios para confirmar su diagnóstico.

4. ¿En qué consiste su tratamiento?

En estos casos generalmente se aplica una terapia de reemplazo hormonal, para sustituir las que no se están produciendo naturalmente.

Para las mujeres se usan los estrógenos y la progesterona, que estimulan el desarrollo de las mamas y el vello púbico, y otras características sexuales. Estas hormonas también las ayudan a protegerse contra la osteoporosis y algunos tipos de cáncer, prevenir infecciones urinarias y mejorar el ánimo. En algunos casos se pueden utilizar inyecciones o pastillas para estimular la ovulación.

En los hombres se usa la testosterona, para promover el crecimiento del vello corporal, voz grave, el aumento de la masa corporal, la concentración, la energía y el impulso sexual. Las inyecciones de hormona hipofisaria pueden ayudarlos a producir espermatozoides

5. ¿Cómo es la administración de estas hormonas?

Existen diferentes formas de administración. Los más comunes son a través de pastillas vía oral, pero también existen parches cutáneos, cremas, geles, inyecciones y tabletas. Todos son igual de efectivos.

6. ¿Qué otras complicaciones puede traer esta enfermedad?

El hipogonadismo puede aumentar los riesgos de osteoporosis y de sufrir enfermedades del corazón. En algunas mujeres, el uso prolongado de una terapia hormonal puede incrementar las probabilidades de cáncer de mama, coágulos en la sangre y dolencias cardíacas.

7. ¿Qué otras recomendaciones se brindan para estos casos?

Un buen estado físico, con un peso corporal normal y hábitos alimentarios saludables pueden ayudar en la prevención de algunos casos de hipogonadismo.

Capítulo 149. Andropausia o "menopausia masculina"

Se denomina Andropausia a la caída del nivel hormonal en los hombres que ocurre con el envejecimiento. Si bien no son del todo similares, se la suele asociar a la menopausia femenina por presentar algunos síntomas semejantes. Este trastorno comienza a manifiesta a partir de los 40 años, aunque sus signos no son tan definidos como en el caso de las mujeres.

Todos los hombres presentan una disminución de los niveles de testosterona a partir de los 30 años. Cuando estos bajan mucho aparece la Andropausia. Aparte de los factores físicos, en su aparición también influyen aspectos psicológicos, sociales y emocionales.

Para conocer más sobre este tema, entrevistamos Mario Vega Carbó, médico endocrinólogo con más de 20 años de experiencia.

Doctor Mario,
1. ¿Qué es la testosterona y qué función tiene?

La testosterona es una hormona producida en los testículos que influye en muchas funciones físicas, bioquímicas y mentales del hombre. Es fundamental en el desarrollo y el crecimiento, y al llegar a la vida adulta se encarga de mantener los huesos y los músculos fuertes, el deseo y la capacidad sexual, y producir glóbulos rojos y espermatozoides, entre otras tareas.

2. ¿Cuáles son los síntomas de la Andropausia?

Sus principales signos son el cansancio progresivo, el descenso del deseo sexual y las alteraciones en la eyaculación. También menos fuerza y resistencia física, mayor sequedad en el pelo y la piel, manos y pies fríos, y pérdida de la memoria y la concentración.

Por otro lado se reduce la visión, el tamaño testicular y la cantidad de semen; y aumenta la sudoración, la debilidad muscular y la grasa corporal. Puede haber disfunción eréctil y una tendencia al mal humor, signos de depresión, dolores de cabeza prolongados y una mayor ansiedad, irritabilidad e insomnio.

3. ¿Algunas enfermedades pueden aumentar sus riesgos?

Sí, las personas que padecen de síndrome metabólico, Diabetes Mellitus, alteraciones del sistema cardiovascular o hipertensión arterial tienen más posibilidades de padecer Andropausia.

4. ¿En qué consiste su tratamiento?

Con el envejecimiento es normal que estos síntomas se presenten en forma paulatina. Si los niveles de testosterona están muy bajos y el descenso se da de manera repentina, se puede realizar un tratamiento de reemplazo hormonal y aplicarla vía oral, en gel o a través de inyecciones intramusculares.

5. ¿Qué beneficios ofrece esta terapia?

El tratamiento con testosterona permite que el paciente consiga un incremento del deseo y la actividad sexual, un aumento de la erección y que se sienta con más energía. Esto también puede hacer crecer la masa muscular y mejorar la densidad ósea y el estado de ánimo general.

6. ¿Cuál es el peligro de auto medicarse con altas dosis de testosterona?

Los niveles elevados de testosterona pueden producir un aumento de la próstata, de los glóbulos rojos y del colesterol. Su uso también contribuye a la apnea del sueño y a la formación de coágulos sanguíneos en las venas. Por otro lado, incrementa los riesgos de cáncer de próstata, ataque cardíaco y accidente cerebrovascular.

Por eso es importante consultar a un médico para ver si el tratamiento hormonal es adecuado y realmente necesario.

7. ¿Qué otras recomendaciones pueden tener en cuenta quienes sufren de Andropausia?

Para mejorar sus síntomas se aconseja llevar una vida saludable. Esto incluye una dieta balanceada, hacer ejercicio diario, mantener un peso corporal adecuado, dormir bien, no fumar y evitar el consumo de cafeína, alcohol y drogas.

También evitar el estrés y, en caso de depresión, buscar ayuda terapéutica y hablar del tema con la pareja y con amigos de la misma edad.

Capítulo 150. Tratamiento con testosterona

En los hombres los testículos son los encargados de secretar testosterona, una hormona que influye en el desarrollo de los órganos sexuales, el mantenimiento de los huesos y músculos, en la producción de espermatozoides y glóbulos blancos, y en la libido.

En pacientes con hipogonadismo, una afección que se presenta cuando las gónadas no generan la cantidad adecuada de esta sustancia, la terapia de reemplazo hormonal es una de las alternativas disponibles.

Existen diferentes formas de aplicar testosterona. La más comunes a través de pastillas vía oral, pero también puede suministrase por medio de cremas, geles, inyecciones y tabletas, siendo todas igual de efectivas.

Para conocer más sobre este tema, entrevistamos al doctor Mario Vega Carbó, especialista en endocrinología clínica.

Doctor Mario,
1. ¿En qué casos se utiliza la terapia con testosterona?

Este tratamiento se utiliza generalmente en hombres adultos con bajos niveles de la hormona ocasionados por trastornos en los testículos, la hipófisis o el hipotálamo.

En niños y adolescentes su uso podría detener el crecimiento de los huesos y ocasionar la pubertad precoz. En aquellos con hipogonadismo permite que la pubertad evolucione con normalidad y aparezcan los caracteres sexuales secundarios.

En las mujeres, puede causar voz grave, crecimiento de vello en lugares inusuales, agrandamiento genital, disminución en el tamaño de los senos, pérdida del cabello con patrón masculino y ciclos menstruales irregulares. Su uso durante el embarazo o el amamantamiento podría perjudicar al bebé.

2. ¿Qué beneficios ofrece el tratamiento con testosterona?

Dependiendo de para qué se la utilice, la misma puede promover el crecimiento del vello y aumentar la masa corporal, la concentración, la energía y el impulso sexual. También puede mejorar la densidad ósea, las erecciones y el estado de ánimo general.

3. ¿Cómo se utiliza este medicamento?

La testosterona a través de pastillas se toma por lo general con las comidas dos veces al día. La presentación tópica en gel se aplica una vez al día por la mañana y hay que esperar que se seque. La misma no se debe colocar en el pene o el escroto ni en zonas de la piel con llagas, cortaduras o irritación. También se debe evitar el contacto con los ojos.

En tanto, las inyecciones subcutáneas se aplican cada 10 o 20 días, mientras que las intramusculares se colocan cada 3 meses.

4. ¿Qué se debe hacer en caso de olvidar tomar una dosis de este medicamento?

Se debe ingerir la misma apenas se recuerde. No obstante, si ya es casi la hora de la siguiente dosis, es mejor omitirla y continuar con la dosificación regular. En ningún caso se debe tomar una dosis doble para compensar la que se olvidó.

5. ¿Qué efectos secundarios puede tener el uso de testosterona?

Los niveles elevados de testosterona pueden producir un aumento de la próstata, de los glóbulos rojos y del colesterol. Su uso también contribuye a la apnea del sueño y a la formación de coágulos sanguíneos en las venas. Por otro lado, incrementa los riesgos de ataque cardíaco y accidente cerebrovascular.

Otros posibles efectos secundarios son apoplejía, enfermedad del hígado, acidez, diarrea, gases, dolor de cabeza, agrandamiento de los senos, dificultad para respirar, disminución de la cantidad de esperma, convulsiones y cambios en la salud mental, como depresión, conducta agresiva u hostil y alucinaciones.

Por eso es importante consultar a un médico para ver si el tratamiento hormonal es adecuado y realmente necesario. En caso afirmativo, la testosterona se debe tomar exactamente como indique el médico.

6. ¿Qué otros aspectos se deben tener en cuenta durante su uso?

Antes de iniciar el tratamiento es importante informar al médico sobre cualquier otro medicamento, vitamina o suplemento que se esté utilizando, para que este evalúe si la combinación puede ser perjudicial. Se debe notificar si se padecen alergias u otras afecciones, como hipertensión o problemas renales, del corazón o de la próstata.

Por otro lado, los productos de testosterona tópica pueden causar efectos dañinos a las personas que toquen la piel en el área en donde se aplicó el gel o la solución.

A su vez, la inyección puede ocasionar problemas graves para respirar y reacciones alérgicas durante o inmediatamente después de su aplicación.

Por último, estos medicamentos deben conservarse en un lugar adecuado, a temperatura ambiente y fuera del alcance de los niños.

Capítulo 151. Los Esteroides Anabólicos y sus peligros

Los Esteroides Anabólicos son hormonas sexuales masculinas, o sustancias sintéticas basadas en ellas, que se utilizan para distintos fines.

Dentro del campo de la medicina, los mismos se emplean para tratar problemas hormonales, la pubertad tardía y la pérdida de masa muscular como consecuencia de distintas enfermedades. En el deporte y el atletismo, se los usa para mejorar el rendimiento. Sin embargo, su consumo es ilícito y puede generar graves problemas para la salud.

Entre otros efectos nocivos, los Esteroides Anabólicos pueden causar problemas cardiovasculares y el desarrollo de tumores hepáticos o testiculares.

Para hablar sobre este tema entrevistamos al doctor Mario Vega Carbó, especialista en endocrinología, a cargo del Consultorio Vega & Vado.

Doctor Mario,
1. ¿Por qué algunas personas utilizan Esteroides Anabólicos para fines no médicos?

Estas sustancias promueven el desarrollo muscular y el aumento de la fuerza. También reducen el daño a los músculos y ayudan a que los atletas se recuperen más rápido luego de una sesión ardua de entrenamiento. Algunas personas gustan de la apariencia muscular que genera el consumo de estos esteroides.

2. ¿Qué efectos no deseados puede generar su utilización?

Los Esteroides Anabólicos pueden causar problemas cardíacos graves, incluyendo el infarto, y el desarrollo de tumores hepáticos o testiculares. Otros efectos no deseados son el acné intenso, el aumento de la presión arterial, conducta agresiva y violenta, niveles anormales de colesterol, trastornos psiquiátricos y dependencia de las drogas.

En las mujeres también puede provocar el engrosamiento de la voz, el crecimiento del clítoris y del vello corporal, calvicie y problemas menstruales. En los hombres, infertilidad, el aumento de los senos, la reducción de los testículos y el agrandamiento de la próstata. En los adolescentes, inhibición del crecimiento y riesgo de futuros problemas de salud.

3. ¿Qué es la Creatina y qué riesgos posee?

La creatina es un compuesto natural del cuerpo que ayuda a los músculos a liberar energía. Se vende como suplemento nutricional y se la utiliza para aumentar la masa y la fuerza muscular.

Entre otros efectos secundarios puede provocar calambres estomacales y musculares, aumento de peso, retención de agua y deshidratación.

4. ¿Qué es la Androstenediona?

Se trata de una hormona que el cuerpo convierte en testosterona y una forma de estrógeno. Se la utiliza para aumentar la masa muscular y lograr una rápida recuperación luego de un entrenamiento, aunque los estudios científicos no confirman que sea efectiva para ello.

Entre otros riesgos, esta sustancia puede dañar al corazón y a los vasos sanguíneos. Además, puede generar acné, la reducción de la producción de esperma, el aumento de los senos y la disminución del tamaño de los testículos en los hombres, y calvicie y voz masculina en las mujeres.

5. ¿Cómo es posible detectar si un adolescente está utilizando Esteroides Anabólicos?

Algunas señales son el crecimiento muscular acelerado, el aumento de la agresividad y del acné y las marcas de agujas en los glúteos o muslos. También los cambios emocionales y psicológicos.

En los varones puede haber un aumento de los senos y un encogimiento de los testículos. En las mujeres, una disminución de los pechos, el engrosamiento de la voz y el crecimiento excesivo del vello corporal.

6. ¿Cómo se consiguen estas sustancias?

En la mayoría de los países su venta está prohibida para uso deportivo. Por ello generalmente se adquieren de manera ilegal y en muchos casos son elaboradas en laboratorios clandestinos, lo que aumenta aún más sus riesgos.

Capítulo 152. Alopecia Androgénica Masculina

La Alopecia Androgénica Masculina es el tipo más común de pérdida de cabello en los hombres y está relacionada con los genes y las hormonas sexuales masculinas. Se caracteriza por un patrón de línea de implantación del cabello que retrocede y el adelgazamiento y pérdida de pelo en las regiones temporales, fronto-parietal y vértice. Se estima que afecta al 45 % de los hombres y sus causas más frecuentes son el factor hereditario y la edad.

Para conocer más sobre este tema, consultamos al doctor Mario Vega Carbó, especialista en endocrinología clínica.

Doctor Mario,
1. ¿Qué provoca la Alopecia Androgénica Masculina?

Esta dolencia puede ser generada por diversos factores, entre los que se encuentran la predisposición genética, la edad, los cambios hormonales y enfermedades crónicas, como la resistencia a la insulina y el síndrome metabólico. Los andrógenos, en especial la dihidrotestosterona, tienen un papel muy importante en la causa de este tipo de calvicie.

Por otro lado, la misma puede ser provocada por el uso de determinados medicamentos, como los utilizados para tratar el cáncer, la artritis, la depresión, los problemas cardíacos, la gota y la hipertensión; la radioterapia; las situaciones de estrés; la mala alimentación y el uso excesivo de tratamientos y productos para el cabello.

2. ¿Cómo se presenta esta dolencia?

La Alopecia Androgénica Masculina puede aparecer de muchas maneras, según cuál sea el motivo que la provoca. Puede surgir de repente o de forma gradual, y afectar solamente al cuero cabelludo o a todo el cuerpo. En algunos pocos casos es temporal, mientras que en la mayoría es permanente.

El patrón típico de la calvicie masculina comienza en la línea de implantación del cabello, la cual retrocede de manera gradual y forma una "M". Luego el pelo se vuelve más fino y deriva en una herradura alrededor de los lados de la cabeza.

Cuando la pérdida del cabello se da en parches, hay enrojecimiento, descamación, pus o dolor, puede ser provocada por otras causas. En estos casos se recomienda realizar biopsia de piel, análisis de sangre u otros procedimientos para detectar otros trastornos.

3. ¿En qué consiste el tratamiento de la Alopecia Androgénica Masculina?

Entre los medicamentos utilizados para tratar esta afección se encuentran minoxidil en loción a 5% y en espuma a 5%, y finasterida, en dosis de 1 miligramo al día.

En algunos pocos casos, esta última presenta efectos secundarios como disminución de la libido, reducción de la cantidad de semen, disfunción eréctil, cataratas y síndrome de iris blando.

Drogas vegetales *Serenoa repens* y *Pygeun africanum* ayudan a inhibir la actividad de la enzima 5α-reductasa, lo que reduce el paso de testosterona a dihidrotestosterona, responsable de la miniaturización de los folículos pilosos.

Por su parte, otros antioxidantes tópicos y sistémicos también son eficaces y seguros para combatir la pérdida de cabello.

Es posible realizar un trasplante de pelo, que suele dar muy buenos resultados. Para ello se extraen pequeñas porciones de cabello de áreas donde es más grueso y se colocan en otras que presentan calvicie. Otra opción es la terapia con luz de baja intensidad.

Si la persona está cómoda con su apariencia, el tratamiento no es necesario.

4. ¿Qué otros aspectos se recomiendan en estos casos?

La pérdida del pelo puede bajar la autoestima y causar depresión. Las extensiones de cabello, el uso de peluquines, sombreros o bandanas, o un cambio del estilo de peinado pueden ayudar a ocultar sus efectos y mejorar la apariencia.

Se recomiendan los masajes en el cuero cabelludo para activar la circulación, evitar el estrés y tratar los problemas de depresión, ansiedad, anemia e insomnio en forma rápida, para evitar posibles desencadenantes de la Alopecia Androgénica.

Parte X. Endocrinología en Pediatría

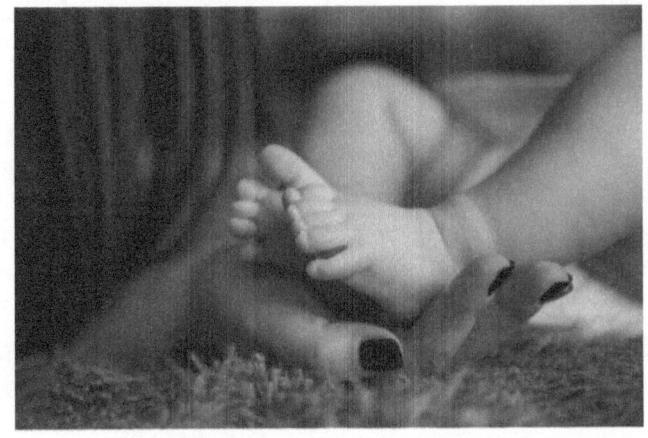

Capítulo 153. Endocrinología Pediátrica

La Endocrinología Pediátrica es una especialidad médica que trata las enfermedades relacionadas con el sistema endocrino en niños y adolescentes. Esto incluye al conjunto de órganos y tejidos del cuerpo responsables de las secreciones hormonales, sustancias que regulan varias de las funciones principales del organismo.

Las alteraciones en este sistema pueden provocar problemas en el crecimiento y el desarrollo, el metabolismo, el sueño y aspectos vinculados a la conducta, entre otros inconvenientes. Por eso la importancia de estar atento a sus síntomas, realizar controles periódicos y consultar a un especialista ante cualquier anomalía.

Para conocer más sobre esta especialidad, entrevistamos a Mario Vega Carbó, médico endocrinólogo con más de 20 años de experiencia.

Doctor Mario,
1. ¿Cuál es la función principal de la Endocrinología Pediátrica?

La principal función es la de restablecer el equilibrio hormonal en el cuerpo del niño, en caso de que el mismo se haya visto alterado por algún factor. Para ello se controlan y tratan glándulas importantes como la tiroides, las paratiroides, el páncreas, las suprarrenales, la hipófisis, los ovarios y los testículos, y las sustancias que las mismas generan.

2. ¿A qué síntomas anormales deben estar alertas los padres de niños y adolescentes?

Es importante prestar atención a signos como la obesidad y los problemas de crecimiento, ya sea porque el niño presenta talla baja o muy alta para su edad, o en relación al tamaño de sus padres. Se debe estar alertas a anomalías en la pubertad, como la aparición de vello púbico y el desarrollo mamario en las mujeres y testicular en los hombres antes de los 9 años, o por su ausencia superados los 13.

Otros síntomas que no hay que dejar pasar son la pérdida o el aumento exagerado de peso, el cansancio, el sueño, el mal rendimiento escolar, la tristeza, el nerviosismo, la poliuria, las palpitaciones y los temblores.

3. ¿Cómo es la primera consulta a un Endocrinólogo Pediátrico?

Por lo general primero se analiza la historia clínica del niño y sus antecedentes familiares, y luego se lo interroga sobre posibles molestias. A continuación se realiza una evaluación antropométrica en la que se miden su tamaño, peso, perímetro de la cabeza y otras proporciones corporales, y un examen físico.

En caso de detectar anormalidades se solicitan otros estudios y pruebas y, en base a sus resultados, se efectúa un diagnóstico y luego se lleva a cabo un tratamiento.

4. ¿Cuáles son las principales causas de consulta de niños y adolescentes?

Las más habituales están relacionadas con problemas de crecimiento y obesidad, un trastorno cada vez más frecuente en la infancia. Un niño obeso tiene mayores posibilidades de serlo también en la vida adulta.

Además, esta condición está relacionada con el síndrome metabólico, una serie de afecciones que se presentan en forma conjunta e incluyen hipertensión arterial, niveles de azúcar en sangre elevados, exceso de grasa corporal alrededor de la cintura y cifras anormales de colesterol y triglicéridos. Esto aumenta los riesgos de padecer una enfermedad cardíaca o renal, un accidente cerebrovascular o diabetes.

5. ¿Qué otras enfermedades trata un Endocrinólogo Pediátrico?

Además de la obesidad y la talla baja, otras dolencias comunes son Diabetes, Hipoglucemia, Hipotiroidismo, Hipertiroidismo, Raquitismo, Hipocalcemia, Hipoparatiroidismo, Hiperparatiroidismo, Hirsutismo, Ovario Poliquístico, Hiperplasia Adrenal Congénita, Adenomas Hipofisarios, Genitales Ambiguos, Pubertad Precoz o Demorada, Síndrome de Turner y otras alteraciones hormonales debidas a tumores localizados en las glándulas endocrinas.

6. ¿Qué otros aspectos son importantes en la Endocrinología Pediátrica?

En esta etapa de la vida son fundamentales la prevención y la educación, ya que los hábitos que se adquieren en la niñez muchas veces se mantienen durante toda la vida. Las prácticas saludables que se inician y adquieren en la infancia reducen los riegos de osteoporosis, sobrepeso, obesidad y otros trastornos en la adultez.

Capítulo 154. Diagnóstico y cuidados de la Hiperplasia Adrenal Congénita

La Hiperplasia Adrenal Congénita (HAC) es un trastorno hereditario que afecta a la producción de hormonas de las glándulas suprarrenales, que se encuentran en la parte superior de los riñones. Estas hormonas, como el cortisol y la aldosterona, son fundamentales para la vida, permitiendo un crecimiento normal y regulando el metabolismo, entre otras funciones esenciales.

El cortisol ajusta los niveles de energía, la presión arterial, las concentraciones de glucosa en la sangre, el sistema inmune y la respuesta al estrés, mientras que la aldosterona ayuda a mantener la cantidad justa de sodio en el cuerpo, al regular su eliminación por la orina, las glándulas sudoríparas y el intestino. Las personas con HAC también generan más andrógenos, una hormona que provoca la aparición temprana o inapropiada de características masculinas.

Para conocer más sobre esta afección, consultamos al doctor Mario Vega Carbó, especialista en endocrinología, a cargo del Consultorio Vega & Vado.

Doctor Mario,
1. ¿Cuáles son las causas de la Hiperplasia Adrenal Congénita?

A las personas que padecen HAC les falta una de las enzimas que utilizan las glándulas suprarrenales para producir hormonas, en la gran mayoría de los casos, la 21-hidroxilasa. Se trata de un trastorno hereditario donde los dos padres suelen tener HAC o son portadores de la mutación genética que la ocasiona.

2. ¿Cuáles son los síntomas de una persona con Hiperplasia Adrenal Congénita?

Los síntomas pueden variar, dependiendo del tipo de HAC que tenga el paciente y la edad en la que se detecte. En la infancia, si la afección es leve, es posible que la persona no presente signos y que recién se diagnostique en la adolescencia.

En casos más graves, las niñas suelen tener genitales anormales al nacer, mientras que en los niños los síntomas aparecen a las 2 o 3 semanas e incluyen alimentación deficiente, vómitos, deshidratación, niveles anormales de sodio y potasio y ritmo cardíaco alterado.

3. ¿Cómo se detecta en la adolescencia?

Las mujeres con afecciones leves por lo general presentan órganos reproductores normales y, durante la adolescencia, pueden comenzar a experimentar períodos menstruales infrecuentes o inexistentes, vello corporal excesivo, acné intenso y agrandamiento del clítoris. Los varones, por su parte, puede padecer una pubertad precoz y presentar voz gruesa, crecimiento temprano de cabello en el cuerpo y músculos bien desarrollados.

En ambos casos serán altos de niños, pero más bajos de lo normal como adultos.

4. ¿Cuál es la principal complicación que puede traer este trastorno?

Las personas con HAC grave corren el riesgo de sufrir una crisis suprarrenal, como consecuencia de niveles muy bajos de cortisol en sangre. Esto provoca diarrea, vómitos, deshidratación y una caída del azúcar en el organismo que requieren de una atención inmediata.

5. ¿En qué consiste el tratamiento de la Hiperplasia Adrenal Congénita?

La terapia que se emplea busca normalizar los niveles hormonales, mediante la aplicación de hidrocortisona para reemplazar el cortisol, mineralocorticoides para suplir la aldosterona y otros medicamentos.

Los objetivos son mantener un balance de líquidos y sales, los niveles de azúcar en sangre, evitar una crisis adrenal y asegurar un crecimiento físico y un desarrollo sexual habitual. Para ello, es fundamental someterse a análisis periódicos para ver si las dosis empleadas deben ajustarse.

En el caso de niñas que nazcan con genitales de apariencia masculina, se puede realizar una cirugía reparadora para normalizar su aspecto y su función. Por lo general la misma se efectúa entre los 2 y los 6 meses de edad y, en ocasiones, se requieren nuevos procedimientos durante la pubertad o más adelante.

Si la HAC se detecta antes del nacimiento, también es posible prevenir el efecto de los andrógenos sobre los genitales femeninos mediante un tratamiento prenatal, utilizando la hormona sintética dexametasona.

6. ¿Cómo se realiza a aplicación de estas hormonas?

Existen diferentes formas de administración, puede ser vía tabletas o mediante una inyección intramuscular o intravenosa.

7. ¿Las mismas puede causar efectos secundarios?

Por lo general el tratamiento no causa efectos no deseados, como obesidad o huesos débiles, ya que la dosis que se utiliza es para suplantar las hormonas que el cuerpo no produce naturalmente.

Sin embargo, si la cantidad de esteroides es elevada y se mantiene alta por un tiempo prolongado, puede causar disminución de la velocidad de crecimiento y ganancia excesiva de peso.

8. ¿Cuáles son los resultados esperables del tratamiento?

Con una terapia apropiada, por lo general las personas con HAC pueden llevar una vida normal, aunque siempre deberán estar medicadas. La mayoría no presentará riesgos especiales ni diferentes a los de la población general. En situaciones de enfermedad o estrés significativo, es posible que necesiten tomar dosis más altas de los medicamentos.

Capítulo 155. Genitales Ambiguos

El término Genitales Ambiguos se refiere a que los órganos genitales externos de un recién nacido no tienen la apariencia típica de un niño o de una niña.

Se trata de un trastorno congénito poco común, que hace que los médicos no puedan determinar de inmediato cuál es el sexo del bebé. En estos casos los genitales pueden estar desarrollados de manera incompleta o tener características tanto femeninas como masculinas. También puede ocurrir que los órganos sexuales externos no coincidan con los internos o con el sexo genético del bebé.

Con el objetivo de conocer más sobre este tema, entrevistamos a Mario Vega Carbó, especialista en endocrinología con más de 20 años de experiencia.

Doctor Mario,
1. ¿Por qué se generan los Genitales Ambiguos?

Lo primero que hay que señalar es que el sexo genético de una persona se establece en el mismo momento de la concepción. Si el espermatozoide del padre contiene un cromosoma X, el bebé será mujer, y si tiene un cromosoma Y, será varón.

Por otro lado, los órganos reproductores masculinos y femeninos se desarrollan a partir del mismo tejido en el feto, y su determinación depende de los cromosomas y de la presencia o no de hormonas masculinas. Cuando este proceso se ve alterado o interrumpido por alguna circunstancia, como por ejemplo anomalías hormonales o la mutación de ciertos genes, pueden aparecer Genitales Ambiguos.

2. ¿Qué características pueden presentar estos genitales?

En el caso de personas de sexo genético femenino, el clítoris agrandado puede tener apariencia de pene pequeño, la abertura uretral puede estar mal ubicada y los labios vaginales pueden estar cerrados y lucir como un escroto con testículos no descendidos.

En tanto, las personas de sexo genético masculino pueden presentar un pene pequeño que parece un clítoris agrandado; la abertura uretral puede estar mal ubicada; el escroto puede ser pequeño y estar separado, luciendo como labios vaginales; y los testículos suelen no estar descendidos.

3. ¿Cuáles son las causas de los Genitales Ambiguos?

Entre otros motivos, esto puede ser consecuencia de hermafroditismo, donde el niño puede tener partes de genitales masculinos y femeninos, o de seudohermafroditismo, donde aparecen algunas características físicas del otro sexo.

También puede ser causado por una Hiperplasia Adrenal Congénita, un trastorno hereditario que afecta a la producción de hormonas de las glándulas suprarrenales. Otros motivos son las anomalías cromosómicas, como los síndromes de Klinefelter y de Turner, la falta de producción de ciertas hormonas o el consumo de determinados medicamentos durante el embarazo.

En muy raras ocasiones, la madre también puede tener un tumor que genere hormonas masculinas y cause Genitales Ambiguos.

4. ¿Quiénes tienen más riegos de padecer este trastorno?

Como muchas causas de los Genitales Ambiguos tienen un origen genético hereditario, es importante prestar especial atención a los antecedentes familiares. Entre los factores que deben tenerse en cuenta se encuentran las muertes inexplicables en la primera infancia, la infertilidad, la falta de períodos menstruales, los problemas genitales, el desarrollo físico anormal durante la pubertad y la Hiperplasia Adrenal Congénita.

5. ¿Cómo se detectan los Genitales Ambiguos?

El personal médico que realiza el parto suele diagnosticar este trastorno en el momento del nacimiento. Frente a sus signos físicos, las pruebas genéticas pueden determinar si un bebe es genéticamente masculino o femenino.

En casos más complicados, se pueden realizar un análisis cromosómico y otros exámenes como endoscopias, radiografía abdominal y ecografía de pelvis para determinar la presencia de estructuras genitales internas y el funcionamiento de los órganos reproductores. También pueden ser necesarios una laparoscopia o una biopsia de las gónadas.

6. ¿Cómo se determina el sexo definitivo de un bebé con Genitales Ambiguos?

La decisión se toma una vez finalizados todos los exámenes y las pruebas antes mencionadas. Teniendo en cuenta la causa de este trastorno, el sexo genético, la anatomía y el posible futuro sexual y reproductivo del bebé, el equipo médico recomienda a los padres el sexo y estos deben decidir si lo crían como hombre o como mujer.

Se trata de una decisión difícil, cuyo impacto social y psicológico a largo plazo es impredecible. A medida que el niño crezca, este puede tomar otra decisión con respecto a su identidad sexual.

7. ¿En qué consiste el tratamiento de los Genitales Ambiguos?

Una vez elegido el sexo del bebé, se puede comenzar la terapia, que buscará preservar la actividad sexual futura, la fertilidad y la identidad estable. La cirugía puede normalizar el aspecto estético y la función de los genitales. Es posible que los médicos sugieran operar a algunos pacientes durante la infancia. En otros casos, los padres pueden postergarla intervención hasta que el niño tenga edad para ayudar a decidir.

Por otro lado, la terapia hormonal durante la pubertad puede solucionar los desequilibrios en ese aspecto.

8. ¿Qué otras complicaciones puede traer este trastorno?

En muchos casos los Genitales Ambiguos pueden genera infertilidad, problemas sexuales y psicológicos, y mayores riegos de padecer ciertos tipos de cáncer. Por otro lado, algunas cirugías reparadoras pueden tener resultados estéticos y funcionales imperfectos.

9. ¿Qué otros aspectos se deben tener en cuenta durante este trastorno?

Dada la complejidad de la situación, se recomienda el apoyo terapéutico para los padres y para el niño en todo momento. También los controles médicos periódicos para monitorear la evolución.

Capítulo 156. La criptorquidia o testículo no descendido

La criptorquidia es un trastorno del desarrollo en el que uno o ambos testículos no logran bajar al escroto antes del nacimiento. Esta condición es poco frecuente y afecta a cerca del 3 % de los varones. Sin embargo, la cifra aumenta a casi un 30 por ciento en los bebes prematuros.

En la mayoría de los casos el testículo no descendido se traslada a su posición correcta de manera espontánea, dentro de los primeros 4 meses de vida. Cuando esto no ocurre el mismo se puede reubicar mediante una cirugía.

Para conocer más sobre este trastorno, entrevistamos Mario Vega Carbó, médico endocrinólogo con más de 20 años de experiencia.

Doctor Mario,
1. ¿Qué provoca la criptorquidia?

No se conocen con exactitud las causas que la provocan, pero se estima que se debe a una combinación de factores genéticos, ambientales y de la salud de la madre, los cuales alteran las hormonas y la actividad nerviosa que influyen en el desarrollo de los testículos.

2. ¿Quiénes tienen más riesgos de padecerla?

Los bebes prematuros, con bajo peso al nacer, con antecedentes familiares de criptorquidia u otros problemas de desarrollo genital, o con síndrome de Down tienen más riesgos de padecerla.
También los hijos de madres que consumen alcohol o fuman durante el embarazo o de padres que estuvieron expuestos a pesticidas.

3. ¿El testículo no descendido puede presentarse durante la niñez o pre adolescencia?

En los niños que no presentaron criptorquidia durante el nacimiento, cuando sus síntomas aparecen más adelante podría deberse a un testículo retráctil, el cual puede moverse de un lado a otro entre el escroto y la ingle. El testículo retráctil no requiere tratamiento.

4. ¿Cómo se diagnostica la criptorquidia?

Esta afección suele detectarse en un examen físico tras el nacimiento. En los casos en que el médico no pueda encontrar los testículos en el escroto, pueden realizarse pruebas por imágenes, para determinar si estos no están presentes o no descendieron.

5. ¿Por qué es necesario el tratamiento?

En estos casos, al estar ubicados más altos en el cuerpo, los testículos no descendidos están expuestos a una temperatura más elevada de la habitual. Esto pude inhibir su desarrollo y su capacidad de fabricar esperma en el futuro, causando esterilidad. Además, hay más riesgos de padecer tumores y cáncer, sufrir lesiones y desarrollar hernias inguinales.

6. ¿En qué consiste el tratamiento?

Este trastorno suele corregirse con una cirugía en la que se reubica el testículo dentro del escroto. En los casos en que el bebé presente una hernia inguinal asociada con la criptorquidia, la misma también se trata durante la intervención. Se recomienda realizar la operación entre los 6 y los 12 meses de vida, ya que un tratamiento temprano reduce los riesgos de complicaciones futuras.

Otra opción es llevar a cabo una terapia con hormonas para reubicar el testículo, aunque la misma es menos efectiva que la cirugía.

7. ¿Qué complicaciones puede traer la criptorquidia?

Como te comentaba, este trastorno puede generar daño testicular, esterilidad y mayores riesgos de cáncer. Tras la cirugía, los pacientes con un solo testículo descendido suelen tener una fecundidad casi normal. En los casos en que la criptorquidia afecta a los dos testículos, los riesgos de tener números bajos de espermatozoides, esperma de mala calidad y esterilidad son mucho mayores.

Capítulo 157. Diagnóstico y tratamiento del Hipotiroidismo Congénito

El Hipotiroidismo Congénito (HC) es una afección en la cual la glándula tiroides se encuentra ausente o no funciona correctamente. Esta condición se presenta en 1 de cada 2.500 a 4.000 bebés nacidos, suele ser permanente y requiere tratamiento de por vida.

La hormona tiroidea es fundamental para el desarrollo del cerebro y el crecimiento por lo que, si el paciente no recibe tratamiento a tiempo, puede padecer discapacidades intelectuales y un retraso madurativo. Sin embargo, con una terapia oportuna y adecuada, pueden llevar una vida normal.

Para hablar sobre este tema entrevistamos al doctor Mario Vega Carbó, especialista en endocrinología a cargo del Consultorio Vega & Vado de Managua, Nicaragua.

Doctor Mario,
1. ¿Cuáles son las causas del Hipotiroidismo Congénito?

Por lo general, el HC ocurre cuando la glándula tiroidea no se desarrolla de manera correcta, ya sea porque está ausente, porque es demasiado pequeña o porque se encuentra en una parte inadecuada del cuello. En algunos casos, la glándula está desarrollada pero no produce hormonas de forma conveniente o no capta la señal de la hipófisis.

Por otro lado, esta afección también puede deberse a la falta de yodo o medicamentos tomados por la madre durante el embarazo. Su padecimiento no suele ser hereditario.

2. ¿Cuáles son los principales síntomas del HC?

En las primeras semanas de vida no es fácil detectarlo sin realizar estudios. Sin embargo, en los casos graves, el bebé puede presentar la cara hinchada, alimentación deficiente, sueño excesivo, llanto débil, estreñimiento, lengua grande y una coloración amarillenta en la piel.

No obstante, debido a la dificultad para diagnosticar en los recién nacidos, generalmente se suelen realizar pruebas para descubrir la enfermedad. Este examen es conocido como tamizaje neonatal y se practica en los centros médicos de la mayoría de los países de habla hispana.

3. ¿Cuál es la función de la tiroides?

Esta glándula se encarga de producir y enviar a la sangre hormonas tiroideas, las cuales participan en la regulación del metabolismo, es decir, de la velocidad con la que el cuerpo utiliza los alimentos para producir la energía necesaria para que pueda realizar sus funciones diarias.

Que haya niveles usuales de esta hormona en el organismo es indispensable para un crecimiento y desarrollo normal en la infancia, y para el funcionamiento del cerebro durante toda la vida.

4. ¿En qué consiste el tratamiento del Hipotiroidismo Congénito?

El HC se trata con Levotiroxina, una píldora que contiene la hormona tiroidea. En el caso de los bebés, la misma se debe triturar y administrar mezclada con agua o leche materna utilizando un gotero o una jeringa.

La dosis administrada dependerá del tamaño del cuerpo y su grado de maduración, y tendrá que adecuarse regularmente en base a los resultados de exámenes. Con este medicamento y controles periódicos, el paciente tendrá un crecimiento y desarrollo cerebral normales. En la mayoría de los casos, la Levotiroxina deberá tomarse de por vida.

5. ¿Qué sucede si se suministra una dosis mayor a la adecuada?

En caso de ingerir una cantidad mayor a la necesaria, el paciente puede presentar pulso acelerado, pérdida de peso, cansancio e hiperactividad. Por eso son fundamentales los controles periódicos para su administración en forma correcta, ya que en la dosis adecuada no tiene efectos secundarios.

6. ¿La Levotiroxina puede aplicarse junto con otros medicamentos?

Sí, no existe limitación alguna para la aplicación de vacunas en los niños ni problemas con la toma de otros medicamentos.

7. ¿Qué puede ocurrir si el HC no se trata a tiempo?
El desarrollo de cerebro y del sistema nervioso son muy importantes durante los primeros meses de vida. Por ello, si no es tratado, el HC puede ocasionar daños irreversibles, como discapacidad intelectual grave y problemas de crecimiento.

8. ¿Un paciente con Hipotiroidismo Congénito es más propenso a sufrir otras enfermedades?

En general, no. La mayoría no presentará riesgos especiales ni diferentes a los del resto de la población.

Capítulo 158. Niños con problemas de crecimiento

Es común que los padres comparen la estatura de sus hijos con la de los amigos o compañeros de escuela de la misma edad. Cuando notan que el tamaño difiere de la media, suelen preocuparse y acuden al médico para corroborar si existe un problema de crecimiento. No obstante, sólo el 20 por ciento de los niños que van al pediatra por un tema de talla baja padecen algún tipo de enfermedad.

En la mayoría de los casos, se están desarrollando normalmente y las diferencias se deben a cuestiones hereditarias o a un retardo puberal pasajero. El crecimiento corriente depende de la combinación de una serie de factores, entre los que se encuentran un buen estado de salud, nutrición adecuada y características genéticas normales.

Los problemas en el desarrollo pueden ser consecuencia de alteraciones cromosómicas, enfermedades hormonales o sistémicas, desnutrición, trastornos congénitos o disturbios en los huesos y cartílagos.

Para conocer más sobre este tema, entrevistamos a Mario Vega Carbó, especialista en endocrinología, con más de 20 años de experiencia.

Doctor Mario,
1. ¿Cuál es la importancia de controlar de manera periódica el tamaño de los niños?

El crecimiento representa un indicador muy sensible para valorar el estado de salud general de un niño, y cualquier desviación de los parámetros normales representa una alarma.

Por eso es importante evaluar el peso, la talla y la velocidad de desarrollo de forma regular, para evitar posibles enfermedades. En caso de encontrar alguna anomalía, es indispensable buscar la causa y resolverla.

2. ¿Cómo se define si un niño presenta problemas de crecimiento?

Antes de hacer un diagnóstico, el médico realiza una serie de estudios en los que mide el tamaño, peso y perímetro de la cabeza del niño; y analiza sus proporciones corporales, su estado general de salud y las estaturas de los padres. También puede llevar a cabo pruebas de la función hormonal; exámenes cromosómicos, de orina y de sangre; y una biometría hemática.

3. ¿En qué consiste el tratamiento para estos casos?

El tipo de terapia que se implementa depende de las causas que estén ocasionando el problema de crecimiento. Por ejemplo, en los casos que ésta sea consecuencia de enfermedades gastrointestinales, cardiovasculares o renales, una intolerancia al gluten o una deficiencia hormonal, se trata la patología determinada para favorecer el desarrollo normal del paciente.

4. ¿Cuál es el principal motivo de la talla baja en la infancia y la pubertad?

Una de las causas más frecuentes se debe a lo que es conocido como retraso constitucional del crecimiento, donde hay una velocidad de maduración más lenta, heredada de uno o ambos padres.

En estos casos suele haber antecedentes de familiares que tuvieron una estatura relativamente baja en la niñez, iniciaron más tarde la pubertad y tardaron más en terminar de crecer, pero que finalmente lograron alcanzar un tamaño normal como adultos.

5. ¿Cuáles son las causas de una deficiencia de la hormona de crecimiento?

Su insuficiencia puede deberse a daños en la glándula hipófisis o en el hipotálamo, ya sea como consecuencia de un tumor, trastornos hereditarios, golpes en el cráneo o una inflamación o infección en el cerebro. En algunos casos no es posible determinar la causa exacta.

6. ¿Cuándo se recomienda utilizar un tratamiento hormonal?

Esta terapia está indicada para casos de deficiencia en la hormona de crecimiento, insuficiencia renal o Síndrome de Turner (una afección genética que padecen algunas mujeres, provocada por la ausencia o la anormalidad del cromosoma X).

También para niños que nacen pequeños y no recuperan el nivel normal de desarrollo o aquellos que presentan talla baja sin causa que lo explique.

7. ¿Cómo se aplican estas hormonas?

La hormona de crecimiento se aplica a través de inyecciones, generalmente por las noches una vez al día, ya sea en la parte anterior del muslo, la posterior de los brazos, el abdomen o los glúteos. Este tratamiento es a largo plazo y a menudo dura varios años, en los que son necesarios controles periódicos para ajustar la dosis para garantizar su efectividad.

El mismo debe seguirse hasta que el paciente alcance la edad ósea de un adulto, momento en que el hueso no pueda crecer más. En algunos casos, cuando hay una deficiencia de la hormona, la terapia continúa durante toda la vida.

8. ¿Cuál es el efecto esperado?

Cuanto antes se comience el tratamiento, mayor será la probabilidad de que el paciente alcance una estatura adulta cercana a la normal. Con una terapia hormonal, en general los niños crecen unos diez centímetros durante el primer año y cerca de 7,5 centímetros en los dos siguientes. A continuación, la tasa disminuye de forma progresiva.

La hormona de crecimiento ha sido utilizada desde hace muchos años con gran éxito. Uno de los casos más conocidos es el del futbolista argentino Lionel Messi.

9. ¿Esta terapia puede provocar efectos secundarios?

El tratamiento hormonal es seguro y carece de efectos secundarios graves. En algunos casos puede haber irritación en la piel, dolor de cabeza, retención de líquidos, dolores articulares y musculares, y alteraciones de los huesos de la cadera.

10. ¿Cómo es el caso de los niños que producen hormona de crecimiento mayor a lo normal?

El exceso de la hormona de crecimiento puede causar gigantismo, en cuyo caso los huesos y el cuerpo crecen demasiado. Por lo general esto se debe a un tumor no cancerígeno en la hipófisis, que debe tratarse con radioterapia o extirparse a través de una cirugía.

En los adultos, este trastorno puede causar acromegalia, que hace que las manos, los pies y la cara sean más grandes de lo normal.

Capítulo 159. Pubertad Precoz

La pubertad es el período de la vida en el que se desarrollan las características sexuales y físicas de una persona, y se alcanza la capacidad de reproducción. Se denomina Pubertad Precoz cuando estos cambios suceden más temprano de lo normal.

Se considera que esto ocurre cuando el cuerpo de un niño comienza a convertirse en el de un adulto antes de los 8 años en el caso de las mujeres y de los 9 años en el de los varones. En ocasiones la Pubertad Precoz es simplemente una variante de un crecimiento normal. En otros, puede deberse a infecciones, trastornos hormonales o genéticos, tumores o anomalías cerebrales.

Para hablar sobre este tema entrevistamos al doctor Mario Vega Carbó, especialista en endocrinología quién en la actualidad se desempeña como endocrinólogo en el Centro Médico Santa Fe y en el Consultorio Vega & Vado.

Doctor Mario,
1. ¿Cuáles son las principales señales de una Pubertad Precoz?

Algunos de los signos frecuentes son la aparición de vello púbico y en las axilas, el crecimiento rápido de estatura, acné y olor corporal de adulto. En el caso de las niñas puede haber un desarrollo adelantado de los senos y sangrado vaginal, y en los varones un crecimiento de los testículos y el pene, incremento muscular, engrosamiento de la voz y vello facial.

2. ¿Por qué se genera la Pubertad Precoz?

En algunos casos el proceso de desarrollo del cuerpo ocurre de manera normal, sólo que más temprano de lo habitual. Esto se denomina Pubertad Precoz Central y no suele tener una causa aparente ni un problema médico oculto.

En raras ocasiones puede deberse a un tumor, una lesión cerebral o en la médula espinal, la exposición a radiación, una inflamación o enfermedades como la meningitis, el Síndrome de McCune-Albright, la Hiperplasia suprarrenal congénita o el Hipotiroidismo.

En cambio, si el desarrollo temprano del cuerpo es consecuencia de una producción prematura de hormonas sexuales, esto se conoce como Pubertad Precoz Periférica. La misma puede deberse a problemas en los ovarios, los testículos, la hipófisis o las glándulas suprarrenales.

Otra causa puede ser la exposición externa a hormonas sexuales, como el uso de cremas o ungüentos de estrógeno o testosterona.

3. ¿Cómo se detecta esta afección?

Frente a sus síntomas, generalmente se analizan los antecedentes clínicos y familiares del paciente, y se realiza un examen físico y de sangre para verificar los niveles hormonales. Puede llevarse a cabo una tomografía computarizada o resonancia magnética del cerebro o abdomen para descartar tumores, y una radiografía para ver si los huesos están creciendo demasiado rápido.

4. ¿En qué consiste su tratamiento?

La terapia dependerá de la causa de la Pubertad Precoz. En caso de ser consecuencia de un tumor, el mismo se extirpará mediante cirugía. Si se debe a una secreción temprana de hormonas sexuales, se pueden recetar medicamentos para retrasar su desarrollo.

Si es consecuencia del uso de cremas de estrógeno o testosterona, se deberá evitar su utilización.

5. ¿Qué otras complicaciones puede traer la Pubertad Precoz?

Los niños con esta afección pueden tener poca estatura cuando llegan a adultos. Esto se debe a que sus huesos maduran más rápido de lo normal y detienen su crecimiento antes de tiempo. El tratamiento temprano puede ayudarlos a ser más altos.

Por otro lado, la Pubertad Precoz puede generar problemas sociales y emocionales en el niño, al sentirse diferente por desarrollarse antes que sus pares. Esto puede afectar su autoestima y aumentar los riesgos depresión. En caso de necesidad, se recomiendo buscar apoyo psicológico.

Capítulo 160. Pubertad Demorada

Se denomina Pubertad Demorada o Tardía, cuando la misma no se inicia antes de los 13 años en las niñas y de los 14 en los varones. La pubertad es el período de la vida en el que se desarrollan las características sexuales y físicas de una persona, y se alcanza la capacidad de reproducción.

En el caso de la Pubertad Demorada estos cambios pueden no producirse o avanzar muy lentamente. Esto es más común que suceda en los hombres que en las mujeres.

En la mayoría de las ocasiones el niño se desarrolla más tarde que sus pares, pero luego la maduración sexual ocurre con normalidad. En otros, el retraso puede deberse a infecciones, trastornos hormonales o genéticos, tumores, problemas alimenticios u otras enfermedades.

Para hablar sobre este tema entrevistamos al doctor Mario Vega Carbó, especialista en endocrinología a cargo del Consultorio Vega & Vado.

Doctor Mario,
1. ¿Cuáles son las principales señales de una Pubertad Demorada?

En los varones, los signos típicos incluyen la ausencia de un crecimiento testicular a los 14 años, el pene es pequeño e inmaduro, hay poco crecimiento de vello, el cuerpo sigue delgado y con baja estatura, y la voz permanece aguda.

En las mujeres, los principales síntomas son la ausencia de desarrollo de las mamas a los 13 años y de menstruación a los 16. Generalmente tampoco hay vello púbico, el útero no se ha desarrollado, la estatura es baja y el crecimiento, lento.

2. ¿Por qué ocurre la Pubertad Demorada?

En ocasiones es simplemente una variante de un crecimiento normal, que puede ser hereditaria. En otros puede ser provocada por afecciones crónicas, como la Diabetes, el Hipogonadismo, la Celiaquía, la enfermedad inflamatoria intestinal, deficiencias renales o hepáticas, trastornos autoinmunes o genéticos, anemia, fibrosis quística o tumores en la hipófisis o el hipotálamo.

En los varones también puede ser causada por traumatismos, infecciones o lesiones en los testículos, o por ausencia de los mismos. En las mujeres, ser consecuencia de desórdenes alimenticios, como la bulimia o la anorexia, o la delgadez extrema.

Por último, también puede ocurrir en adolescentes que practican ejercicio en exceso, o que recibieron radioterapia o quimioterapia en tratamientos contra el cáncer.

3. ¿Cómo se detecta esta afección?

Frente a sus síntomas, generalmente se estudian los antecedentes clínicos y familiares del paciente, y se realizan un examen físico y de sangre para verificar los niveles hormonales y un análisis cromosómico. Puede llevarse a cabo una tomografía computarizada o resonancia magnética del cerebro o abdomen para descartar tumores, ultrasonido de los órganos genitales y una radiografía para determinar el nivel de madurez óseo.

4. ¿En qué consiste su tratamiento?

La terapia depende de la causa de la pubertad demorada. Si hay antecedentes familiares de retraso madurativo, a menudo no se necesita tratamiento y el mismo se inicia por sí solo con el tiempo. De ser necesario, se pueden aplicar hormonas sexuales (testosterona o estrógeno) para iniciar el proceso.

En caso de que la demora sea consecuencia de un tumor, el mismo se extirpará mediante cirugía. Si es causada por otra enfermedad subyacente, deberá ser tratada.

5. ¿Qué otras complicaciones puede traer la Pubertad Demorada?

El bajo nivel de hormonas puede causar problemas de erección o menopausia temprana, infertilidad y osteoporosis. Este trastorno puede generar problemas sociales y emocionales en el niño, al sentirse diferente por no desarrollarse de igual manera que sus pares, lo que puede afectar su autoestima y aumentar los riesgos depresión. En caso de necesidad, se recomienda buscar apoyo psicológico.

Capítulo 161. Cuidados y tratamientos del Síndrome de Turner

El Síndrome de Turner (ST) es una afección genética que padecen algunas mujeres, provocada por la ausencia o la anormalidad del cromosoma X. Se trata de una patología frecuente que afecta a 1 de cada 2.500 personas del sexo femenino, sin que se conozcan sus causas.

Entre otros síntomas, quienes la sufren suelen tener una estatura más baja de lo normal e insuficiencia ovárica, con falta de aparición de caracteres sexuales secundarios. También pueden presentar cardiopatías congénitas, anomalías renales, enfermedades del oído medio e interno y alteraciones esqueléticas.

Desde lo físico, otros signos visibles del Síndrome de Turner son la implantación baja de las orejas, cuello corto o alado, tórax ancho, paladar estrecho, dedos y uñas pequeños, manos y pies regordetes, mandíbula inferior baja y párpados caídos.

Para conocer más sobre esta afección, consultamos al doctor Mario Vega Carbó, especialista en endocrinología, a cargo del consultorio Consultorio Vega & Vado.

Doctor Mario,
1. ¿Cómo se detecta el Síndrome de Turner?

El ST se puede diagnosticar en cualquier etapa de la vida, incluso antes del nacimiento si se realiza un análisis cromosómico durante un examen prenatal. La talla baja es su manifestación más frecuente. Sin embargo, en muchos casos las anomalías derivadas del síndrome pueden llegar a ser muy sutiles y es posible que no se noten antes de los 11 años de edad.

Por lo general si esto ocurre el análisis se realiza en forma tardía, cuando la adolescente consulta por ejemplo por la ausencia de menstruación o una mujer adulta por infertilidad.

2. Además de los signos físicos visibles, ¿qué otros síntomas presentan las mujeres que padecen ST?

Cuando llegan a la adolescencia, pueden presentar infantilismo sexual, no desarrollar los pechos y tener períodos menstruales ausentes o muy ligeros. También padecer resequedad vaginal, dolores durante las relaciones sexuales e infertilidad.

En general, las pacientes con ST poseen una inteligencia normal, aunque en algunos casos pueden mostrar cierta discapacidad intelectual y déficit de aprendizaje.

3. ¿El ST trae además otras consecuencias para la salud?

Las mujeres con el Síndrome de Turner son más susceptibles a sufrir problemas del corazón, renales, de tiroides y de fertilidad. Además, pueden tener un desarrollo neurocognitivo particular y mayor incidencia de enfermedades autoinmunes.

Por otro lado, son más propensas a la pérdida auditiva, la presión arterial alta, la diabetes, la osteoporosis, las cataratas, el estrabismo, la obesidad y la depresión.

4. ¿En qué consiste el tratamiento del ST?

La hormona del crecimiento puede ayudar a una niña con síndrome de Turner a incrementar su estatura. A su vez, el estrógeno y otras hormonas también estimulan el desarrollo de las mamas y el vello púbico, y otras características sexuales.

Su uso también mejora la actividad motora fina, la memoria verbal y de trabajo, la capacidad de atención, visualización, autopercepción y memoria. En definitiva, en estas pacientes es primordial una terapia hormonal sustitutiva para garantizar una conveniente feminización y adaptación social, mejorar la función cognitiva y evitar el síndrome metabólico derivado del fallo ovárico precoz.

5. ¿Las mujeres con ST pueden tener hijos y llevar una vida normal?

Hay técnicas de reproducción disponibles que pueden permitirles quedar embarazadas. De todos modos, la gestación debe ser discutida con el médico especialista tratante, debido a la gran incidencia de malformaciones fetales y casos de mortalidad materna.

No obstante, a través de técnicas especiales de fertilidad asistida y utilizando un óvulo donado, ya es posible que lleven un embarazo en su proprio útero.

Por otro lado, con los controles adecuados, las mujeres con el Síndrome de Turner pueden tener una vida completamente normal.

Capítulo 162. La Hiperhidrosis y la sudoración excesiva

La Hiperhidrosis es una afección por la cual una persona suda en exceso, incluso cuando la temperatura es baja y no está haciendo ninguna actividad física.

La transpiración es la forma en la que el organismo regula la temperatura corporal. A través de ella eliminamos agua, sales minerales y toxinas. El sudor se produce principalmente debajo de los brazos, en los pies y las palmas de las manos. Cuando se mezcla con las bacterias que se encuentran en la superficie de la piel, puede generar mal olor.

Las personas transpiran más cuando hace calor, al hacer ejercicio, cuando tienen fiebre o en respuesta a situaciones que las hacen sentir nerviosas, enojadas, ansiosas, avergonzadas o con miedo. Sin embargo, si se suda en exceso, puede deberse a un trastorno de la tiroides o del sistema nervioso, a la disminución del azúcar en la sangre o a otro problema de salud.

Para conocer más sobre este tema, consultamos al doctor Mario Vega Carbó, especialista en endocrinología, con más de 20 años de experiencia.

Doctor Mario,
1. ¿Cuál es la causa de esta afección?

La Hiperhidrosis es una sudoración exagerada que se presenta sin motivo aparente. Cuando afecta las manos, los pies y las axilas, se conoce como Hiperhidrosis primaria y, en la mayoría de los casos, se desconoce su causa, que parece ser hereditaria. Si la transpiración es consecuencia de otras enfermedades, se llama Hiperhidrosis secundaria y puede darse en todo el cuerpo o sólo en una zona en particular.

2. ¿Qué otras dolencias pueden causar este trastorno?

La Acromegalia, las afecciones de ansiedad, el cáncer, el síndrome carcinoide, el abuso de ciertos medicamentos y sustancias, el consumo de alcohol, la diabetes, los problemas en las tiroides, la menopausia, el mal de Parkinson, la tuberculosis, las infecciones y algunas enfermedades pulmonares, nerviosas o del corazón pueden causar Hiperhidrosis.

3. ¿Cuáles son sus principales síntomas?

Además de sudoración excesiva, el paciente puede presentar fuerte olor corporal, pérdida de peso o del apetito, dolor en el tórax, latidos cardíacos rápidos y muy intensos, náuseas, dificultad para respirar, mareos, infecciones en la piel y fiebre.

4. ¿Cómo se distingue una sudoración normal de una excesiva?

En el caso de la Hiperhidrosis el sudor excesivo ocurre incluso con temperaturas moderadas y sin estar realizando ninguna actividad física. La persona suele presentar aureolas de transpiración bajo los brazos, manchas de humedad en la ropa y las gotas de transpiración le corren por la cara, afectando su vida normal. Las manos se vuelven pegajosas, frías y húmedas, y los pies y el calzado también se mojan y presentan mal olor. A los que padecen esta afección esto les sucede al menos una vez por semana.

5. ¿Cómo se diagnostica esta enfermedad?

Para corroborar los signos de sudor visible, pueden realizarse pruebas de almidón y yodo, o de papel para confirmar el diagnóstico. También se pueden llevar a cabo exámenes de sangre y orina y otros estudios para analizar el funcionamiento de la glándula tiroides y buscar tumores y otras afecciones que puedan ser las causantes de este problema.

6. ¿Cuál es el tratamiento para la Hiperhidrosis?

Si existe una afección preexistente, se deberá tratar esa enfermedad. La transpiración excesiva puede controlarse con antitranspirantes potentes, que tapen los conductos sudoríparos. Estos productos deben contener altas dosis de cloruro de aluminio, el cual se aplica en las zonas afectadas y puede llegar a irritar la piel.

También pueden recetarse ciertos medicamentos que previenen la estimulación de las glándulas que causan la transpiración. Estos por lo general tienen efectos secundarios, como sequedad, visión borrosa, problemas en la vejiga, y no son adecuados para todas las personas. Algunas cremas con glicopirrolato pueden ayudar a controlar la sudoración de la cara y la cabeza.

Otra terapia disponible es conocida como Iontoforesis, la cual utiliza electricidad para desactivar temporalmente las glándulas sudoríparas.

Por su parte, las inyecciones de bótox se usan para el tratamiento de las axilas, pies y manos, bloqueando los nervios que estimulan la transpiración.

En casos graves, es posible realizar una cirugía para extirpar las glándulas de la axila, o una simpatectomía para desconectar los nervios responsables de la sobreproducción de sudor.

7. ¿Qué otras recomendaciones se brindan para estos casos?

La Hiperhidrosis intensa puede provocar la interrupción de las actividades normales del paciente y causar angustia emocional, depresión, ansiedad y retraimiento social. Por eso puede ser necesario acompañar la terapia con un tratamiento psicológico.

Además del uso de antitranspirantes y de bañarse regularmente, también se recomienda usar ropa liviana hecha con materiales naturales, como algodón, lana y seda, y zapatos de cuero, que dejan que la piel respire.

Es importante ventilar los pies, cambiarse las medias con frecuencia, evitar comidas picantes y la exposición solar, y el consumo de alcohol y café. Además, se pueden utilizar parches axilares que absorben la sudoración y protegen la ropa.

Por último, se aconseja la práctica de técnicas de relajación, como el yoga o la meditación, que ayudan a controlar el estrés que provoca la transpiración.

Capítulo 163. Diabetes tipo 1 o Diabetes Juvenil

La Diabetes tipo 1, también conocida como Diabetes Juvenil, es un trastorno crónico en el que el páncreas no produce suficiente insulina. Esta hormona es la encargada de regular el azúcar en el cuerpo y su utilización como fuente de energía en los músculos y otros tejidos.

Su falta provoca que un exceso de glucosa permanezca en la sangre, lo que puede generar problemas graves en el corazón, los ojos, los riñones, los nervios y los pies.

La Diabetes tipo 1 usualmente aparece durante la infancia, aunque también puede presentarse en la adolescencia y en la vida adulta. Si bien no tiene cura, puede ser controlada con tratamiento, una dieta adecuada, el ejercicio regular, la pérdida de peso y medicamentos.

Para conocer más sobre este tema, entrevistamos a Mario Vega Carbó, médico endocrinólogo, con más de 20 años de experiencia.

Doctor Mario,
1. ¿Qué causa la Diabetes tipo 1?

Los motivos que la provocan no se conocen con exactitud. En la mayoría de los casos el sistema inmunitario ataca por error al páncreas y destruye a las células que producen insulina. La enfermedad puede deberse a la exposición a ciertos virus y a factores genéticos y ambientales.

2. ¿Cuáles son sus principales síntomas?

Sus principales signos son un aumento del hambre, de la sed y de la necesidad de orinar. Otros síntomas comunes son la permanente sensación de cansancio, la pérdida de peso sin razón aparente, la presencia de llagas que tarden en sanar, piel seca, visión borrosa, picazón, hormigueo en los pies, irritabilidad y otros cambios en el humor.

3. ¿Cómo se detecta esta enfermedad?

Frente a sus síntomas, generalmente se realiza un análisis de la historia clínica del paciente, un examen físico y se miden los niveles de glucemia, hemoglobina y lípidos en la sangre. También es posible que se lleven a cabo estudios de orina, osmolaridad, frecuencia cardíaca, presión arterial y otras pruebas para confirmar el diagnóstico.

4. ¿En qué consiste el tratamiento de la Diabetes tipo 1?

La terapia consiste en la aplicación de tres o más inyecciones diarias de insulina para mantener un nivel normal de azúcar en la sangre. Otra opción es el uso de una bomba de insulina, un dispositivo del tamaño de un teléfono móvil que administra la hormona de forma continuada durante las 24 horas. Para ello, un tubo conecta el reservorio de insulina a un catéter, que está insertado bajo la piel del abdomen.

El paciente debe aprender a medir su nivel de azúcar en sangre y realizar controles periódicos. En base a estos resultados, el tratamiento se irá ajustando de acuerdo a las necesidades para mantener un rango apropiado.

De ser necesario, también es posible que se receten medicamentos para la presión arterial alta y para bajar el colesterol, y el uso de aspirina diaria para proteger al corazón.

Es importante que el paciente adopte un estilo de vida saludable. En ese sentido, se debe controlar el peso y consumir una dieta bien balanceada con menos calorías, carbohidratos refinados y grasas saturadas, y más frutas, verduras y fibras. También realizar actividad física en forma regular y evitar fumar y consumir alcohol en exceso. Este tratamiento deberá seguirse durante toda la vida.

5. ¿Qué otras complicaciones puede traer esta enfermedad?

Las personas con Diabetes tipo 1 tienen más riesgos de sufrir enfermedades circulatorias y del corazón; lesiones en los nervios; daños renales, en los ojos y en los pies; infecciones de la piel y la boca; y complicaciones en el embarazo.

6. ¿Qué otros aspectos deben tener en cuenta estos pacientes?

A las personas con Diabetes tipo 1 se les recomienda que midan sus niveles de glucosa antes de conducir u operar alguna máquina. También que lleven una pulsera o tarjeta especial que señale su condición, para avisar a los demás en situaciones de emergencia.

Del mismo modo, es bueno que alerten a familiares, amigos y compañeros de trabajo y les indiquen cómo actuar ante una crisis. Por último, vivir con Diabetes puede ser muy estresante y causar depresión y angustia. Por eso es importante también cuidar la salud emocional.

En ese sentido, se les aconseja practicar la meditación para liberar la mente de preocupaciones, hacer yoga y otras actividades relajantes. En caso de ser necesario, también se recomienda el apoyo psicológico y terapéutico.

Capítulo 164. Obesidad en la infancia

La Obesidad es una enfermedad crónica que se caracteriza por la acumulación excesiva de grasa en el cuerpo, la cual produce un aumento claro de riesgo para la salud. Este trastorno es cada vez más común entre niños y adolescentes y está generando que adquieran enfermedades que antes se consideraban exclusivas de los adultos, como la Diabetes.

El sobrepeso está relacionado con el síndrome metabólico, una serie de afecciones que se presentan en forma conjunta e incluyen hipertensión arterial, niveles de azúcar en sangre elevados, exceso de grasa corporal alrededor de la cintura y cifras anormales de colesterol y triglicéridos.

La prevención, la educación y la adquisición de hábitos de vida saludables son fundamentales para tratar la Obesidad en los niños.

Para conocer más sobre este tema, entrevistamos al doctor Mario Vega Carbó, especialista en endocrinología, con más de 20 años de experiencia.

Doctor Mario,
1. ¿Cuáles son las principales causas de la Obesidad infantil?

Este trastorno puede deberse a muchas razones, entre las que se encuentran factores genéticos, hormonales, nutricionales, sociales, culturales y hereditarios. Sin embargo, la causa principal de la Obesidad en la infancia está relacionada con el estilo de vida.

En las últimas décadas, el consumo de alimentos y bebidas con muchas calorías, la poca actividad física y el exceso de tiempo invertido en celulares, computadoras, televisores y consolas de video han generado un aumento de esta dolencia en niños y adolescentes.

Por otro lado, ciertas enfermedades, el consumo de determinados medicamentos y los trastornos emocionales también son algunas de las causas posibles de la Obesidad.

2. ¿Quiénes tienen más riesgos de padecer esta enfermedad?

Los niños que no realizan actividad física diaria, que se alimentan con comidas rápidas, congeladas o de alto contenido calórico, y que consumen dulces, gaseosas y otras bebidas azucaradas tienen más riesgos de ser obesos.

Lo mismo quienes llevan una vida sedentaria, los que provienen de una familia de personas con sobrepeso y los que padecen problemas emocionales y psicológicos.

3. ¿Qué papel juega el entorno en estos casos?

El ambiente que rodea al niño es muy importante. Es fundamental que tenga la posibilidad de seguir un modelo de vida saludable, con acceso a comida adecuada y a lugares con espacios para recrearse y hacer ejercicio. Una de las mejores estrategias para reducir la Obesidad infantil es mejorar los hábitos de todo el grupo familiar.

En esta etapa de la vida son fundamentales la prevención y la educación, ya que las prácticas que se adquieren en la niñez muchas veces se mantienen durante toda la vida.

Las costumbres saludables que se inician en la infancia reducen los riegos de osteoporosis, sobrepeso, obesidad y otros trastornos en la adultez. Por el contario, un niño obeso tiene mayores posibilidades de serlo también cuando crezca.

4. ¿Cómo se diagnostica la Obesidad?

Generalmente el médico realiza un examen físico del niño y compara sus valores con el Índice de Masa Corporal (IMC), para ver si su peso está excedido en base a su altura y edad. También analiza su historia clínica, sus antecedentes familiares, sus hábitos alimenticios y su nivel de actividad física.

Por otro lado, puede ser necesario un examen de sangre para medir el colesterol, el azúcar, la vitamina D y los niveles hormonales.

5. ¿En qué consiste su tratamiento?

La terapia generalmente apunta a la adaptación de hábitos de vida saludables. Lo primero que se debe hacer es que el niño siga una dieta equilibrada en la que se reduzcan las gaseosas y la comida chatarra como papas fritas, hamburguesas, salchichas, galletas y helados, y se aumente el consumo de frutas, hortalizas, legumbres, cereales integrales y frutos secos.

También es importante que realice actividad física cotidiana, para lo cual los padres deberán estimularlo a jugar, correr, nadar, andar en bicicleta y practicar algún deporte en su tiempo libre. Si la Obesidad es consecuencia de otra enfermedad, la misma deberá ser tratada.

En casos graves, la cirugía puede ser una opción para los adolescentes que no consiguen adelgazar con los cambios en el estilo de vida. Por lo general los medicamentos para bajar de peso no se recomiendan para los niños.

6. ¿Qué otras complicaciones puede traer la Obesidad infantil?

Los niños con este trastorno tienen más posibilidades de padecer Diabetes; hipertensión; colesterol y triglicéridos anormales; enfermedades cardíacas, hepáticas y renales; inconvenientes óseos y articulares; asma y apnea del sueño.

Por otro lado, la Obesidad también suele generar baja autoestima, depresión y problemas sociales y de comportamiento. En caso de necesidad, se recomiendo buscar apoyo psicológico.

7. ¿Qué otros aspectos se pueden tener en cuenta para mejorar este trastorno?

Para garantizar el éxito del tratamiento, es importante el apoyo familiar y que todos se involucren en la terapia y en la adopción de hábitos saludables.

Parte XI. Endocrinología en Obstetricia

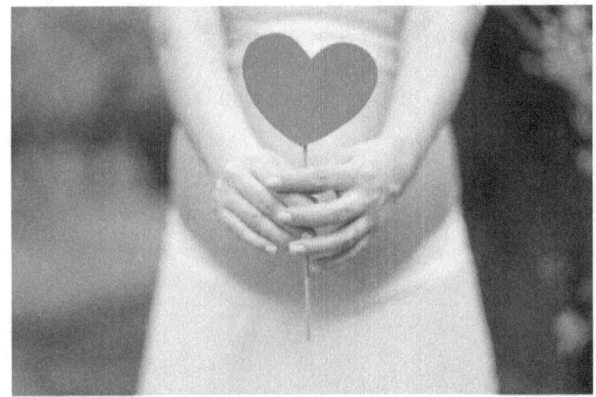

Capítulo 165. Nutrición y embarazo

El embarazo requiere de una serie de cuidados especiales entre los que se encuentra la necesidad de una alimentación saludable. Todo lo que la madre come impacta en el bebé y en su normal desarrollo, ya que los nutrientes que precisa le llegan a través de la placenta.

Una dieta inadecuada incrementa los riesgos de parto prematuro, bajo peso al nacer y defectos congénitos. Por el contrario, la alimentación apropiada es uno de los pilares fundamentales del bienestar tanto de la madre como del bebé.

Para conocer más sobre este tema, entrevistamos al doctor Mario Vega Carbó, especialista en endocrinología, a cargo del Consultorio Vega & Vado.

Doctor Mario,
1. ¿Por qué la nutrición es tan importante durante el embarazo?

Una dieta saludable y equilibrada permite que el organismo reciba los nutrientes que necesita para poder funcionar y crecer. Esto incluye proteínas, carbohidratos, grasas, vitaminas, minerales y agua. Durante el embarazo, la alimentación es más importante que nunca ya que la necesidad de nutrientes aumenta.

Las deficiencias de calcio, hierro, vitamina A o yodo pueden poner en peligro tanto a la madre como al bebé. Por el contrario, una alimentación saludable ayuda a que el mismo de desarrolle con normalidad.

2. ¿En qué cambia la nutrición durante el embarazo?

En esta etapa la mujer necesita consumir más ácido fólico, hierro, calcio y vitamina D que antes del embarazo. El ácido fólico ayuda a prevenir ciertos defectos congénitos; el hierro es fundamental para el crecimiento y el desarrollo cerebral del niño; el calcio reduce el riesgo de hipertensión repentina y, junto a la vitamina D, son importantes para la formación de los huesos y los dientes.

Por otro lado, durante el embarazo también aumenta la necesidad de proteínas y de agua, por lo que es esencial mantenerse siempre bien hidratada.

3. ¿Cuántos kilos se deben subir durante el embarazo?

Eso dependerá de la salud y la condición de la madre antes de quedar embarazada. Si tenía un peso normal, por lo general se estima que debe subir entre 11 y 14 kilos. Si era muy delgada, deberá subir más. Si tenía sobrepeso, deberá subir menos.

El aumento de peso debe producirse en forma gradual durante todo el embarazo.

4. ¿Qué alimentos son recomendables durante el embarazo?

Comer bien durante el embarazo no significa simplemente comer de más. Es importante prestar atención a lo que de ingiere, buscando siempre alimentos saludables.

El pan fortificado y los cereales integrales son importantes para obtener suficiente ácido fólico. También la espinaca, la lechuga, la naranja, el limón, el mango, el tomate, el kiwi y las legumbres, algunos de los cuales además aportan vitamina C.

Las frutas y vegetales contienen distintas vitaminas y minerales esenciales, además de fibra para ayudar en la digestión.

Por su parte, las carnes, los pescados, los mariscos y los huevos proveen proteínas, vitamina B y hierro, mientras que la leche y los productos lácteos aportan calcio.

Del mismo modo, el pescado, los frutos secos, las semillas y los aguacates brindan grasas saludables como Omega-3. Por otro lado, es recomendable beber 3 litros de agua por día.

5. ¿Qué alimentos deben evitarse?

En esta etapa es importante evitar el alcohol, los pescados con altos niveles de mercurio, las carnes procesadas como las salchichas y los embutidos, la leche y los quesos sin pasteurizar, los huevos crudos y la cafeína.

6. ¿Son recomendables los suplementos alimenticios?

En la mayoría de los casos son recomendables, para asegurar que las necesidades nutricionales durante el embarazo estén bien cubiertas. De todos modos, estos suplementos no reemplazan a una dieta sana, sino que la complementan.

Capítulo 166. Obesidad y embarazo

La obesidad durante el embarazo puede afectar de manera seria la salud tanto de la madre como del bebé. Además de perjudicar la fertilidad, la acumulación excesiva de grasa en el cuerpo aumenta los riesgos de presión arterial alta, diabetes gestacional y abortos espontáneos.

Por su parte, los niños de madres obesas pueden nacer con sobrepeso, defectos congénitos y sufrir lesiones durante el parto. Una dieta adecuada, el ejercicio físico y los controles médicos periódicos pueden ayudar a evitar estos trastornos.

Para conocer más sobre este tema, entrevistamos al doctor Mario Vega Carbó, especialista en endocrinología, con más de 20 años de experiencia.

Doctor Mario,
1. ¿Cuándo se considera que alguien es obeso?

La obesidad es una enfermedad crónica que se caracteriza por la acumulación excesiva de grasa en el cuerpo. Se considera que alguien es obeso cuando el porcentaje de grasa supera el 25 por ciento del peso corporal en los hombres y el 33 por ciento en las mujeres.

La obesidad también puede clasificarse de acuerdo al índice de masa corporal (IMC).

2. ¿Cómo afecta la obesidad a la fertilidad?

Este trastorno puede contribuir para que aparezcan problemas de ovulación, períodos menstruales irregulares y abortos espontáneos. Las mujeres obesas tienen una menor respuesta a los tratamientos para la infertilidad, como la fertilización in vitro.

Por otra parte, el Síndrome de Ovario Poliquístico también está relacionado con el sobrepeso y la esterilidad.

3. ¿Cómo afecta este trastorno al embarazo?

Durante el embarazo la obesidad aumenta los riesgos de abortos espontáneos y nacimientos de fetos muertos. Mujeres con este trastorno tienen más chances de padecer Diabetes Gestacional, una afección en la que los niveles de azúcar en sangre están elevados y que incrementa las posibilidades de desarrollar Diabetes Mellitus más adelante.

Otras complicaciones posibles son la Preeclampsia, un tipo de hipertensión asociada al embarazo que afecta órganos importantes como hígado, riñones y provoca la pérdida de proteínas; la disfunción cardíaca y la apnea de sueño.

Por otro lado, la obesidad dificulta el parto vaginal y aumenta la necesidad de una cesárea.

4. ¿Cómo afecta la obesidad al bebé?

Los hijos de mujeres con este trastorno suelen nacer con más grasa corporal de lo normal, lo que incrementa los riesgos de síndrome metabólico y obesidad infantil.

También es posible que tengan defectos del tubo neural, en los que el cerebro o la espina dorsal no se forman adecuadamente en las primeras etapas del desarrollo; problemas cardíacos o lesiones durante el parto como consecuencia de su mayor tamaño.

5. ¿Cuántos kilos se deben subir durante el embarazo?

Eso dependerá de la salud y la condición de la madre antes de quedar embarazada. En el caso de las mujeres obesas, el aumento de peso recomendado es de entre 5 y 9 kilos.

6. ¿Qué se le recomienda a una mujer obesa antes de quedar embaraza?

Generalmente se le aconseja que realice un chequeo preconcepcional, para que su médico pueda recomendarle un tratamiento especial de comida saludable y ejercicio físico específico para ella. Así podrá perder peso antes de quedar embarazada.

7. ¿Qué se le recomienda a una mujer obesa durante el embarazo?

En estos casos es importante que se realicen controles regulares desde el inicio del embarazo. Entre otros estudios, el médico puede recomendar la realización de pruebas de detección precoz de la diabetes gestacional y de la apnea obstructiva del sueño.

Por otro lado, tener una buena nutrición, mantenerse activas y aumentar la cantidad de peso adecuada son formas importantes de promover un embarazo saludable.

Durante esta etapa no se recomiendan las dietas para adelgazar, ya que pueden reducir los nutrientes que el bebé necesita para desarrollarse normalmente. Por ello, es fundamental hablar con un nutricionista para seguir un régimen de comidas apropiado.

A su vez, se aconseja seguir una rutina de ejercicios físicos seguros, como caminar, nadar, montar en bicicleta fija o hacer yoga.

Capítulo 167. Diabetes y embarazo

El embarazo es un momento de la vida en el que hay que ser especialmente cuidadoso con los niveles de azúcar en sangre. Una Diabetes no controlada puede traer serias complicaciones de salud durante la gestación y el parto, tanto para la madre como para el bebé.

Además de la enfermedad convencional, existe otra variante de la misma que aparece en esta etapa, conocida como Diabetes Gestacional. Esta afección comienza cuando el cuerpo no puede producir ni utilizar toda la insulina que necesita para el embarazo.

Para conocer más sobre este tema, entrevistamos a Mario Vega Carbó, médico endocrinólogo, con más de 20 años de experiencia.

Doctor Mario,
1. ¿Qué es la Diabetes Gestacional y qué la provoca?

Se trata de una afección en la que una mujer que nunca ha tenido diabetes comienza a presentar un nivel alto de glucosa en la sangre durante el embarazo.

No se conoce con seguridad qué la causa, pero se sabe que las hormonas de la placenta, que contribuyen al desarrollo del bebe, también bloquean la acción de la insulina, haciendo que el azúcar se acumule con mayor facilidad en la sangre. La diabetes gestacional suele presentarse en la última etapa del embarazo.

2. ¿Cuáles son los síntomas de la Diabetes Gestacional?

Por lo general la misma no presenta síntomas, sino que se detecta durante los controles prenatales.

3. ¿Quiénes tienen más riesgos de padecerla?

Las mujeres que tuvieron diabetes gestacional en un embarazo previo; las que han dado a luz a bebés de más de 4 kilos; las que padecen enfermedades cardiovasculares, hipertensión u obesidad; las que tienen familiares con diabetes o son mayores de 30 años tienen más posibilidades de sufrirla.

También aquellas con trastornos asociados a la resistencia a la insulina, como el Síndrome de Ovario Poliquístico o Acantosis Nigricans.

4. ¿Qué debe hacer una persona con Diabetes previa al embarazo?

Si la persona ya tiene diabetes, es importante que controle la enfermedad antes de quedar embarazada. Por otro lado, durante la gestación deberá realizarse controles periódicos y seguir un plan de alimentación saludable, actividad física segura y tratamiento establecido por un médico especialista. Es posible que las medicinas para la diabetes muden durante el embarazo.

5. ¿Qué trastornos puede generar la Diabetes durante el embarazo?

La diabetes previa puede aumentar los riesgos de abortos, defectos congénitos y preeclampsia, un tipo de presión arterial alta que daña a los riñones y provoca la pérdida de proteínas

En el caso de la diabetes gestacional, como la misma aparece a finales del embarazo, cuando el cuerpo del bebé ya se ha formado, los daños son menores. Sin embargo, ambos casos pueden provocar que el niño tenga un exceso de tamaño (macrosomía) y presente un agrandamiento de los órganos, distocia de hombros, hipoglucemia, problemas respiratorios y complicaciones metabólicas.

Además, los bebés muy grandes tienen más riesgos de atorarse en el canal de parto, sufrir lesiones en el nacimiento o necesitar de una cesárea. La diabetes puede generar partos prematuros.

6. ¿En qué consiste el tratamiento de la Diabetes durante el embarazo?

Generalmente lo primero que se realiza es implementar un plan nutricional adecuado y una rutina de ejercicios físicos seguros, como caminar, nadar, montar en bicicleta fija o hacer yoga.

La distribución de las calorías es muy importante y se deben evitar hidratos de carbono que tengan un alto índice glucémico y estimular el consumo de cereales integrales, frutas y verduras. Es aconsejable repartir los alimentos a lo largo del día. Además, la paciente deberá aprender a medir su nivel de azúcar en sangre y realizar controles permanentes.

De ser necesario, se aplicará insulina o se recomendarán medicamentos que ayuden a bajar el nivel de azúcar, como metformina y glibenclamida, sin embargo, no existe evidencia científica suficiente que respalde la seguridad de estos medicamentos durante el embarazo.

7. ¿Qué otras complicaciones puede traer esta dolencia?

En los casos de diabetes gestacional, la glucosa en sangre por lo general vuelve a los valores normales luego del parto. Sin embargo, estas mujeres tienen más riegos de contraer diabetes mellitus en el futuro, por lo que deberán continuar con los cuidados.

Durante el embarazo suele aumentar la producción de cetonas, unos ácidos presentes en la sangre. En casos graves, esto puede provocar una acumulación de líquido en el cerebro, ataque cardíaco e insuficiencia renal, por lo que debe ser monitoreado.

Por último, los bebés de madres con diabetes gestacional también tienen más chances de padecer obesidad y diabetes mellitus más adelante.

Capítulo 168. Abortos recurrentes

Se define como aborto recurrente cuando se producen 3 o más abortos espontáneos consecutivos antes de las 20 semanas de gestación. Se estima que entre el 1 y el 3 % de las parejas en edad reproductiva sufren este trastorno.

En la mayoría de los casos los abortos naturales se deben a problemas cromosómicos, que generan que el feto no logre desarrollarse con normalidad. También pueden ser consecuencia de enfermedades sistémicas no controladas, como la diabetes o el hipotiroidismo.

Para conocer más sobre el tema, entrevistamos al doctor Mario Vega Carbó, especialista en endocrinología, con más de 20 años de experiencia.

Doctor Mario,
1. ¿Qué causa los abortos recurrentes?

En muchos casos se producen sin causa aparente y luego la pareja consigue concebir con normalidad sin necesidad de realizar ningún tratamiento. En otros pueden ser provocados por un defecto congénito del feto o problemas cromosómicos relacionados con genes del padre o de la madre, la exposición a ciertas toxinas ambientales, lesiones graves, infecciones o anomalías estructurales en los órganos reproductores.

Otras posibles causas son el sobrepeso; la diabetes, el hipotiroidismo, la celiaquía o una enfermedad renal crónica no controladas; problemas hormonales o inmunitarios; el tabaquismo; y el consumo de drogas o alcohol.

2. ¿Qué porcentajes de abortos espontáneos se producen?

Se estima que cerca del 50 por ciento de los óvulos fecundados mueren en forma espontánea, usualmente antes de que la mujer descubra que está embarazada. En el caso de los reconocidos, el porcentaje es de entre el 10 y el 15 por ciento.

La mayoría de los abortos naturales ocurren durante las primeras 12 semanas de gestación.

3. ¿Quiénes tienen más riesgos de padecerlos?

Las mujeres mayores de 35 años; las que sufrieron abortos espontáneos anteriores; las que tienen anomalías en el útero, afecciones crónicas no controladas o sobrepeso; y las que fuman, toman alcohol o consumen drogas tienen más posibilidades de sufrirlos.

4. ¿Cuáles son sus principales síntomas?

Algunos de los signos más comunes son el dolor o los calambres en el abdomen y las hemorragias, incluyendo el sangrado y la salida de fluidos o tejidos de la vagina.

5. ¿Cómo se detecta?

A través de un examen pélvico se pude observar si el cuello del útero se ha dilatado o adelgazado. A su vez, mediante una ecografía se puede verificar el desarrollo del bebé y sus latidos cardíacos.

6. ¿En qué consiste su tratamiento?

Tras un aborto espontáneo, generalmente se examina el tejido que sale de la vagina para investigar anomalías. También es importante detectar si restos de la placenta y del embrión aún permanecen en el útero. Si no se eliminan del cuerpo de manera natural, puede ser necesario un tratamiento médico o quirúrgico para extraerlos.

Generalmente las mujeres pueden volver a quedar embarazadas durante el próximo ciclo menstrual tras el aborto espontáneo. No obstante, se les recomienda evaluar con sus parejas si están preparadas física y emocionalmente para afrontarlo.

7. ¿Qué otras complicaciones puede traer este trastorno?

En algunos casos puede producirse lo que se conoce como aborto séptico, una infección intrauterina grave. Entre sus signos habituales se encuentran fiebre, escalofríos, flujo vaginal con mal olor y peritonitis.

Por otro lado, después del aborto espontáneo algunas mujeres suelen sentir tristeza, ansiedad, culpa y depresión. De ser necesario se recomienda el acompañamiento terapéutico.

8. ¿Qué se aconseja en caso de abortos recurrentes?

Frente a dos o tres abortos espontáneos seguidos, es importante llevar a cabo estudios para intentar encontrar los motivos que lo están provocando, como los problemas cromosómicos o las anomalías uterinas.

Si son consecuencia de una enfermedad sistémica, la misma debe ser controlada y tratada antes de quedar nuevamente embarazada. Por otro lado, en estos casos es recomendable evitar cualquier tipo de factor de riesgo, como el consumo de alcohol y drogas, la cafeína, el tabaquismo y la exposición a rayos X.

En la mayoría de los casos en que no hay causa aparente, el aborto espontáneo no se repite y los próximos embarazos llegan a buen término.

Capítulo 169. Hipotiroidismo y embarazo

El Hipotiroidismo es una enfermedad en la cual la glándula tiroides no produce suficiente hormona tiroidea. Este trastorno puede presentarse durante el embarazo, por lo que es importante estar alerta a sus síntomas, ya que si no se trata puede generar infecciones, problemas cardíacos, infertilidad, aborto espontáneo, parto prematuro y bebés con defectos congénitos, entre otras complicaciones.

Las afecciones de la tiroides son particularmente comunes en las mujeres en edad reproductiva. Como sus signos son similares a los de otras patologías, a veces el hipotiroidismo puede pasar desapercibido.

Para hablar sobre este tema entrevistamos al doctor Mario Vega Carbó, especialista en endocrinología, a cargo del Consultorio Vega & Vado.

Doctor Mario,
1. ¿Cuáles son los principales síntomas del Hipotiroidismo?

Los signos más comunes son estreñimiento, dificultad para concentrarse, piel pálida y seca, hinchazón en la parte frontal de la garganta, fatiga, cabellos y uñas quebradizas, menstruación irregular, mayor sensibilidad al frío, aumento de peso, depresión, dolor en las articulaciones y debilidad muscular.

Si no se trata, en casos más graves puede aparecer una disminución del sentido del gusto y del olfato, ronquera, engrosamiento de la piel, frecuencia cardíaca lenta e hinchazón de la cara, las manos y los pies.

2. ¿Cómo puede afectar este trastorno antes y durante el embarazo?

Antes del embarazo, el hipotiroidismo puede ser la causa de la infertilidad, ya que previene la producción de óvulos, provoca irregularidades en el ciclo menstrual y aumenta los niveles de prolactina.

Tras la concepción, aumenta los riesgos de aborto espontáneo, de parto prematuro y de preeclampsia, un tipo de presión arterial alta que daña a los riñones y provoca la pérdida de proteínas

3. ¿Cómo puede afectar el Hipotiroidismo al bebé?

En los primeros meses de embarazo, el bebé depende de la madre para recibir hormonas tiroideas. Estas cumplen una función muy importante en el desarrollo normal del cerebro y el crecimiento del feto. Por ello, la falta de estas hormonas puede producir defectos congénitos y que con el tiempo los niños tengan el índice de inteligencia bajo y otras dificultades en el aprendizaje.

4. ¿Cómo se detecta el Hipotiroidismo?

Por lo general se realiza un examen físico y distintos estudios para medir los niveles de la hormona tiroidea, la hormona estimulante de la tiroides, el colesterol y la glucosa, y un análisis de anticuerpos. También pueden ser necesarias otras pruebas especializadas de la glándula.

5. ¿En qué consiste su tratamiento durante el embarazo?

La terapia es similar a la que se utiliza en personas no embarazadas y consiste en reponer la hormona tiroidea que está faltando en el cuerpo con Levotiroxina. Este medicamento oral restaura los niveles adecuados y revierte los signos y los síntomas de la enfermedad.

Por otro lado, durante el tratamiento son fundamentales los controles periódicos, ya que en la dosis adecuada este fármaco no tiene efectos secundarios.

A su vez, los requerimientos de Levotiroxina generalmente aumentan durante el embarazo, a veces en un 25 o 50 por ciento.

6. ¿Las vitaminas prenatales pueden influir en el Hipotiroidismo?

Sí. Tanto las vitaminas prenatales como los suplementos del hierro y ciertos alimentos interfieren en la absorción de la hormona tiroidea. Por ello se recomienda tomar Levotiroxina con el estómago vacío, una hora antes de las comidas, y aguardar luego un plazo de dos horas para ingerir las vitaminas o suplementos.

7. ¿Los bebés de madres con Hipotiroidismo también nacerán con la enfermedad?

Este trastorno es muy raro en bebes y niños. Si el mismo se trasmite genéticamente, en general no se manifiesta hasta que la persona es adulta.

Capítulo 170. Hipertiroidismo y embarazo

El Hipertiroidismo, o tiroides hiperactiva, es una afección en la cual la glándula tiroides produce demasiada hormona tiroidea. Cuando se presenta durante el embarazo puede provocar parto prematuro y otras complicaciones, por lo que es importante tratarla de manera adecuada.

Como sus síntomas iniciales pueden confundirse con los cambios fisiológicos propios de la concepción, en ocasiones pasa desapercibida o se diagnostica en forma tardía.

El motivo más frecuente del hipertiroidismo durante el embarazo es la enfermedad de Graves, un padecimiento en el que el sistema inmunitario produce anticuerpos que atacan y dañan la tiroides.

Para hablar sobre este tema entrevistamos al doctor Mario Vega Carbó, especialista en endocrinología, a cargo del Consultorio Vega & Vado.

Doctor Mario,
1. ¿Cuáles son los principales síntomas del Hipertiroidismo?

Sus signos más comunes son ansiedad, nerviosismo, fatiga, dificultad para concentrarse, diarrea, cabellos finos y frágiles, temblor en las manos, intolerancia al calor, aumento del apetito, sudoración, palpitaciones, problemas para dormir y pérdida de peso.

Otros síntomas son la hinchazón o el crecimiento anormal de la tiroides, presión arterial alta, irritación en los ojos, náuseas, vómitos, piel caliente y enrojecimiento, cambios en las uñas, depresión y erupciones cutáneas.

2. ¿Cómo afecta este trastorno a la fertilidad?

El Hipertiroidismo puede afectarlos períodos menstruales, haciendo que se vuelvan irregulares, poco abundantes o que directamente no se presenten. Las mujeres con esta enfermedad demoran más en quedar embarazadas y tienen más riesgos, por lo que lo ideal es que la misma sea controlada antes de concebir.

3. ¿Cómo el Hipertiroidismo afecta el embarazo?

Si la enfermedad no es tratada correctamente, puede aumentar las posibilidades de aborto espontáneo, parto prematuro, taquicardia fetal y bebés de bajo peso al nacer.

Además, puede generar otras complicaciones en la madre, como la preeclampsia y, en casos graves, una tormenta tiroidea, en la que se produce un aumento agudo de los síntomas del Hipertiroidismo.

Esta última puede aparecer como consecuencia de una situación de estrés, infección, cirugía o trabajo de parto y requiere de una atención inmediata, ya que puede causar fiebre alta, diarrea, taquicardia, shock y muerte.

4. ¿Cómo se trata el Hipertiroidismo durante el embarazo?

La terapia va a depender de la causa y de la gravedad de sus síntomas. Si la enfermedad es leve, no es necesario ningún tratamiento. Los casos moderados por lo general se tratan con medicamentos antitiroideos, buscando utilizar la dosis mínima posible, para no causar Hipotiroidismo en el bebé.

Por otro lado, los beta-bloqueadores pueden ayudan a mejorar los trastornos del ritmo cardíaco, los temblores y la ansiedad, aunque deben descontinuarse pocas semanas antes de que termine el embarazo.

Durante la concepción no se recomienda el uso de yodo radiactivo ni el tratamiento quirúrgico. En todos los casos, es fundamental el monitoreo permanente de los niveles de tiroides.

5. ¿La terapia puede afectar al bebé?

En dosis ajustadas y controladas, los medicamentos antitiroideos no afectan al bebé, o lo hacen una manera transitoria que no repercute en su desarrollo.

6. ¿Cómo afecta el Hipertiroidismo a un recién nacido?

La madre con hipertiroidismo durante el embarazo puede transmitirlo a su hijo. Sin embargo, los síntomas suelen desaparecen en pocos meses. Un bebé con esta enfermedad puede presentar irritabilidad, un rápido latido cardiaco, cierre prematuro de las fontanelas, poca ganancia de peso, fiebre, vómito, diarreas, bocio e hipertensión intracraneana.

Capítulo 171. Prolactinoma y embarazo

Un prolactinoma es un tumor hipofisario no canceroso (benigno) que suele causar un mayor nivel de prolactina en sangre. Esta hormona es la encargada de estimular la producción de leche materna tras el parto.

Estos tumores aparecen con mayor frecuencia en personas menores de 40 años y son más comunes en las mujeres, las cuales pueden presentar galactorrea, sensibilidad en las mamas, disminución del interés sexual, dolor de cabeza, infertilidad y cambios en el ciclo menstrual y en la visión.

Durante el embarazo aumenta la producción de estrógeno. Esto puede causar un incremento del prolactinoma y de sus síntomas asociados.

Para conocer más sobre este tema, entrevistamos al médico cubano Mario Vega Carbó, especialista en endocrinología clínica.

Doctor Mario,
1. ¿En qué consiste el tratamiento de la Hiperprolactinemia?

Si la afección es provocada por un prolactinoma, ciertos medicamentos como la bromocriptina o la cabergolina disminuyen la producción de esta hormona y ayudan a reducir el tamaño del tumor. Sin embargo, estos fármacos pueden causar náuseas, vómitos, congestión nasal, dolores de cabeza y somnolencia, entre otros efectos secundarios.

Estos pueden disminuir si se comienza la terapia con dosis bajas y se toma las pastillas durante la noche, con la comida. En los casos en que se necesite extirpar el tumor debido a su crecimiento progresivo, se puede realizar una cirugía o tratar con radiación.

2. ¿Las mujeres con prolactinoma pueden quedar embarazadas?

Sí, los medicamentos para el tratamiento de estos tumores son muy efectivos para restaurar la fertilidad. De todos modos, es importante planear la concepción con el cuidado médico. En caso de macroprolactinomas, la gestación no debería ser autorizada hasta que haya un control estricto de la prolactinemia y del desarrollo tumoral.

3. ¿Cómo es el tratamiento de los prolactinomas durante el embarazo?

En los casos en que el tumor hipofisario es menor de 10 milímetros, se debe interrumpir el tratamiento con medicamentos durante el embarazo ya que el riesgo de que el prolactinoma crezca es mínimo.

Si es mayor, se recomienda continuar la terapia con bromocriptina, cuyo uso no está asociado a malformaciones fetales ni al aumento en la frecuencia de abortos ni de embarazos múltiples.

Con la cabergolina de momento tampoco hay evidencias de que provoque efectos deletéreos, pero como se cuenta con mucha menos experiencia en su utilización, se aconseja mudar a bromocriptina durante este período.

En casos de tumores muy grandes, algunos especialistas recomiendan la cirugía previa a la gestación.

4. ¿Es posible realizar una cirugía de extirpación durante el embarazo?

Sí, en los casos en que el uso de bromocriptina no da resultados y el tumor siga creciendo, es posible realizar una resección transesfenoidal.

Los estudios realizados hasta el momento no indican que exista un aumento importante del riesgo para la madre y el feto durante la cirugía.

5. ¿Qué pasa con la hipófisis durante la gestación?

Esta glándula aumenta de tamaño durante el embarazo, pero es algo normal que no provoca inconvenientes. En los meses posteriores al parto, la hipófisis rápidamente involuciona y retorna a su tamaño previo.

6. ¿Qué otros aspectos deben tenerse en cuenta en el tratamiento del prolactinoma en estos casos?

Las mujeres que presenten un macroadenoma secretor de prolactina deberán ser sometidas a un control estricto durante toda la gestación, realizando campimetrías periódicas para valorar las alteraciones del campo visual y confirmar mediante resonancia magnética cualquier agrandamiento del tumor.

Capítulo 172. Síndrome de Cushing y embarazo

El Síndrome de Cushing es un trastorno ocasionado por la exposición prolongada a un exceso de la hormona cortisol, producida por las glándulas suprarrenales. Entre otras afecciones, esta enfermedad suele provocar esterilidad y períodos menstruales irregulares o inexistentes en las mujeres, por lo que no es común que se presente durante el embarazo.

Sin embargo, cuando aparece aumenta peligrosamente los riesgos de mortalidad, tanto de la madre como del bebé, por lo que es importante detectarla a tiempo y controlarla de manera adecuada.

Para conocer más sobre este tema, entrevistamos a Mario Vega Carbó, especialista en endocrinología con más de 20 años de experiencia.

Doctor Mario,
1. ¿Qué provoca el Síndrome de Cushing?

La causa de esta afección suele deberse a un tumor benigno en la hipófisis o al uso crónico de glucocorticoides y otras medicaciones para tratar enfermedades inflamatorias, como el asma y la artritis reumatoide. Otra causa son las anomalías en las glándulas suprarrenales.

2. ¿Cuáles son sus principales síntomas?

Los signos habituales de este trastorno son la obesidad en la parte media y superior del cuerpo y la cara redondeada y roja. Otros síntomas son brazos y piernas delgadas, estrías gravídicas de color morado, piel afinada y frágil, lenta recuperación de cortes y la aparición fácil de hematomas.

3. ¿Cómo se detecta esta dolencia durante el embarazo?

Su diagnóstico a veces se hace difícil, porque muchas de sus características clínicas como la hipertensión, la diabetes gestacional y los edemas se confunden con los cambios propios de la gestación.

En ese contexto, es importante prestarles especial atención a las manifestaciones dermatológicas, como las estrías violáceas gruesas, el acné, el hirsutismo, la alopecia y la mala cicatrización, que están relacionadas con el Síndrome de Cushing, pero no tanto con el embarazo.

4. ¿Cómo afecta esta enfermedad a la fertilidad?

El Síndrome de Cushing puede provocar esterilidad en los dos miembros de la pareja. En las mujeres, los altos niveles de cortisol interfieren en el funcionamiento de los ovarios y pueden generar que los períodos menstruales se interrumpan o se vuelvan irregulares. Por ello, las pacientes con este trastorno suelen tener dificultades para quedar embarazadas.

5. ¿Cómo afecta el Síndrome de Cushing al embarazo?
Esta enfermedad aumenta peligrosamente los riesgos, tanto de la madre como del bebé. En estos casos hay más posibilidades de abortos espontáneos y partos prematuros.

Además, en la madre crecen los riesgos de padecer preeclampsia, diabetes gestacional, edema pulmonar, insuficiencia cardíaca e infecciones con un proceso de cicatrización de heridas más lento. En el bebé, puede haber restricción del crecimiento intrauterino e infección post natal.

6. ¿Cuál es el tratamiento durante el embarazo?

La terapia dependerá de cuál es la causa que está provocando el exceso de cortisol en el cuerpo. Si el motivo es un tumor, en casos leves se recomienda diferir la cirugía de extracción para después del parto. De ser necesaria, se llevará a cabo lo antes posible para reducir los riesgos.

Si el síndrome es ocasionado por algún medicamento, se puede bajar la dosis o cambiar por otro similar que no produzca estos síntomas.

Existen distintos fármacos para controlar la producción excesiva de cortisol, que serían seguros tanto para la madre como para el feto.

7. ¿Si la madre tiene Síndrome de Cushing durante el embarazo el bebé también lo tendrá?

En muy raras ocasiones las personas heredan una tendencia a padecer tumores en sus glándulas endocrinas, lo que afecta los niveles de cortisol y provoca esta enfermedad.

Parte XII. Endocrinología en Geriatría

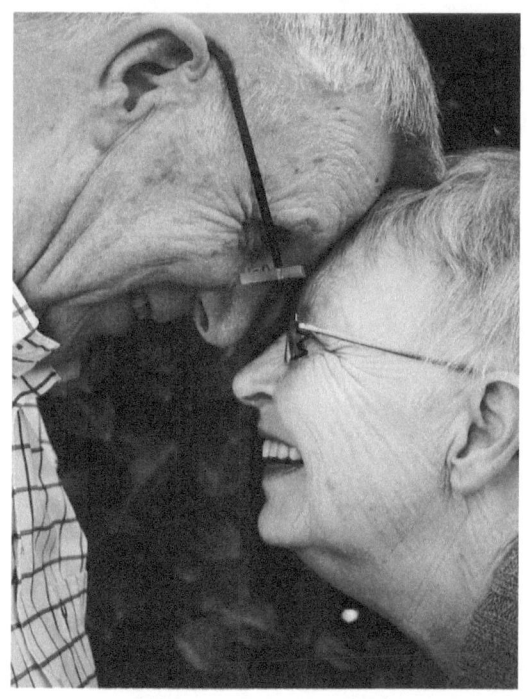

Capítulo 173. Endocrinopatías en el adulto mayor

El envejecimiento es un proceso gradual, heterogéneo e irreversible que implica la disminución de las capacidades de los diferentes órganos y sistemas del cuerpo, y un declive fisiológico general. El mismo implica una serie de modificaciones morfológicas, funcionales, bioquímicas y psicológicas que también afectan a las glándulas endócrinas y a su normal desempeño.

Con el paso de los años los órganos se vuelven menos sensibles a las hormonas y la cantidad de sustancias producidas puede variar. Esto puede dar lugar a la aparición de enfermedades crónicas, como la diabetes, el hipotiroidismo, el hipertiroidismo, el hipogonadismo, la sarcopenia y la obesidad, las cuales pueden provocar serios daños a la salud.

Para conocer más sobre este tema, entrevistamos a Mario Vega Carbó, médico endocrinólogo y máster en longevidad satisfactoria con más de 20 años de experiencia.

Doctor Mario,
1. ¿Qué cambios naturales se producen con el envejecimiento?

A medida que vamos envejeciendo se producen varios cambios progresivos entre los que se encuentran la disminución de la síntesis proteica; la pérdida de masa y potencia muscular, con la consecuente disminución de la fuerza; la mengua de la densidad ósea y la progresiva esclerosis de arterias y tejido conectivo.

Esto provoca una mayor fragilidad corporal, que puede llevar a la inmovilidad, la aparición de enfermedades y un aumento de la vulnerabilidad general.

2. ¿Cómo cambia el sistema endocrino con la edad?

Con el envejecimiento las glándulas endocrinas y su producción hormonal sufren variaciones importantes. La hipófisis, por ejemplo, se hace más pequeña y disminuye ligeramente la liberación de hormona de crecimiento y de prolactina.

En cuanto a la tiroides, con el paso de los años el metabolismo se reduce, mientras que en el hipotálamo la hormona anti diurética tiende a elevarse, lo que predispone a hiponatremia.

Con respecto al páncreas, hay una disminución de la sensibilidad a la acción de la insulina. Por su parte, las glándulas suprarrenales bajan la producción de aldosterona, cortisol y glucocorticoides, lo que deriva en mareos y la pérdida de la capacidad para tolerar el estrés.

En tanto, los niveles de la hormona paratiroidea suelen elevarse, contribuyendo a la pérdida de masa ósea e incrementando los riesgos de osteoporosis.

Por último, las glándulas sexuales reducen los niveles de estrógeno y testosterona, generando el cese definitivo de la menstruación, infertilidad y la disminución de la capacidad eréctil en los hombres.

3. ¿Cuáles son los trastornos endocrinos más frecuentes durante la vejez?

Los más usuales son los relacionados con el páncreas y la tiroides.

Se estima que más del 50 por ciento de las personas mayores de 80 años tienen intolerancia a la glucosa. Además de la disminución progresiva de secreción de insulina, el aumento de la resistencia periférica por inactividad física, el incremento de grasa abdominal y la disminución de masa magra contribuyen al deterioro de su metabolismo.

Por otro lado, la disfunción tiroidea es común al envejecer. Además, muchos ancianos no ingieren suficiente calcio y presentan una deficiencia de vitamina D, lo que genera un hiperparatiroidismo secundario asociado a debilidad muscular, lo que aumenta el riesgo de caídas.

4. ¿Qué enfermedades endocrinas merecen especial atención en los adultos mayores?

Algunas afecciones a las que hay que estar atentos son la Diabetes, el Hipotiroidismo, el Hipertiroidismo, el Hipogonadismo, el cáncer tiroideo, la obesidad, el Hiperparatiroidismo, la Sarcopenia y la Osteoporosis, entre otras.

5. ¿Qué otros aspectos interfieren en la aparición de dolencias crónicas en los adultos mayores?

Además de los factores genéticos y propios de la edad, también hay otros aspectos externos importantes a tener en cuenta, como la nutrición, la falta de actividad física, el consumo de alcohol y el tabaquismo, que favorecen la aparición de patologías.

Capítulo 174. Nutrición en adultos mayores

Alimentarse bien y hacer ejercicio regular es importante en todas las etapas de la vida, pero se vuelve aún más imprescindible durante la vejez para mantenerse sanos y activos. Consumir una dieta saludable y balanceada es fundamental para que el cuerpo obtenga los nutrientes que necesita para poder funcionar.

Además, esto también ayudar a controlar el peso y prevenir enfermedades, como la osteoporosis, la hipertensión arterial, los problemas del corazón, la diabetes y algunos tipos de cáncer. Sin embargo, los requisitos nutritivos no son los mismos para todas las edades.

Para conocer qué necesitan consumir las personas mayores, entrevistamos al doctor Mario Vega Carbó, especialista en endocrinología clínica.

Doctor Mario,
1. ¿Cómo cambian las necesidades alimenticias con la edad?

Los adultos mayores necesitan menos calorías que en años anteriores, pero precisan de muchos nutrientes. Por ello, los alimentos que consuman deben ser ricos en vitaminas, minerales, proteínas y fibra, poniendo especial énfasis en la variedad. Por ejemplo, en esta etapa es muy importante el consumo de calcio y vitamina D para cuidar los huesos, y de fibra para prevenir problemas estomacales e intestinales.

También de hierro, ya que su deficiencia es muy común en los ancianos y provoca anemia y otros trastornos.

2. ¿Qué tipos de alimentos se les recomienda a los adultos mayores?

Dentro de la dieta se les aconseja incluir frutas y vegetales; granos integrales como la avena, el pan y el arroz; leche y lácteos descremados;

queso bajo en calorías; pescados, mariscos, carnes magras, aves y huevos; y nueces, frijoles y semillas.

Por otro lado, es importante que consuman alimentos bajos en grasa saturada, grasa trans, colesterol, sal (sodio) y azúcar añadida; y que beban suficiente líquido.

3. ¿Cuántas calorías promedio necesita comer un adulto mayor por día?

La cantidad de calorías dependerá de la edad, el sexo y el nivel de actividad de la persona. Para una mujer de más de 50 años, se estima que debe consumir un promedio de entre 1.600 y 2.000 calorías por día, mientras que en un hombre varía entre las 2.000 a 2.800. Cuanto más activo se sea, más calorías se necesitan.

4. ¿Qué se puede hacer con los ancianos que tienen problemas para comer?

Si el paciente presenta inconvenientes para masticar, es importante que sea examinado por un dentista. Si tiene dentadura postiza puede ser que no le calce bien o que tenga las encías lastimadas.

Si le cuesta tragar, puede intentar beber mucho líquido con la comida. También se les puede ofrecer purés, zumos, cremas, carne picada y alimentos blandos en general.

Si perdió el gusto y el olfato, se puede buscar agregar color y textura a los platos y usar extra especias, hierbas o jugo de limón para dar más sabor.

Si no tiene hambre, puede intentar hacer ejercicio para abrir el apetito.

5. ¿Qué bebidas son recomendables para los adultos mayores?

Las personas mayores son más vulnerables a la deshidratación. Por ello es importante que ingieran mucha agua y jugos de fruta, preferiblemente fuera de las comidas y en pequeñas cantidades. También que beban leche y yogurt. Se aconseja evitar el consumo de té y café, porque alteran el sueño y son diuréticos.

En caso de beber alcohol, sólo se recomienda una copa de vino tinto al día si es que no se están tomando medicamentos.

6. ¿Cómo afecta la mala alimentación a los ancianos?

La mala alimentación debilita el sistema inmunitario, aumentando el riesgo de infecciones; provoca retraso en la cicatrización de las heridas; y genera la pérdida de masa muscular y ósea, incrementando las posibilidades de caídas y fracturas, entre otros problemas.

7. ¿Qué otras recomendaciones son importantes en esta etapa?

A los adultos mayores se les aconseja que coman despacio y que mastiquen bien los alimentos. También que en lo posible coman al menos 5 veces al día.

Además, es importante que se mantengan activos y que realicen por lo menos unos 150 minutos de ejercicio durante la semana. La actividad se puede dividir en sesiones de 10 minutos, varias veces al día.

Capítulo 175. La Sarcopenia y la debilidad muscular

La Sarcopenia es una pérdida de masa y potencia muscular progresiva y generalizada que ocurre durante el envejecimiento. Si bien la debilidad y la merma de la fortaleza física es una consecuencia normal del paso de los años, cuando se da de manera acelerada puede deberse a otros factores.

Esta dolencia afecta principalmente a personas físicamente inactivas, aunque también puede presentarse en aquellos ancianos que realizan ejercicio de manera habitual.

Entre otros trastornos, la Sarcopenia puede dificultar el desempeño de tareas cotidianas, reducir la velocidad de movimientos y aumentar las posibilidades caídas y lesiones.

Para conocer más sobre este tema, entrevistamos a Mario Vega Carbó, médico endocrinólogo y máster en longevidad satisfactoria con más de 20 años de experiencia.

Doctor Mario,
1. ¿Cómo se ve afectada la masa muscular con el paso de los años?

La masa muscular disminuye de forma gradual entre un 3 y un 8 por ciento cada década a partir los 30 años, y el proceso se acelera después de los 60. Esto genera una pérdida progresiva de la fuerza que es natural. Este proceso suele ir acompañado de otros cambios físicos, como el incremento del tejido graso, que aumentan los riesgos de padecer hipertensión, diabetes, obesidad y problemas cardiovasculares.

2. ¿Cuál es la causa de la Sarcopenia y a quiénes afecta?

Los motivos que la provocan son variados. Además del propio envejecimiento, otras causas posibles son la ingesta limitada o poco equilibrada de alimentos, el sedentarismo, la falta de ejercicio físico y el reposo excesivo. También puede ser consecuencia de factores genéticos, problemas hormonales, la pérdida de peso, otras enfermedades o el consumo de ciertos medicamentos.

Se estima que la Sarcopenia afecta a un 30 por ciento de los mayores de 60 años, y a un 50 por ciento de los mayores de 80.

3. ¿Cómo se detecta este trastorno?

Frente a sus síntomas, generalmente se mide la masa muscular con valoraciones de peso, talla y perímetros, y se realiza una bioimpedanciometría, que evalúa la cantidad de agua, grasa y musculo contenidos en una persona. Además, se llevan a cabo pruebas de fuerza y de rendimiento físico.

4. ¿En qué consiste su tratamiento?

Por lo general la terapia apunta a cambios en el estilo de vida del paciente. Esto incluye una nutrición adecuada y el ejercicio de resistencia programado.

La dieta recomendada para una persona con Sarcopenia debe ser equilibrada pero también contener una buena cantidad de proteínas, incluyendo lácteos, carne, huevos y pescado. En cuanto al ejercicio, debe ser progresivo y personalizado, apuntando a fortalecer principalmente las extremidades inferiores.

Por otro lado, se están estudiando las terapias con testosterona, dehidroepiandrosterona y hormona de crecimiento, aunque sus resultados todavía no están del todo claros en acianos y pueden provocar ciertos efectos secundarios no deseados.

5. ¿Qué otras complicaciones puede traer esta enfermedad?

Las personas con Sarcopenia suelen tener dificultades para moverse, levantarse de una silla, subir escaleras o caminar a un paso ligero, lo que incrementa el riesgo de caídas y fracturas.

Las complicaciones derivadas de una caída constituyen la sexta causa de muerte en personas mayores de 65 años, por lo que deben tomarse los cuidados pertinentes.

Por otro lado, esta dolencia suele incrementar los riesgos de padecer otras enfermedades crónicas, como la Osteoporosis y la Diabetes.

Además, la Sarcopenia puede causar discapacidad, independencia funcional y afectar profundamente la calidad de vida de una persona, por lo que es importante prevenirla y detectarla en forma precoz.

6. ¿Qué otros aspectos deben tener en cuenta estos pacientes?

La alimentación adecuada y la actividad física regular, incluyendo ejercicios para potenciar la musculatura, son fundamentales para prevenir la Sarcopenia, mantener la buena forma y seguir activos. Esto brinda más independencia al anciano y le permiten sobrellevar mejor las enfermedades crónicas, en caso de padecerlas.

Por el contrario, la falta de actividad física hace que la masa muscular siga disminuyendo, agravando los síntomas.

Capítulo 176. Osteoporosis en el adulto mayor

La Osteoporosis es una enfermedad que adelgaza y debilita los huesos, haciendo que se vuelven frágiles y se quiebren fácilmente. En los adultos mayores esta enfermedad puede reducir la calidad de vida, al dificultar el desempeño de tareas cotidianas, disminuir la velocidad de movimientos y aumentar las posibilidades caídas y lesiones.

También puede provocar una curvatura anormal de la columna vertebral, pérdida de talla y abdomen prominente, además de generar dolor agudo y crónico, dificultad respiratoria, depresión y disminución de la autoestima. La Osteoporosis afecta especialmente a los huesos de la cadera, la columna vertebral y la muñeca.

Para conocer más sobre este tema, consultamos al doctor Mario Vega Carbó, especialista en endocrinología y medicina familiar, a cargo del Consultorio Vega & Vado.

Doctor Mario,
1. ¿Quiénes tienen más riesgos de padecer Osteoporosis?

Esta afección es más frecuente en mujeres mayores que realizan poca actividad física, consumen pocos lácteos, son fumadoras y tienen antecedentes familiares relacionados con esta dolencia. También en aquellas personas que consumen determinados medicamentos, como corticoides, heparina, litio o diuréticos, y las que padecen insuficiencia renal y enfermedades inflamatorias, reumáticas, hepáticas y endocrinas.

2. ¿Cómo se evalúa la masa muscular en los adultos mayores?

La misma se analiza mediante exámenes clínicos y físicos, y con pruebas de velocidad de la marcha, equilibrio, levantamiento de una silla y subida de escalones, entre otras.

3. ¿Qué aspectos aumentan los riesgos de sufrir fracturas?

Las posibilidades aumentan si no se consume suficiente calcio y vitamina D o si estos no son absorbidos correctamente por el cuerpo. Los riegos también crecen a medida que pasan los años y con el consumo de alcohol, el tabaquismo, la falta de ejercicio y de peso corporal, la desnutrición, ciertos medicamentos como prednisona y cortisona y los trastornos alimentarios.

4. ¿Cuáles son las consecuencias de las fracturas por Osteoporosis?

Estas fracturas tienen una alta prevalencia en los adultos mayores y aumentan los riesgos de muerte por enfermedades, provocan la pérdida de la independencia, deterioro en la calidad de vida y un alto costo en recursos.

Además, una fractura por Osteoporosis incrementa los riesgos de sufrir otra dentro del próximo año, especialmente de cadera.

5. ¿Cuál es la importancia de la vitamina D para prevenir la Osteoporosis?

La vitamina D mejora la función muscular y evita el riesgo de nuevas caídas y fracturas.

6. ¿Qué provoca su déficit en los adultos mayores?

En los ancianos esto puede ser causado por la pigmentación y el envejecimiento de la piel, ya que después de los 60 años disminuye el 70 por ciento de la producción de vitamina D. También puede deberse a su baja ingesta, el síndrome de mala absorción, celiaquía, pancreatitis crónica, gastrectomía, anticonvulsivantes y glucocorticoides.

7. ¿En qué consiste el tratamiento de la Osteoporosis en la vejez?

Como primer paso se recomienda mantener hábitos de vida saludable, como una dieta equilibrada rica en calcio y la práctica diaria de ejercicio, con control para evitar golpes y caídas. Además, se aconseja evitar el tabaco y el consumo excesivo de alcohol.

Por otro lado, los adultos mayores pueden necesitar suplementos de calcio y vitamina D, y medicamentos para fortalecer los huesos. Entre estos últimos se encuentran los bifosfonatos, estrógeno y moduladores receptores de estrógeno, que evitan la pérdida de masa ósea. Por su parte, la teriparatida estimula la formación de nuevo tejido.

En caso de haber un problema endocrino, hepático o de otro tipo que causa la Osteoporosis, este también debe ser tratado.

8. ¿Cuál es la importancia de prevenir las caídas en los ancianos?

La prevención es vital. Se estima que un 35% de los adultos mayores se caen por año, provocando entumecimiento articular, fragilidad, pérdida de la independencia y mayores posibilidades de terminar en un asilo.

9. ¿Qué factores aumentan los riesgos de sufrir caídas?

Algunos factores que aumentan los riesgos son la debilidad muscular, los antecedentes de caídas, los trastornos de la marcha, la inestabilidad, los problemas visuales o cognitivos, la depresión, el uso de ciertos medicamentos y la edad mayor a 80 años.

10. ¿Qué medidas preventivas se pueden tomar para evitar las caídas?

En casos de riesgo, es importante realizar modificaciones de seguridad en el hogar, eliminando los posibles obstáculos y mejorando la iluminación de los ambientes; y utilizar calzado adecuado. También hacer ejercicio seguro, comer de manera saludable, evitar el tabaco y el alcohol, dormir bien y consumir cantidades adecuadas de vitamina D.

Por otro lado, se debe reducir la polifarmacia y el uso de psicofármacos, y se recomienda utilizar protectores de cadera.

Capítulo 177. Obesidad en adultos mayores

La obesidad es un trastorno en crecimiento que está presente en todas las edades, causando graves problemas para la salud. En los adultos mayores, el exceso de grasa corporal disminuye la función física y puede volverlos más débiles y frágiles, además de aumentar los riesgo de enfermedades y muerte prematura.

Se estima que en las personas con este trastorno la expectativa de vida baja entre 8 y 13 años, en comparación con aquellas que tienen un peso normal. En la mayoría de los casos, la obesidad en la vejez se debe más a una disminución en la actividad física que a un aumento en la cantidad de calorías consumidas.

Para conocer más sobre este tema, entrevistamos al doctor Mario Vega Carbó, especialista en endocrinología, y medicina familiar con más de 20 años de experiencia.

Doctor Mario,
1. ¿Cómo se presenta la obesidad en la vejez?

Dentro de los ancianos obesos están por un lado los que también lo fueron de jóvenes y sobrevivieron, y por el otro los que desarrollaron este trastorno ya de mayores. En la vejez hay algunos cambios en el metabolismo y en la composición corporal que favorecen al aumento de peso. Por ejemplo, los ancianos tienen menos capacidad de oxidar grasas y realizan menos actividad física, lo que facilita la acumulación de adiposidad.

El sedentarismo hace que los adultos mayores sean más vulnerables a esta patología.

2. ¿Qué problemas genera este trastorno en los adultos mayores?

La obesidad provoca un aumento de las enfermedades cardiovasculares, especialmente las cardiopatías y los accidentes vasculares cerebrales, y un deterioro de la función cognitiva. También aumenta los riesgos de problemas respiratorios; hipertensión arterial; Diabetes; trastornos en el aparato locomotor, especialmente artrosis; y algunos tipos de cáncer, como el de mama y el de colon.

Por otro lado, puede causar osteoporosis y una pérdida de masa y potencia muscular progresiva, inconvenientes venosos, linfáticos y edemas cutáneos. Las consecuencias de la obesidad se vuelven más graves a medida que aumenta la edad.

3. ¿Cómo los afecta en el día a día?

La obesidad puede causar que tengan problemas para moverse y hacer las tareas cotidianas. Además, los ancianos tienden a cansarse más rápido y pueden sentir falta de aliento

Por otro lado, este trastorno puede generarles aislamiento social, baja autoestima y depresión.

4. ¿En qué consiste el tratamiento de la obesidad en los ancianos?

La terapia consiste principalmente en una dieta adecuada y ejercicio físico. La alimentación debe ser rica en vitaminas, minerales, proteínas y fibra, poniendo especial énfasis en la variedad. Por el contrario, se deben evitar las grasas saturadas, las grasa trans, el colesterol, la sal y los azúcares refinados.

En cuanto al ejercicio, debe ser progresivo y realizarse de manera segura. Es importante que alcancen por lo menos los 150 minutos de actividad durante la semana, pudiendo dividirla en sesiones de 10 minutos, varias veces al día.

Por otro lado, no está probado que los fármacos para tratar la obesidad, como orlistat y sibutramina sean seguros en los adultos mayores. Sobre la cirugía bariátrica, no se recomienda en las personas mayores de 65 años.

5. ¿Qué otros aspectos hay que tener en cuenta en el caso de los adultos mayores?

En los ancianos la pérdida de peso excesiva puede ser peligrosa y causar un deterioro de la salud, cuando el cuerpo no obtiene los nutrientes que necesita para poder funcionar.

La mala alimentación debilita el sistema inmunitario, aumentando el riesgo de infecciones; y genera la pérdida de masa muscular y ósea, incrementando las posibilidades de caídas y fracturas. Por ello, la baja en la cantidad de calorías consumidas debe hacerse siguiendo una dieta equilibrada.

Capítulo 178. Diabetes en adultos mayores

Se estima que entre un 20 y un 25 por ciento de las personas mayores de 65 años tienen Diabetes y se espera que el porcentaje aumente en las próximas décadas. Esta dolencia crónica reduce la posibilidad de un envejecimiento tranquilo, al disminuir la capacidad funcional de la persona y aumentar los riesgos de hipertensión, enfermedad coronaria y accidente cerebro vascular.

Por otro lado, estos pacientes también son más propensos a sufrir polifarmacia, deterioro cognitivo, depresión, incontinencia urinaria y caídas.

Para conocer más sobre este tema, entrevistamos Mario Vega Carbó, médico endocrinólogo y máster en longevidad satisfactoria con más de 20 años de experiencia.

Doctor Mario,
1. ¿En qué cambia el abordaje de la Diabetes en los adultos mayores?

En estos casos el tratamiento es mucho más complejo, ya que requiere la evaluación de aspectos físicos, mentales, funcionales, familiares, sociales y asistenciales. Es muy importante estar atentos a complicaciones que puedan alteran la capacidad de movimiento de la persona, como los trastornos visuales y de las extremidades inferiores, y acelerar el deterioro cognitivo.

2. ¿Por qué los ancianos tienen más riesgos de padecer esta enfermedad?

Esto se debe a un efecto combinado del aumento de la resistencia a la insulina y la reducción de la función pancreática endócrina. La disminución de la sensibilidad a la acción de la insulina probablemente sea consecuencia del incremento del tejido adiposo y al descenso de la masa muscular, que están asociados a la mala alimentación y la baja actividad física propios de la edad.

3. ¿Cómo se detecta la Diabetes en los adultos mayores?

Los pacientes pueden mostrar un aumento del hambre, de la sed y de la necesidad de orinar; infecciones; nauseas; cicatrización inadecuada y dolor de cabeza.

En los ancianos la enfermedad también puede presentarse de manera atípica, como incontinencia urinaria por hiperglucemia y poliuria; y caídas asociadas a neuropatía, alteraciones cognitivas o de comportamiento.

Por ello, para su diagnóstico es necesario hacer una evaluación integral que mida y analice la funcionalidad, fragilidad y sarcopenia, depresión, deterioro cognitivo, comorbidades, sostén socioeconómico, estado nutricional, complicaciones vasculares, historial de hipoglucemia y las alteraciones neurosensoriales.

4. ¿Cómo afecta a la Diabetes a los problemas típicos de la vejez?

Las complicaciones asociadas a la diabetes pueden acelerar el deterioro de la movilidad, generando inestabilidad, alteración de la marcha, caídas y fracturas. Además, los adultos mayores con esta enfermedad pueden presentar más riesgos de polifarmacia, debilidad muscular, accidente cerebrovascular, neuropatía motora y sensitiva, pobre control glucémico, hipoglucemias, hipotensión ortostática y alteraciones visuales.

Por otro lado, la Diabetes se vincula a cambios en la corteza cerebral de los ancianos, pudiendo generar una mayor lentitud mental y motora y aumentando el deterioro cognitivo.

También acelera el proceso de envejecimiento general, dando lugar a la aparición de incontinencia urinaria, sarcopenia y mayor fragilidad, que a la vez estimulan la manifestación de la Diabetes, provocando así un círculo vicioso.

5. ¿En qué consiste el tratamiento de la Diabetes en los adultos mayores?

A la hora de evaluar una terapia para un anciano hay que tener en cuenta algunos factores, como su capacidad cognitiva y de auto cuidado, la presencia de otras enfermedades, su vulnerabilidad a la hipoglucemia y su expectativa de vida.

En aquellos casos en que el adulto mayor mantenga su capacidad cognitiva y funcional intacta, con una significativa sobrevida esperada, debe ser tratado de manera similar que una persona joven.

De lo contrario, la terapia debe ser más relajada y apuntar al cuidado familiar, poniendo especial énfasis en la seguridad y evitando episodios de Hiperglucemia sintomática.

Por último, en personas que estén en el final de sus vidas, el tratamiento debe apuntar a calmar el dolor, evitar la deshidratación y la Hipoglucemia.

En cuanto al uso de medicamentos, se recomienda precaución con aquellos que generan Hipoglucemia, intolerancia digestiva y pérdida de peso, y se aconseja optar por regímenes simples de administración, evitando la polifarmacia y evaluando las interacciones.

6. ¿Qué otros aspectos se deben tener en cuenta durante la enfermedad?

Como la ingesta excesiva de alimentos y el sedentarismo aumentan sus riesgos, también se debe trabajar en una dieta especial y en la adaptación de un estilo de vida más saludable.

En ese sentido, la alimentación debe ser rica en vitaminas, minerales, proteínas y fibra, poniendo especial énfasis en la variedad. Por el contrario, se deben evitar las grasas saturadas, las grasa trans, el colesterol, la sal y los azúcares refinados.

En cuanto al ejercicio, debe ser progresivo y realizarse de manera segura. La actividad física es esencial para preservar la masa muscular y mantener la fuerza y el equilibrio. Además, contribuye al control glucémico, mejora la movilidad y previene las caídas.

Por último, se debe fomentar el consumo de cantidades adecuadas de líquidos para evitar la deshidratación.

Capítulo 179. La Neuropatía Periférica y el entumecimiento de manos y pies

La Neuropatía Periférica es una afección en la que los nervios periféricos, encargados de unir al cerebro y a la médula espinal con el resto del cuerpo, no funcionan correctamente.

Esto puede deberse al daño de uno o varios nervios, ya sea por razones hereditarias, estiramiento, presión o como consecuencia de otras enfermedades. La neuropatía es bastante común y puede ser leve o grave, dependiendo del grado de la lesión.

Por lo general provoca entumecimiento, hormigueo, ardor o dolor, principalmente en las manos y los pies, aunque puede darse en cualquier parte del cuerpo.

Con el objetivo de conocer más sobre este tema, entrevistamos a Mario Vega Carbó, especialista en endocrinología y medicina familiar con más de 20 años de experiencia.

Doctor Mario,
1. ¿Qué enfermedades pueden causar la Neuropatía Periférica?

Los nervios periféricos son frágiles y se lesionan fácilmente. La causa más común es la Diabetes, debido a los altos niveles de azúcar en la sangre que les provocan daños. Otras enfermedades que pueden provocarla son las autoinmunes como los síndromes de Sjögren y de Guillain-Barré; infecciones como el HIV, el herpes o la hepatitis C; deficiencias de determinadas vitaminas; una intoxicación; tumores; problemas metabólicos, renales o en el hígado; y trastornos de la médula espinal.

2. ¿De qué otra manera pueden producirse las lesiones neurológicas?

Los nervios pueden dañarse en un accidente o practicando deporte. También debido al consumo excesivo de alcohol, al uso de determinados medicamentos o a la exposición a temperaturas frías o a determinadas toxinas.

Otras causas comunes son la presión excesiva, como ocurre con el Síndrome del Túnel Carpiano, y las neuropatías hereditarias.

3. ¿Cuáles son los principales síntomas de esta afección?

Los signos van a depender de cuál sea el nervio dañado y la gravedad de la lesión. Los más comunes son hormigueo y entumecimiento, aumento del dolor o insensibilidad, pérdida de la capacidad de detectar cambios de temperatura, falta de coordinación y de equilibrio, debilidad, espasmos y calambres musculares, infección y úlceras en pies y piernas.

Por otro lado la Neuropatía Periférica puede causar sudoración excesiva, problemas para deglutir y digerir alimentos, acidez gástrica, mareos, aturdimiento, desmayos y cambios en la presión sanguínea.

Además, como con cualquier estado de dolor crónico, la depresión, la ansiedad y los problemas del sueño asociados son frecuentes.

4. ¿Cómo se diagnostica?

Frente a sus síntomas, se analizará el historial del paciente y se realizarán una serie de pruebas neurológicas para ver el grado del daño en los nervios. Esto puede incluir exámenes de sangre y de líquido espinal, electromiografías para revisar la actividad en los músculos y estudios de conducción nerviosa para ver cómo viajan las señales por el cuerpo. También es posible que se realice una biopsia de nervios y piel.

5. ¿En qué consiste el tratamiento?

Lo primero que se debe hacer es abordar la causa subyacente del daño neurológico y aliviar sus síntomas. Por ejemplo, si la neuropatía es consecuencia de una diabetes, habrá que controlar el nivel de azúcar en la sangre. Si se debe a la ingesta de alcohol o al uso de un medicamento determinado, habrá que evitarlos. Si la causa es una infección, una enfermedad autoinmune o una deficiencia hormonal habrá que tratarlas.

En caso de existir presión sobre un determinado nervio, puede ser necesaria una cirugía para eliminarla. En tanto, para la debilidad muscular, es posible mejorar los movimientos con fisioterapia.

Por otro lado, también se pueden realizar una estimulación eléctrica transcutánea de nervios o un intercambio plasmático e inmunoglobulina intravenosa para mejorar ciertas infecciones. En cuanto al dolor, si es leve puede tratarse con analgésicos, como antiinflamatorios no esteroideos, y con medicamentos anticonvulsivos. Además, algunos antidepresivos también son efectivos para reducir el malestar.

Si el dolor es grave, habrá que consultar a un especialista. Pueden ser necesarias férulas para las manos o los pies, un bastón o una silla de ruedas. No obstante, la terapia oportuna puede prevenir daños permanentes. Generalmente controlando la causa, las lesiones mejoran.

6. ¿Qué más se puede hacer para mejorar el pronóstico?

Llevar una vida saludable, hacer ejercicio, beber mucho líquido y comer bien pueden ayudar reducir los efectos de la neuropatía. También se recomienda corregir las deficiencias vitamínicas, evitar el alcohol y dejar de fumar, ya que el cigarrillo puede empeorar los síntomas.

Por otro lado, algunos pacientes también sienten alivio con la práctica de medicinas alternativas, como la acupuntura y el uso de ciertas hierbas.

Capítulo 180. Demencias reversibles

La demencia es un síndrome caracterizado por un deterioro cognitivo que afecta la memoria, la capacidad de pensar, el lenguaje, el desenvolvimiento social y el comportamiento. En ocasiones, sus síntomas pueden solucionarse con un tratamiento adecuado, recuperando el nivel intelectual previo. En otros, se puede obtener una mejoría parcial o detener su avance.

Algunas condiciones potencialmente reversibles son la depresión, los efectos adversos de drogas o alcohol, la hidrocefalia de presión normal, las lesiones o tumores cerebrales, el hipotiroidismo y la deficiencia de vitamina B12.

También aquellos casos en que la dolencia es causada por ciertos medicamentos y la que tiene un origen metabólico relacionado con los niveles de azúcar, calcio y sodio en la sangre.

La demencia por lo general ocurre en las personas mayores de 60 años, por lo que los riesgos aumentan a medida que se envejece.

Para hablar sobre este tema, entrevistamos a Mario Vega Carbó, médico endocrinólogo y máster en longevidad satisfactoria con más de 20 años de experiencia.

Doctor Mario,
1. ¿En qué casos la demencia es reversible y en cuáles no?

Cuando los cambios que se producen en el cerebro son degenerativos y progresivos, generalmente no se pueden revertir. Es el caso de afecciones como el Alzheimer, la demencia vascular y de los cuerpos de Lewy, la enfermedad de Huntington y el mal de Parkinson, entre otras.

Por el contrario, cuando la misma es consecuencia de infecciones y trastornos inmunitarios, problemas metabólicos y anomalías endocrinas,

606

deficiencias nutricionales, reacciones a medicamentos, hematomas subdurales, intoxicación, hipoxia, tumores cerebrales, hidrocefalia con presión normal o enfermedades psiquiátricas, puede ser tratada y curada.

2. ¿Cómo se detecta la demencia?

Por lo general para realizar un diagnóstico se realiza una exploración física completa y pruebas cognitivas y neuropsicológicas para evaluar la memoria, el razonamiento, el lenguaje, los movimientos, los sentidos y la atención, entre otros factores.

También pueden ser necesarios una tomografía computarizada o resonancia magnética del cerebro, análisis de sangre y de orina que permitan detectar problemas físicos, y un examen psiquiátrico.

3. ¿Cómo se puede prevenir esta dolencia?

Existen algunos factores que no son manejables, como el envejecimiento y los antecedentes familiares. Sin embargo, es posible ayudar a prevenir la demencia evitando el consumo abusivo de alcohol y drogas, controlando las enfermedades cardiovasculares y endocrinas, no fumando y tratando la depresión y la apnea de sueño.

También alimentándose adecuadamente, tomando suficiente vitamina D, manteniendo la mente activa y realizando ejercicio físico en forma regular.

4. ¿Qué tipo de drogas y fármacos pueden causar demencia?

Algunos medicamentos relacionados con este trastorno son benzodiacepinas, anticolinérgicos, antidepresivos tricíclicos, neurolépticos, antiepilépticos, antirrítmicos, antihistamínicos, esteroides y antiparkinsonianos. La polifarmacia puede aumentar los riesgos de deterioro cognitivo.

5. ¿En qué casos la demencia puede deberse a trastornos metabólicos y endocrinos?

Enfermedades como el hipotiroidismo, la diabetes, la hiponatremia, la hipoglucemia, el hipopituitarismo y el hiperparatiroidismo pueden producir manifestaciones neurológicas relacionadas con la demencia.

Algunos posibles síntomas asociados a estos trastornos son la desorientación, la apatía, la depresión, la lentitud para pensar, las dificultades para resolver situaciones, los problemas de memoria, las alucinaciones, los estados catatónicos y las crisis convulsivas.

6. ¿Cómo se trata la demencia?

La terapia dependerá de cuál es la causa de la misma. El tratamiento con antidepresivos puede mejorar sus síntomas. En casos en que la demencia se consecuencia de otra enfermedad o trastorno, cuando se controla sus signos pueden desaparecer o detenerse.

Capítulo 181. Hipotiroidismo en adultos mayores

El Hipotiroidismo es una afección en la cual la tiroides no produce suficiente hormona tiroidea. Se estima que lo padecen entre un 5 y un 7 por ciento de las personas mayores de 65 años, siendo un poco más frecuente en las mujeres.

Su causa más común en la vejez es la Enfermedad de Hashimoto o tiroiditis autoinmune. También puede ser consecuencia de una cirugía previa de la glándula, la radioterapia y los tratamientos con yodo radiactivo.

Sus manifestaciones clínicas en los ancianos suelen ser muy variadas y en algunos casos diferentes de las de los jóvenes, lo que a veces dificulta su diagnóstico. Por lo general el Hipotiroidismo en los adultos mayores está acompañado de depresión, sin estar del todo claro el motivo por el que esto ocurre.

Para hablar sobre este tema entrevistamos al doctor Mario Vega Carbó, especialista en endocrinología y medicina familiar, quién se desempeña como endocrinólogo en el Centro Médico Santa Fe y en el Consultorio Vega & Vado.

Doctor Mario,
1. ¿Cuáles son los síntomas más frecuentes del Hipotiroidismo en la vejez?

Los signos más comunes en los ancianos son la fatiga y la debilidad, aunque pueden aparecer una amplia gama de manifestaciones. Algunas de ellas son intolerancia al calor, dolor, náuseas, estreñimiento, dificultad para tragar, reducción de la libido, alteraciones de la marcha, disfunción sexual, caída del cabello, rigidez articular y voz grave.

También cambios en la personalidad, pérdida de la memoria, irritabilidad, psicosis y depresión.

2. ¿En qué se diferencian de los que presentan los jóvenes?

En comparación, los ancianos ganan menos peso, tienen menos calambres musculares, intolerancia al frío y parestesias.

3. ¿Cómo se detecta esta enfermedad en los ancianos?

Al ser tan amplia la variedad de síntomas, el diagnóstico del Hipotiroidismo en los adultos mayores suele complicarse. La debilidad, la fatiga, la constipación, las alteraciones de la marcha, la depresión y la pérdida de la memoria suelen confundirse con otras enfermedades.

4. ¿Qué consecuencias puede traer el Hipotiroidismo en los adultos mayores?

Esta dolencia puede traer problemas de corazón, neuropatía periférica, depresión e infertilidad. En los ancianos también es común el Coma Mixedematoso, una complicación grave del Hipotiroidismo que pone en riesgo la vida del paciente.

El mismo puede ser desencadenado por una situación de estrés, como sepsis, intoxicaciones, medicamentos o temperaturas extremas, y sus síntomas son la intolerancia intensa al frío y la somnolencia, seguida de un letargo profundo y la pérdida de la consciencia.

5. ¿Cómo es el tratamiento del Hipotiroidismo en la vejez?

Para los adultos mayores también se recomienda el uso de Levotiroxina. Las dosis utilizadas suelen ser menores que en los pacientes jóvenes, debido a una menor degradación.

Es importante regular y controlar los niveles recetados, ya que una sobredosificación puede agravar las enfermedades cardíacas, la ansiedad y la osteoporosis.

Capítulo 182. Hipertiroidismo en adultos mayores

El Hipertiroidismo es una afección en la cual la tiroides produce demasiada hormona tiroidea. Este trastorno es poco frecuente en los ancianos, siendo más habitual en las mujeres que en los hombres.

Las causas que lo provocan en la vejez son similares a las de los jóvenes, aunque en los adultos mayores es más común el bocio multinodular tóxico que la enfermedad de Graves. Además, en ese grupo etario también es usual que sea motivado por la ingesta de grandes cantidades de hormona tiroidea sintética, lo cual puede ser consecuencia de un error en el suministro, la indicación inadecuada o la confusión del paciente.

Otras posibles causas del Hipertiroidismo en el anciano son la inflamación de la glándula debido a infecciones virales, un adenoma hiperactivo y el consumo exagerado de yodo.

Para hablar sobre este tema entrevistamos al doctor Mario Vega Carbó, especialista en endocrinología y medicina familiar, quién está a cargo del Consultorio Vega & Vado.

Doctor Mario,
1. ¿Cuáles son los síntomas más comunes del Hipertiroidismo en los adultos mayores?

En una buena parte de los ancianos los signos de esta enfermedad suelen ser vagos y menos precisos que en los jóvenes. Tienen menores índices de fatiga, debilidad, nerviosismo, sudoración, intolerancia al calor, aumento del apetito y diarrea.

Por el contrario, la confusión mental y las manifestaciones cardiacas como las arritmias, la insuficiencia cardiaca congestiva y la angina de pecho son más comunes en los adultos mayores.

2. ¿Qué problemas presenta su diagnóstico en los ancianos?

Al ser sus síntomas más difusos, muchas veces su diagnóstico suele confundirse con otras dolencias, como enfermedades cardíacas, demencia o problemas gastrointestinales, o con los cambios propios de la vejez.

3. ¿Qué consecuencias puede traer el Hipertiroidismo en los adultos mayores?

En los ancianos, esta enfermedad puede provocar problemas cardíacos y osteoporosis. El exceso de hormona tiroidea genera un nivel bajo de la hormona estimulante de la tiroides, lo que aumenta los riesgos desfibrilación auricular, fracturas de cadera y problemas neuropsiquiátricos.

Por otro lado, también puede causar una Tormenta Tiroidea, un incremento agudo de los síntomas del Hipertiroidismo que pone en peligro el funcionamiento de los órganos y la vida del paciente. La misma puede ser desencadenada por una situación de estrés, infecciones sistémicas, cirugía, inducción de la anestesia y sepsis, y puede provocar fiebre alta, delirio, hipotensión, diarrea, taquicardia, shock y muerte.

4. ¿Cómo se trata esta dolencia en los ancianos?

La terapia va a depender de la causa del Hipertiroidismo, de la gravedad de sus síntomas y del estado de salud general del paciente. En los adultos mayores, la enfermedad de Graves y el bocio multinodular tóxico se aconseja tratarlos con yodo radiactivo en vez de con drogas antitiroideas.

Por otro lado, si el bocio produce compresión, es recomendable la cirugía. En el resto de los casos se puede utilizar metimazol combinado con beta-bloqueadores, que ayudan a mejorar los trastornos del ritmo cardíaco, los temblores y la ansiedad.

Capítulo 183. Cáncer Tiroideo en adultos mayores

El Cáncer Tiroideo es una afección cuya incidencia ha crecido en el último tiempo en los ancianos. Se estima que el 90 % de las mujeres mayores de 60 años y el 60% de los hombres mayores de 80 tienen nódulos en la tiroides. A pesar de ser más frecuente en mujeres, la probabilidad de cáncer es mayor en varones.

Dentro de este grupo su evolución suele ser lenta y sus síntomas poco comunes, confundiéndose muchas veces con cambios propios de la edad.

Para conocer más sobre este tema, entrevistamos a Mario Vega Carbó, especialista en endocrinología con más de 20 años de experiencia.

Doctor Mario,
1. ¿Cuáles son los síntomas del Cáncer Tiroideo?

Sus signos pueden variar dependiendo del tipo de cáncer. Entre los más habituales se encuentran bulto o hinchazón en el cuello, tos, dificultad para tragar, agrandamiento de la glándula tiroides, cambios en la voz con aumento de la ronquera, dolor de garganta, problemas para respirar y ganglios linfáticos inflamados.

2. ¿Cuáles son los tipos de cáncer tiroideo más comunes en los ancianos?

El más habitual es el carcinoma papilar. Si bien por lo general es benigno, en los adultos mayores suele ser más agresivo. Por su parte, el folicular es más frecuente en los ancianos y aumenta las posibilidades de metástasis.

El anaplásico, en tanto, es un tipo de cáncer poco común, pero su asiduidad aumenta después de los 60 años. Es invasivo y crece muy rápido.

Por último, el cáncer medular y el linfoma tiroideo son menos frecuentes, pero la mayoría aparecen durante la vejez.

3. ¿En qué consiste su tratamiento?

La terapia depende del tipo de Cáncer Tiroideo. Ante un carcinoma papilar por lo general se realiza una cirugía en la que se extirpa toda o casi toda la glándula. Luego, se continúa el tratamiento con yodo radiactivo para disminuir el riesgo de recurrencia y, tras la operación, se debe tomar hormona tiroidea sintética de por vida.

Frente al carcinoma folicular, el yodo radiactivo es la terapia elegida para las metástasis a distancia. Si el tumor no lo concentra adecuadamente, debe evaluarse la radiación externa.

En caso de carcinoma anaplásico, además de la cirugía radical de cuello, debe incluirse radioterapia y quimioterapia. Para carcinoma medular se recomienda la cirugía, mientras que para el linfoma tiroideo se aconseja radiación externa y quimioterapia.

4. ¿Qué otras complicaciones puede traer esta enfermedad?

Esta afección puede provocar lesión en la laringe, daños en las cuerdas vocales y ronquera después de la cirugía, niveles bajos de calcio por la extirpación accidental de las glándulas paratiroides y diseminación del cáncer a otras partes del cuerpo.

Capítulo 184. El Mieloma Múltiple y sus trastornos

El Mieloma Múltiple es un cáncer en la sangre que comienza en las células plasmáticas de la médula ósea. Estas células forman parte del sistema inmunitario y se encargan de secretar grandes cantidades de anticuerpos para combatir infecciones y otras enfermedades.

Cuando se genera esta afección, las células cancerosas crecen rápidamente y forman tumores en las zonas de huesos sólidos, debilitándolos. También reemplazan a las células sanas y producen proteínas anormales que pueden provocar distintos tipos de complicaciones en el organismo.

Para conocer más sobre este tema, entrevistamos a Mario Vega Carbó, especialista en endocrinología y medicina familiar con más de 20 años de experiencia.

Doctor Mario,
1. ¿Por qué se produce el Mieloma Múltiple y a quiénes afecta?

La causa de esta enfermedad se desconoce pero se sabe que el tratamiento con radioterapia y la exposición a toxinas industriales o agrícolas pueden aumentar los riesgos de padecerla. En general afecta a adultos mayores de 60 años y es más frecuente entre los hombres. Los que tienen antecedentes familiares con esta enfermedad también presentan más predisposición a sufrirla.

2. ¿Cuáles son sus principales signos?

Las células cancerosas del mieloma, al multiplicarse, desplazan a los glóbulos blancos y rojos sanos. Esto hace que el paciente sienta fatiga y dificultad para respirar, que sea más proclive a contraer infecciones y que presente sangrado anormal.

La enfermedad también puede causar dolor en los huesos, principalmente en la columna vertebral, la cadera y el pecho; náuseas; estreñimiento, pérdida del apetito; adelgazamiento y sed excesiva.

Por otro lado, cuando se debilitan los huesos hay más posibilidades de sufrir fracturas y entumecimiento en las piernas.

3. ¿Cómo se detecta el Mieloma Múltiple?

Frente a sus síntomas, generalmente se realiza un examen físico y estudios de sangre y orina. Entre otros aspectos se analizan los niveles de albúmina, calcio y proteína total y se llevan a cabo pruebas de la función renal.

Por otro lado, las radiografías de los huesos pueden mostrar si hay problemas óseos.

En caso de sospechar de Mieloma Múltiple, se efectuará una biopsia de médula ósea y, de confirmarse, se realizarán más pruebas para dictaminar si el mismo se ha diseminado.

4. ¿En qué consiste su tratamiento?

La terapia dependerá del grado de avance de la enfermedad. En algunos casos la misma se desarrolla de forma lenta y demora años en presentar síntomas. De ser así, no hace falta iniciar ningún procedimiento, sino simplemente realizar controles permanentes.

Si ya hay signos, el tratamiento buscará aliviar el dolor, controlar las complicaciones de la afección y retardar su avance. Ciertos medicamentos dirigidos combaten a las células del mieloma y su accionar, y mejoran al sistema inmunitario. Por otro lado, para mitigar el malestar óseo o reducir el tumor, se pueden utilizar radioterapia y quimioterapia combinada con esteroides.

En pacientes relativamente jóvenes y con un estado de salud adecuado, se puede realizar un trasplante de médula ósea, ya sea con células madres propias o de terceros. Por lo general el tratamiento implica una combinación de todos estos procedimientos.

5. ¿Cuál es el pronóstico de este tratamiento?

Sus resultados dependerán de la edad del paciente y la etapa de la enfermedad. En algunos casos la misma progresa muy rápido y en otras tarde años en aparecer.

6. ¿Qué otras complicaciones puede traer esta dolencia?

Esta enfermedad interfiere en el funcionamiento normal de la médula ósea, el sistema inmune y los mecanismos de renovación de los huesos. Por eso puede provocar anemia, mayor riesgo de infecciones, problemas óseos e insuficiencia renal.

Otras complicaciones derivadas del Mieloma Múltiple son las altas dosis de calcio en sangre y la pérdida del movimiento debido a la presión del tumor sobre la médula espinal. Su tratamiento también contempla el cuidado de estos síntomas.

7. ¿Qué otros aspectos se deben tener en cuenta para enfrentar el Mieloma Múltiple?

Debido al estrés y la preocupación que puede causar esta dolencia se recomienda el apoyo psicológico y la participación en grupos terapéuticos con personas que estén padeciendo esta misma enfermedad.

Capítulo 185. La práctica de ejercicio en adultos mayores

La alimentación adecuada y la actividad física regular son fundamentales para que los adultos mayores puedan prevenir enfermedades y se mantengan en buena forma.

Los ancianos que realizan ejercicios para potenciar la musculatura, la fuerza y el equilibrio, tienen más independencia y llevan mejor las dolencias crónicas, en caso de padecerlas.

El entrenamiento en la tercera edad debe ser progresivo y efectuarse de manera segura, con control para evitar golpes y caídas.

Para conocer más sobre este tema, entrevistamos a Mario Vega Carbó, médico especialista en endocrinología con más de 20 años de experiencia profesional.

Doctor Mario,

1. ¿Cuáles son los principales beneficios del ejercicio físico para los adultos mayores?

La práctica de actividad física ayuda a mejorar la salud general, la calidad de vida y el sueño. Además, permite mantener un peso adecuado, colabora en el manejo del estrés y reduce las posibilidades de contraer ciertas enfermedades, como diabetes tipo 2, problemas cardiovasculares, obesidad, osteoporosis, dolores en las articulaciones y el cáncer de seno y de colon.

El ejercicio contribuye al control glucémico, mejora la movilidad; previene las caídas, los trastornos mentales y la depresión; y estimula la capacidad funcional y la vida social. También ayuda a abrir el apetito en los ancianos que tienen problemas para comer.

2. ¿A qué edad comienza el declive natural del cuerpo?

El declive de la masa muscular y la densidad ósea comienza en general alrededor de los 50 años de edad. No obstante, la práctica de actividad física ayuda a retrasar esta disminución natural.

En ese sentido, se recomienda que los adultos mayores realicen tareas de fortalecimiento muscular al menos dos veces por semana, así como ejercicios aeróbicos que les permitan mantenerse activos durante más tiempo.

3. ¿Qué beneficios ofrece cada tipo de actividad?

Las actividades aeróbicas o de resistencia, como caminar, correr, bailar, nadar o andar en bicicleta, incrementan la frecuencia cardíaca y respiratoria y fortalecen el corazón, los pulmones y los vasos sanguíneos. También retrasan o previenen muchas enfermedades que son comunes en los adultos mayores.

Por su parte, los ejercicios de fuerza, como levantar pesas, ayudan a fortalecer los músculos, mientras los de equilibrio, como bajar y subir escaleras y el Tai Chi, permiten prevenir caídas.

Por último, los de flexibilidad, como el yoga, posibilitan estirarse, mantenerse ágil y que el cuerpo permanezca relajado.

4. ¿Cuánta actividad física es recomendable para los adultos mayores?

Es importante que los mayores de 60 años realicen por lo menos unos 150 minutos de ejercicios durante la semana, los cuales pueden dividirse en sesiones de 10 minutos, varias veces al día. El objetivo es lograr hacer por lo menos 30 minutos de actividades de resistencia de intensidad moderada, todos los días.

5. ¿Qué pasa con las personas que llegan a la tercera edad sin haber practicado ejercicios?

Nunca es tarde para comenzar a ejercitarse y, por mínima que sea, cualquier actividad física es mejor que no hacer nada. A estos pacientes que han permanecido inactivos por muchos años se les recomienda comenzar con un nivel bajo de esfuerzo e ir subiendo la intensidad de manera gradual. Para empezar, por ejemplo se aconsejan las caminatas y la natación a un ritmo cómodo.

6. ¿Las personas con problemas cardíacos, artritis u otras enfermedades pueden practicar ejercicio sin riesgos?

La gran mayoría de las personas pueden realizar actividad física controlada sin riesgos. Al contrario de lo que se piensa, su práctica puede ayudar en el tratamiento de estas y otras enfermedades.

Por ejemplo, las personas que sufrieron un ataque al corazón tienen menos riesgos de padecer otro si hacen ejercicio con regularidad.

7. ¿En qué casos está contraindicada la práctica de actividad física en los adultos mayores?

Las contraindicaciones para este grupo son similares a las de las personas jóvenes. Por ejemplo, en pacientes de dolencias agudas, como cuadros febriles, dolores en el pecho, diabetes no controlada, hipertensión, asma o insuficiencia cardíaca, es necesario primero resolver estas situaciones antes de comenzar con un plan de entrenamiento.

Del mismo modo, en casos de una cirugía, hernias, cataratas o lesiones musculares o articulares, algunas prácticas deben ser evitadas hasta que el inconveniente sea subsanado. Si se experimenta dolor o mareos durante el ejercicio es importante parar con la rutina hasta no consultar al médico.

No obstante, por lo general siempre es posible realizar algún tipo de actividad física de baja intensidad que ayuda a mejorar la calidad de vida de los pacientes.

8. ¿Qué medidas se pueden tomar para prevenir lesiones?

Como ya comentamos anteriormente, a la hora de iniciar un plan de ejercicios es importante empezar despacio, con un nivel bajo de esfuerzo, e ir subiendo la intensidad con el tiempo de manera gradual.

Es recomendable esperar al menos dos horas para comenzar las actividades luego de comer, usar zapatos y ropa adecuada, hacer una entrada en calor antes de iniciar la sesión de entrenamiento y otra de estiramiento y enfriamiento al finalizar, y beber agua antes, durante y después de cada práctica. Además, se deben evitar siempre los movimientos bruscos y anormales.

Por último, la variedad de ejercicios ayuda a reducir la monotonía y el riesgo de lesiones.

Epílogo

En *"Respondo 1.500 preguntas sobre Hormonas, Metabolismo y Nutrición"*, el doctor Mario Vega Carbó, especialista en endocrinología, con más de 20 años de experiencia en materia, atiende a las principales interrogantes que el público tiene en relación a diversas enfermedades y condiciones que afectan los complejos mecanismos hormonales que controlan el metabolismo y que son influenciados por la nutrición.

En este libro se presentan 185 capítulos en un diseño de preguntas y respuestas, que proporcionan al lector la posibilidad de encontrar esa explicación que busca en relación a una enfermedad, sus causas, sus síntomas y las opciones de tratamiento.

Se presenta en una estructura de preguntas relacionadas a temas específicos, las cuales se agruparon en capítulos. A su vez, los capítulos sobre un tema específico (diabetes, hipófisis, endocrinología pediátrica, por ejemplo), se reunieron en partes que representan áreas de conocimiento en la endocrinología. Partes relacionadas entre sí, se organizaron en secciones de temas específicos, metabolismo, endocrinología, reproducción y ciclo de vida

En la primera sección de *metabolismo*, aclaramos las principales dudas sobre la dietética, conociendo los distintos tipos de menús disponibles y los mitos y realidades en torno a ellos; también se presentaron temas de nutrición, donde se tratan las cuestiones más importantes en relación al peso corporal y sus desviaciones. Cerrando esta sección, se habló de la diabetes, explicando a través de preguntas sencillas, de qué se trata esta condición, sus síntomas, sus tipos, las causas, y sobre todo el tratamiento y control.

La segunda sección, *endocrinología*, se ocupó de interrogantes más específicas, relacionadas con enfermedades endocrinas complejas. Investigamos sobre la glándula tiroides, sus enfermedades, las causas, los métodos diagnósticos y los tratamientos. Muy relacionado a esta glándula, se expuso el metabolismo del calcio, su importancia en el organismo y los procesos que lo regulan.

En esta sección se encontraron preguntas que ayudan a entender dolencias que afectan las glándulas suprarrenales y sus síndromes (Enfermedad de Addison, Síndrome de Cushing); e igualmente, se profundiza en las cuestiones sobre la glándula hipófisis, que puede ser considerada como el centro hormonal del cuerpo.

La tercera sección, explica temas de metabolismo y hormonas relacionadas a la ***reproducción y ciclo de vida***. Enfermedades como síndrome de ovario poliquístico, trastornos de la identidad sexual femenina, infertilidad, serán abordados en un capítulo sobre los ovarios. Para los hombres, se tratan preguntas sobre el Hipogonadismo, alteraciones morfológicas de los órganos sexuales, terapias hormonales, también serán desarrollados.

En esta última sección se incluyen temas de la endocrinología en etapas especiales de la vida, las preguntas correspondientes se aclaran en las partes de endocrinología en obstetricia, en pediatría y en geriatría.

Todo el libro es una síntesis de las preguntas más frecuentes que la población tienen sobre hormonas, metabolismo, y endocrinología.

Esperamos que haya sido de su agrado el contenido en estas páginas, y que sus dudas hayan sido esclarecidas. El propósito es ofrecer contenido de calidad para que el público comprenda mejor las enfermedades endocrinológicas.

¡Gracias por adquirir y leer el libro *"Respondo 1.500 preguntas sobre Hormonas, Metabolismo y Nutrición"*!

El entrevistado

Mario Vega Carbó

Médico cubano, con más de 20 años de experiencia profesional, especialista de Endocrinología y Medicina Familiar.

Se recibió en el año 1994 en el Instituto de Ciencias Médicas de La Habana (ISCMH), luego continuó su formación realizando un Máster en Longevidad Satisfactoria y en Ultrasonido diagnóstico, así como distintas especializaciones en Educación Médica Superior, finalmente egresado en el Instituto de Endocrinología.

Su carrera laboral comenzó en la Dirección Municipal de Salud de La Lisa y siguió en La Escuela Latinoamericana de Medicina y en el Instituto Nacional de Endocrinología.

Desde el año 2014 se desempeña como endocrinólogo en el Consultorio Vega & Vado, en Managua, Nicaragua.

También es profesor de Fisiopatología Médica y un amante de hacer el bien, de la familia y la naturaleza.

Autor de varios libros académicos y educativos relacionados con su especialidad, disponibles en 10 idiomas.

Redes sociales:

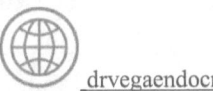 drvegaendocrino.com

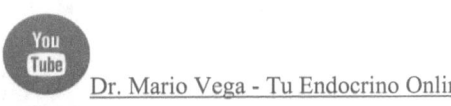 Dr. Mario Vega - Tu Endocrino Online

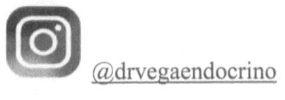 @drvegaendocrino

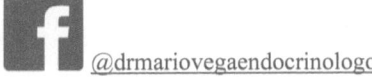 @drmariovegaendocrinologo

Otros libros del autor

1. Un enfoque a la Endocrinología Natural
2. Alertas Endocrinas: Salvando vidas
3. ABC del Endocrinólogo, para el no especialista
4. Recetas de cocina de tu Endocrino
5. Donde reina hormona...cuentos breves
6. Mitos de los alimentos, visión del Endocrinólogo
7. S.O.S Tóxicos hormonales, verdades al desnudo
8. Vitamina D: ¿Una hormona omnipresente?
9. Hormonas, ejercicios y cuerpo fitness
10. Obesidad, Diabetes, Tiroides y S.O.P

¡Disponibles en 10 idiomas!

Entrevista realizada por:

Mario Enrique Vega Beltran
Estudiante de Periodismo
Universidad de La Habana

Sinopsis

Nutrición, obesidad, diabetes, osteoporosis, baja estatura en niños, desarrollo sexual precoz, trastornos de la menstruación, infertilidad, disfunción eréctil, niveles anormales de colesterol y triglicéridos, hipotiroidismo, hipertensión arterial, tumores glandulares, dietas especiales... ¡y mucho más!

En *"Respondo 1.500 preguntas sobre Hormonas, Metabolismo y Nutrición"*, el doctor Mario Vega Carbó explica, en un lenguaje simple y sencillo, para todo público, las causas de las principales enfermedades endocrinas, sus síntomas más comunes, sus riesgos y las opciones de tratamiento.

Además, el libro cuenta con apartados especiales sobre los trastornos hormonales más significativos en niños, embarazadas y adultos mayores, y un capítulo especial sobre dietas y consejos de alimentación para prevenir y controlar diferentes afecciones.

Te invitamos a leer estas páginas y adentrarte en el mundo del sistema endocrino y sus glándulas, encargadas de la producción natural de las hormonas que regulan nuestro organismo.